Fachbuch
Klett-Cotta

Die Autoren:
Dr. med. *Paulina F. Kernberg* war Professorin für Psychiatrie an der Cornell University New York, Direktorin des Kinder- und Jugendlichenprogramms am New York Presbyterian Hospital, Supervisorin und Psychoanalytikerin und Fakultätsmitglied des Psychoanalytischen Forschungs- und Ausbildungszentrums der Columbia University. Sie verstarb im Frühjahr 2006.

Dr. phil. *Alan S. Weiner* ist Klinischer Psychologe in privater Praxis und Assistant Professor für Psychologische Psychiatrie an der Cornell University.

Dr. phil. *Karen K. Bardenstein* ist niedergelassene Psychotherapeutin und Ausbilderin für Psychologie und Psychiatrie an der Case-Western Reserve University.

Paulina F. Kernberg
Alan S. Weiner
Karen K. Bardenstein

Persönlichkeitsstörungen bei Kindern und Jugendlichen

Aus dem Amerikanischen
von Sabine Mehl und
Katrin Grommek

Klett-Cotta

Klett-Cotta
www.klett-cotta.de
Die Originalausgabe erschien unter dem Titel
»Personality Disorders in Children and Adolescents«

Printed in Germany
Umschlag: Klett-Cotta Design
Gesetzt aus der Adobe Garamond von Lihs GmbH, Medienhaus, Ludwigsburg
Gedruckt und gebunden von Esser printSolutions GmbH, Bretten
ISBN 978-3-608-94943-8

Vierte Auflage, 2018

Bibliografische Information der Deutschen Nationalbibliothek
Die Deutsche Nationalbibliothek verzeichnet diese Publikation in der
Deutschen Nationalbibliografie; detaillierte bibliografische Daten sind im Internet
über <http://dnb.d-nb.de> abrufbar.

Für Isaac S. Fischer

Inhalt

5. Kapitel
Die psychotische Persönlichkeitsorganisation

6. Kapitel
Spezielle Probleme und Forschungsperspektiven

Vorwort

Von Persönlichkeitsstörungen bei Erwachsenen ist bekannt, daß sie tiefe und dauerhafte Auswirkungen auf den betroffenen Menschen und seine Familie, aber auch auf die Gesellschaft haben (Ruegg und Frances, 1995). Die epidemiologische Forschung in diesem Bereich zeigt jedoch, daß es auch in der Altersstufe der 9–19jährigen eine hohe Prävalenz für Persönlichkeitsstörungen gibt (Bernstein et al., 1993), doch wurde bislang der Tatsache, daß auch bei jungen Menschen Persönlichkeitsstörungen auftreten, nicht die nötige Aufmerksamkeit geschenkt.

Unser Ziel ist es, die wachsende und überzeugende Evidenz für Persönlichkeitsstörungen bei Kindern und Jugendlichen vorzustellen, damit diese leichter erkannt und behandelt werden können. Zu den Begleiterscheinungen einer Persönlichkeitsstörung in dieser Altersgruppe gehören erhöhte Suizidalität, delinquentes Verhalten, Schulversagen, schlechte soziale Anpassung und Substanzmißbrauch. Bei Patienten, die unter anderen Störungen leiden (Angst-, Eß- oder affektive Störung), verschlechtert die Komorbidität mit einer Persönlichkeitsstörung die Prognose.

Forschungsergebnisse und klinische Befunde über Persönlichkeitsstörungen bei Erwachsenen verweisen nachdrücklich darauf, daß eine Persönlichkeitsstörung sich bereits in frühen Entwicklungsstadien ankündigt, doch wurde das Auftreten von Persönlichkeitsstörungen im eigentlichen Sinn bei Kindern und Jugendlichen in Frage gestellt. Die praktische Behandlung einer Persönlichkeitsstörung ist langwierig und verursacht mehr Kosten, als die Kostenträger zu übernehmen bereit sind. Deshalb wird ein Konzept, das davon ausgeht, ein Kind, das sich in Entwicklung befindet, könne eine so ausgeprägte Störung haben, daß davon seine Beziehungen zu seiner Umwelt und zu sich selbst betroffen sind, mit Zurückhaltung aufgenommen.

Dieses Thema ist seit einiger Zeit in der Diskussion (P. Kernberg, 1990; Shapiro, 1990), und es scheint uns geboten, diese Fragen systematischer zu behandeln. Wir wollen verdeutlichen, wie sinnvoll und nützlich die Entwicklungsperspektive ist, wenn es darum geht, die Merkmale einer Persönlichkeitsstörung und die damit zusammenhängenden pathologischen Persönlichkeitsmerkmale in den für das jeweilige Entwicklungsstadium typischen

Manifestationen zu erkennen. In diesem Buch wollen wir den Nachweis führen, daß die klinische Praxis und die Forschung uns die Möglichkeit geben, Persönlichkeitsstörungen bei Kindern und Jugendlichen mit Sicherheit zu diagnostizieren.

Im ersten und zweiten Kapitel befassen wir uns mit den Themen Persönlichkeit und Persönlichkeitsstörung unter dem Blickwinkel der Entwicklung. Wir berichten über epidemiologische Befunde und werfen einen kritischen Blick auf die Nosologie des Diagnostischen und Statistischen Manuals Psychischer Störungen *(DSM)* und deren Einfluß auf die Forschung und klinische Praxis im Bereich Persönlichkeitsstörungen bei Kindern und Jugendlichen. Im Anschluß daran diskutieren wir grundlegende Komponenten der Persönlichkeit wie Temperament, Identität, Geschlecht und Abwehrmechanismen. Wir stellen Methoden zum Erfassen von Verhaltensmustern bei Kindern vor, desgleichen Befunde, die die psychische Verfassung betreffen und in denen sich Persönlichkeitsmerkmale spiegelt; zu diesem Zweck erheben wir Informationen über die Vorgeschichte und verwenden strukturierte und unstrukturierte Interviews, psychologische Tests und physiologische Techniken.

Im zweiten bis zum fünften Kapitel stellen wir die verschiedenen Arten von Persönlichkeitsstörungen vor, die wir je nach Niveau der Persönlichkeitsorganisation in Untergruppen aufgeteilt haben, wobei wir die Störungen entsprechend ihrem Schweregrad in eine Rangfolge gebracht haben: von der neurotischen Persönlichkeitsstruktur mit geringem Schweregrad über die Borderline-Organisation zur psychotischen Persönlichkeitsorganisation mit hohem Schweregrad.

Das sechste Kapitel beginnt mit speziellen Fragen nach dem Zusammenhang zwischen Persönlichkeitsstörungen und Geschlechtsidentität, Suizidalität und Substanzmißbrauch sowie bestimmten sozialen Faktoren wie der Zugehörigkeit zu einer Ethnie oder Scheidung der Eltern. Außerdem werden Probleme der Nomenklatur im *DSM-IV* angesprochen, soweit sie sich auf Syndrome beziehen, die in der Kindheit und in der Jugend auftreten. Den Abschluß bildet ein Überblick über die verschiedenen Forschungsrichtungen.

Die unterschiedliche Länge der Kapitel korreliert einerseits mit den unterschiedlichen Erfahrungen, die die Autoren bei ihrer Arbeit mit den verschiedenen Kategorien von Persönlichkeitsstörungen gesammelt haben, andererseits damit, daß die Forschungsbereiche, über die wir berichten, im Wandel begriffen sind. Wir hoffen, daß der gemeinsame Rahmen, den wir den Persönlichkeitsstörungen bei Erwachsenen einerseits und bei Kindern und Jugendlichen andererseits gegeben haben, sich positiv auf Längsschnittuntersuchungen bei Kindern und Jugendlichen auswirkt und daß dadurch – und durch vermehrte klinische Ergebnisse – neue Erkenntnisse und Kategorien zu den bisherigen hinzukommen. Auf diesem Weg kann dieses Buch ein erster Schritt sein, so wie die Tabelle des periodischen Systems.

Wir danken unseren Kollegen für ihre Unterstützung bei unserem Bemühen; unser Dank gilt auch den Kollegen, die das ganze Unternehmen in Frage stellten. John Newman begleitete die Arbeit in ihren Anfängen und stellte die ursprünglichen Manuskripte zusammen. Ihm und Raquel Reid-McFarlane, die in mühsamer Arbeit die ersten Versionen transkribierte, gebührt unser Dank. Ein besonderer Dank gilt Lois Macri, die sich durch das Dickicht der verschiedenen Versionen der einzelnen Kapitel hindurchkämpfte und das Kommunikationsnetz zwischen den Autoren und den Verlegern knüpfte. Hohes Lob für Nina Gunzenhausen, die mit ihren herausgeberischen Kommentaren unsere Arbeit besser – viel besser – machte; ebenso auch für Cindy Hyden und ihre durch nichts zu erschütternde Unterstützung, mit der sie uns ans Ziel der Reise brachte.

Wir drei Autoren hoffen, daß dieses Buch andere dazu anregt, auf der Grundlage der hier vorgestellten Konzepte weiterzuforschen; wir hoffen auch, daß dieses Buch zur Weiterentwicklung der klinischen Arbeit und Ausbildung in den hier angesprochenen Bereichen beiträgt.

1. Kapitel
Entwicklungsperspektive

Persönlichkeitsstörungen bei Kindern und Jugendlichen: ein Überblick

Historisch gesehen haben Persönlichkeitsstörungen weniger Beachtung von seiten der Kliniker und Forscher gefunden als andere psychische Störungen wie etwa Depression oder Schizophrenie. Doch ein beträchtlicher Anteil der Erwachsenen – Schätzungen sprechen von bis zu 10–11 Prozent der Gesamtbevölkerung (Weissman, 1993) bzw. 50 Prozent der Menschen, die in psychotherapeutischer Behandlung sind – leidet unter Beeinträchtigungen, die der einen oder anderen Persönlichkeitsstörung zugeschrieben werden können. Ihre Beeinträchtigung ist fortdauernd und nicht leicht zu heilen, und wenn eine Persönlichkeitsstörung zusammen mit einer anderen psychischen Störung auftritt, dann bleibt fast kein Funktionsbereich des menschlichen Lebens, ob auf individueller, familiärer oder gesellschaftlicher Ebene, davon unberührt. Eine Studie besagt, daß

> Persönlichkeitsstörungen in engem Zusammenhang stehen mit Verbrechen, Substanzmißbrauch, Arbeitsunfähigkeit, erhöhtem Bedarf an medizinischer Versorgung, Selbstmordversuchen, selbstschädigendem Verhalten, Vergewaltigungen, langsamerer Genesung nach Achse I* – Störungen oder somatischen Krankheiten, Institutionalisierung, Leistungsdefiziten, Unterbeschäftigung, zerrütteten Familien, Kindesmißbrauch und -vernachlässigung, Obdachlosig-

* Das DSM-IV als ein multiaxiales Klassifikationssystem psychischer Störungen erfordert eine Beurteilung auf verschiedenen Achsen, von denen sich jede auf einen anderen Bereich von Informationen bezieht, die dem Untersucher bei der Behandlungsplanung und Prognose helfen können. Die multiaxiale Klassifikation des DSM-IV umfaßt 5 Achsen:
- Achse I Klinische Störungen, andere klinisch relevante Probleme
- Achse II Persönlichkeitsstörungen, Geistige Behinderung
- Achse III Medizinische Krankheitsfaktoren
- Achse IV Psychosoziale oder umgebungsbedingte Probleme
- Achse V Globale Beurteilung des Funktionsniveaus

> keit, Illegalität, Armut, durch Sexualverkehr übertragenen Krankheiten, Fehldiagnosen und -behandlungen medizinischer und psychischer Störungen, Gerichtsverfahren, Rückfälligkeit bei Krankheiten und nach Delikten, Unzufriedenheit mit psychotherapeutischer Behandlung und Behandlungsabbruch sowie Abhängigkeit von Sozialhilfe. Diese psychische Krankheit bewirkt ein Maß an sozialen Schäden, das in keinem Verhältnis zu der geringen Aufmerksamkeit steht, die ihr im Bewußtsein der Öffentlichkeit, bei der Verteilung staatlicher Forschungsmittel oder sogar im Rahmen der ärztlichen und psychotherapeutischen Ausbildung zuteil wird (Ruegg und Francis 1995, S. 16 f.).

Noch weniger Aufmerksamkeit wird der Entwicklung von Persönlichkeitsstörungen bei Kindern und Jugendlichen geschenkt. In aller Regel suchen die meisten epidemiologischen Studien zu psychischen Störungen im Kindes- und Jugendalter nicht nach Persönlichkeitsstörungen (siehe dazu beispielsweise Cohen et al., 1993, Kashani et al., 1983). Es entbehrt nicht einer gewissen Ironie, daß aufgrund eben dieses Mangels an empirischer Forschung manche Wissenschaftler oder Kliniker es vermeiden, eine Persönlichkeitsstörung zu diagnostizieren.

Sucht man jedoch bei Kindern und Jugendlichen nach Persönlichkeitsstörungen, dann findet man eine beachtliche Prävalenz. So stellten zum Beispiel Golombek und Kollegen (1986) fest, daß 46 Prozent der von ihnen evaluierten 13jährigen Kinder den Kriterien für eine Achse II-Diagnose des *DSM-III* entsprachen. Eine andere Studie (Bernstein et al., 1993) wandte die *DSM-III-R*-Kriterien bei der Längsschnitt-Evaluation von 733 Jugendlichen im Alter zwischen 9 und 19 Jahren aus einer Zufallsstichprobe von Familien an. Als das Durchschnittsalter der Gruppe 11,3 Jahre betrug (Altersgruppe 11–21), entsprachen 31,2 Prozent den Kriterien für eine geringe Persönlichkeitsstörung, 17,2 Prozent zeigten eine schwere Störung. Die Prävalenz für geringe und schwere Persönlichkeitsstörungen erreichte bei 12jährigen Jungen und 13jährigen Mädchen einen Höhepunkt. Einzelfallstudien in anderen Untersuchungen zeigten ebenfalls, daß manche Störungen wie beispielsweise eine narzißtische Persönlichkeitsstörung sich vom Grundschulalter an als recht zeit- und situationsstabil erweisen (Egan und Kernberg, 1984) und eine Kontinuität vom Vorschulalter bis zur späten Adoleszenz aufweisen (Broussard, 1983).

Immer häufiger werden überdauernde Persönlichkeitsmuster beschrieben, die am Ende der Vorschulzeit auftreten. Zu diesen Verhaltensmustern gehören Aggressivität, unflexible Coping-Strategien und unsicheres Bindungsverhalten, die sich zu überdauerndenVerhaltensweisen während der Kindheit entwickeln und sich später zu Merkmalen von Störungen wie Depression oder Drogenmißbrauch sowie antisozialem oder kriminellem Verhalten verfestigen (National Advisory Mental Health Council, 1995).

Für einen jungen Menschen können die Auswirkungen einer Persönlichkeitsstörung auf alle Funktionsbereiche ebenso belastend sein wie für einen Erwachsenen. So erhöht sich beispielsweise die Wahrscheinlichkeit für Selbstmord bei Jugendlichen mit einer impulsiv-dramatischen oder einer vermeidend-dependenten Persönlichkeitsstörung (Brent et al., 1994); suizidales Verhalten tritt in massiverer Form bei Jugendlichen und jungen Erwachsenen auf, die sowohl unter einer Borderline-Persönlichkeitsstörung als auch unter einer Major-Depression leiden.

Persönlichkeitsstörungen in neuer Sicht

Forscher und Kliniker interessieren sich schon seit langem für das Thema Persönlichkeit und Persönlichkeitsveränderungen, sie haben aber verständlicherweise ihre Aufmerksamkeit mehr auf Achse I-Störungen gerichtet als auf Persönlichkeitsstörungen. Ein Grund dafür mag darin liegen, daß die Auswirkungen einer Persönlichkeitsstörung weniger deutlich in Erscheinung treten als etwa eine chronische Schizophrenie oder Affektstörungen, die durch beobachtbare, meß- und beschreibbare Anzeichen und Verhaltensweisen gekennzeichnet sind. Es ist leichter, eine Befragung über Halluzinationen durchzuführen, als Verhaltensmuster zu erfragen, die auf eine Identitätsstörung hinweisen.

Da Persönlichkeitsstörungen weitreichende Aspekte der individuellen Funktionsfähigkeit betreffen, ist ein Konsens über die Kriterien ihres Auftretens schwer zu erreichen. So erbrachten zwei Langzeitprojekte, die beide mit Gemeindestichproben arbeiteten und dabei verschiedene, jedoch anerkannte Meßmethoden (Tests) mit unterschiedlichen Kriterien verwendeten, zwei sehr unterschiedliche Ergebnisse hinsichtlich der Prävalenz von Persönlichkeitsstörungen im Jugendalter. Die bereits angeführte Studie von Bernstein et al. (1993) erzielte ihre Ergebnisse (31,2 Prozent mäßige und 17,2 Prozent starke) mit einer Reihe von Meßmethoden, während die andere Untersuchung (Lewinsohn et al., 1997) den Personality Disorder Examination-Test verwendete, ein für Erwachsene entwickeltes strukturiertes Interview (Loranger, 1988). Bei 3,3 Prozent der jungen Erwachsenen seiner Stichprobe stellte er Persönlichkeitsstörungen fest.

Darüber hinaus haben die Forschungen über Achse I-Störungen den Weg für Untersuchungen der Gehirnfunktionen freigemacht; das führte zur ständigen Weiterentwicklung der Möglichkeiten pharmakologischer Intervention.

Bei Persönlichkeitsstörungen ist jedoch die Rolle der medikamentösen Intervention weniger deutlich; das gilt auch für mögliche Beziehungen zwischen Gehirn und Verhalten. Obgleich die Behandlung mit Psychopharmaka aller Charakteristika von Persönlichkeitsstörungen, bei denen ein Zusammenhang mit Achse I-Störungen besteht, möglich ist und relativ kurz sein kann, ist für die interpersonellen Aspekte einer Persönlichkeitsstörung häufig eine intensive Psychotherapie erforderlich. Vermutlich würden die Krankenkassen oder andere Kostenträger, die Wert auf kostengünstigere, kürzere und gezieltere Behandlungsformen legen, die Kosten dafür nicht übernehmen.

Trotz all dieser Schwierigkeiten stößt die Erforschung von Persönlichkeitsstörungen bei Erwachsenen auf zunehmendes Interesse: 1987 wurde eigens eine Zeitschrift für Persönlichkeitsstörungen ins Leben gerufen *(The Journal of Personality Disorders)*, und Forschungsberichte aus dem Bereich Persönlichkeitsstörungen erscheinen heute regelmäßig in verschiedenen psychotherapeutischen und psychologischen Fachzeitschriften. Dazu trug zweifellos auch die Neuformulierung der Beschreibung von Persönlichkeitsstörungen in *The Diagnostic and Statistical Manual of Mental Disorders* (Livesley, 1995) bei. Die dritte Ausgabe (*DSM-III,* 1980) brachte für jede Persönlichkeitsstörung eigene Diagnosekriterien und führte das multiaxiale System ein, das die Differenzierung von Persönlichkeitsstörungen (Achse II) von allen anderen psychischen Störungen (Achse I) ermöglichte. Dieses im *DSM-III-Revised* (1987) und im *DSM-IV* (1994) durch kontinuierliche Reliabilitäts- und Validitätsstudien weiter verfeinerte Klassifikationssystem erlaubte es, einen Patienten allein im Hinblick auf eine oder mehrere Persönlichkeitsstörungen zu untersuchen, und erleichterte die Identifizierung von Persönlichkeitsstörungen, die parallel zu anderen Störungen auftreten.

Das *DSM-IV* definiert Persönlichkeitszüge als »überdauernde Muster des Wahrnehmens, der Beziehungsgestaltung und des Denkens über die Umwelt und über sich selbst. Sie kommen in einem breiten Spektrum sozialer und persönlicher Situationen und Zusammenhänge zum Ausdruck« (dt. Ausgabe S. 712). Eine Persönlichkeitsstörung wird dagegen definiert als ein andauerndes Muster von innerem Erleben und Verhalten, das merklich von den Erwartungen der soziokulturellen Umgebung abweicht. [...] Dieses überdauernde Muster ist in einem weiten Bereich persönlicher und sozialer Situationen unflexibel und tiefgreifend und führt zu Leiden oder zu Beeinträchtigungen in sozialen, beruflichen oder anderen wichtigen Funktionsbereichen. Das Muster ist stabil und langdauernd, und sein Beginn kann zumindest bis zur Adoleszenz oder bis zum frühen Erwachsenenalter zurückverfolgt werden (S.712).

In Übereinstimmung mit Forschungs- und klinischen Befunden geht man demnach davon aus, daß eine Persönlichkeitsstörung gravierende Auswirkungen auf die meisten Bereiche des persönlichen Lebens, einschließlich des Verhaltens am Arbeitsplatz oder in der Schule, bei der Interaktion mit der Familie oder mit Gleichaltrigen, auf die kognitiven und emotionalen Funktionen der Selbst- und Fremdwahrnehmung sowie ganz allgemein auf die Beziehung zur Realität hat. Diese Beschreibung macht deutlich, daß für die Erfassung und die Integration der Erkenntnisse ein komplexes und umfassendes Verfahren benötigt wird.

Das Konzept der Persönlichkeitsstörung bei Kindern und Jugendlichen

Die Änderungen in der Systematik des *DSM* förderten zwar das klinische Interesse und die Forschungstätigkeit bezüglich Persönlichkeitsstörungen im Erwachsenenalter, aber dies hatte nicht die gleiche Auswirkung auf die Erforschung von Beginn und Verlauf der Persönlichkeitsstörungen bei Kindern und Jugendlichen. Aus persönlichen und theoretischen Gründen sträubten sich die Kliniker, bei Kindern und Jugendlichen die Diagnose »Persönlichkeitsstörung« zu stellen.

Ein Grund für dieses Widerstreben liegt darin, daß jeder, der beruflich mit Kindern zu tun hat, sich scheut, Kinder mit Diagnosen abzustempeln, die auf schwere und unbeeinflußbare Probleme hindeuten. Wird ein Kind mit dem Etikett »Persönlichkeitsstörung« versehen, dann könnte sich das, ebenso wie die Diagnose anderer schwerwiegender psychologischer Störungen, negativ auf das Selbstkonzept des Kindes (oder seiner Familie) auswirken oder die Zukunft des Kindes dadurch beeinträchtigen, daß diese Diagnose irgendwo in den persönlichen Unterlagen auftaucht. Doch auch das Versäumnis, eine Persönlichkeitsstörung bereits im Kindesalter zu diagnostizieren, kann die Zukunft des Kindes gefährden, weil es ihm dadurch erschwert oder sogar unmöglich gemacht wird, die notwendige und angemessene Behandlung zu bekommen. Ironischerweise führt die Definition des *DSM-IV* dazu, daß die Versicherungsgesellschaften in einer Zeit der Kostendämpfung im Gesundheitswesen nicht immer willens sind, eine Persönlichkeitsstörung bei Kindern anzuerkennen. Klinker, die diese Diagnose stellen, bekommen dann zu hören, daß »diese Diagnose für Patienten dieses Alters nicht im Computer aufgeführt ist«. Deshalb kann es geschehen, daß die Behandlung einer diagnostizierten Persönlichkeitsstörung von den Kostenträgern nicht übernommen wird. Generell ist eine Persönlichkeitsstörung kein gutes Argument für eine Krankenkassenbewilligung.

Manche Kliniker und Forscher vertreten die Ansicht, daß sich die Persönlichkeit im Kindes- und Jugendalter noch nicht herausgebildet habe; deshalb ergibt ihrer Meinung nach die Diagnose »Persönlichkeitsstörung« für diese Altersgruppe keinen Sinn. Andere (wie beispielsweise Shapiro, 1990) stellen lediglich die Frage, ob eine Persönlichkeitsstörung bereits vor Beginn der Adoleszenz diagnostiziert werden kann, also vor dem Zeitpunkt, von dem man annimmt, daß sich eine Identität herausbildet, die bereits gewisse Ähnlichkeiten mit der eines Erwachsenen aufweist (Blos, 1967; Erikson, 1968). Dieser Ansatz ist nicht entwicklungsorientiert, denn er läßt den Prozeß außer acht, demzufolge sich in jeder Entwicklungsphase eine altersgemäße Identität und Persönlichkeit bilden. Werden jedoch die Entwicklungslinien der Identitätsstrukturierung nicht beachtet, dann werden auch die Faktoren übersehen, die auf jeder Altersstufe die Persönlichkeitsentwicklung nachteilig beeinflussen können.

Persönlichkeitsstörungen und Entwicklung

In der Definition des *DSM-IV* ist das Konzept »Entwicklung« ganz klar impliziert, obwohl es nicht direkt angesprochen wird. Offensichtlich kämpft das System mit Themen wie dem ersten Auftauchen oder Entstehen eines Verhaltens oder Charakterzugs, dessen Beziehung zu seiner endgültigen (d. h. erwachsenen) Form sowie mit der Frage, ob dieses Verhalten oder dieses Merkmal über die Zeit hinweg stabil bleibt oder sich kontinuierlich an später auftretende Verhaltensweisen oder Merkmale anschließt. Seit langem beschäftigen sich Wissenschaftler, deren Interesse dem Entwicklungsprozeß gilt, mit diesen Themen.

Erste Anzeichen von Persönlichkeitsmerkmalen in der Kindheit

In den letzten Jahrzehnten hat die Forschung ihr Wissen über die sich entwikkelnde Persönlichkeit des Kindes beträchtlich erweitert; dazu gehören das erste Auftreten eines Identitätsgefühls, Affektmodulation, Denkstil und Beziehungen zur Außenwelt; all diese Themen stehen in Zusammenhang mit der Entstehung einer Persönlichkeitsstörung bei Kindern. So stellte man bei den Untersuchungen zum Selbstkonzept fest, daß ein Kind mit drei Jahren sich selbst im Spiegel erkennen und benennen kann; außerdem das Schamgefühl, das vor dem zweiten Lebensjahr auftritt und ein Bewußtsein seiner selbst impliziert (Lewis, 1993). Ein weiteres Beispiel bietet die Impulsivität mit ihrer biologisch-charakterlichen Grundlage: Dieses Merkmal läßt sich schon zu einem frühen Zeitpunkt der Entwicklung erkennen, verändert sich jedoch mit zunehmendem Alter (Achenbach et al., 1995, Bernstein et al., 1993). Paßt sich dieses Merkmal schlecht an die Umwelt an, dann stellt es eine intrinsische Komponente der Borderline-Persönlichkeitsstörung (*DSM-IV)* dar. Auch die Empathie ist ein gutes Beispiel dafür: Aufgrund ihrer Bedeutung für die Beziehung zwischen dem Selbst und den anderen entwickelt sich die Empathie bereits sehr früh (Hoffman, 1977); die ersten deutlichen Zeichen von Empathie sind bereits bei Zweijährigen zu erkennen. Abweichungen im empathischen Verhalten gehören zum Bild mehrerer Persönlichkeitsstörungen, insbesondere der narzißtischen und der antisozialen Persönlichkeitsstörung (Selzer et al., 1987).

Ein weiteres Persönlichkeitsmerkmal – Denkstil und die Fähigkeit zu konkreten Operationen (Piaget, 1950) – zeigt sich in der mittleren Kindheit und bleibt bis ins Erwachsenenalter bestehen. Bei Schulkindern wurden Unterschiede im sprachlichen Ausdruck gefunden, etwa der Unterschied zwischen »sharpeners« (Akzentuierern), deren Ausdrucksweise eher analytisch und detailliert ist, und »levelers« (Nivellierern), die sich eher global und affektgeladen ausdrücken (Gardner und Moriarty, 1968). Eine Denkstörung kann auch durch ein Interview zuverlässig festgestellt werden und ist in diesem Alter von diagnostischer Bedeutung (Caplan, 1994).

Realitätsprüfung, Denkprozesse und -störungen können bei Schulkindern mit dem Rorschach-Test zuverlässig gemessen werden (Exner und Weiner, 1995). Die Rorschach-Maße zeigen Stabilität über die Zeit und sind valide Prädiktoren für Beeinträchtigungen grundlegender Funktionen der Persönlichkeit. So berichtet eine Studie über Rorschach-Befunde bei 9–13jährigen Kindern aus konfliktreichen Scheidungssituationen: Einige Jahre nach der Scheidung zeigten fast 100 Prozent der Kinder, die eine konfliktreiche Scheidung erlebt hatten (gegenüber 10 Prozent der Kinder einer Kontrollgruppe), Rorschach-Antworten, die auf erhöhtes Mißtrauen, geringes Selbstwertgefühl, Verhaftetsein im Konkreten, eingeschränkte Spontaneität, übermäßige Anspannung sowie Zeichen der Entfremdung in Verbindung mit überzogenem Selbstvertrauen (Roseby et al., 1995) hinweisen.

Kontinuität und entwicklungsbedingte Veränderung von Persönlichkeitsmerkmalen

Sowohl die Beständigkeit psychologischer Merkmale als auch die Möglichkeiten einer in geordneten Bahnen verlaufenden, systematischen Veränderung dieser Merkmale über Entwicklungsstadien hinweg sind seit vielen Jahren Gegenstand von Untersuchungen (siehe dazu beispielsweise Achenbach et al.,

1995; Bloom, 1964; Brim und Kagan, 1980; Kagan und Moss, 1962). Kagan (1969) führte das Konzept der heterotypischen Kontinuität ein, um Situationen zu beschreiben, in denen eine signifikante Korrelation zwischen zwei scheinbar unterschiedlichen Variablen vorliegt, die an weit auseinanderliegenden Zeitpunkten gemessen werden. Als Beispiel führt er die Unempfindlichkeit gegenüber Strafe und Belohnung in der Kindheit an, die mit dem Fehlen von Schuldgefühlen und Empathie korrelieren, einem Merkmal der antisozialen Persönlichkeit. Tritt eine solche Korrelation auf, dann führt der Forscher irgendeine theoretische Erklärung für diesen Zusammenhang ein, weil man von der Annahme ausgeht, es müsse zwischen den Variablen eine Verbindung bestehen.

Das Konzept der heterotypischen Kontinuität war wichtig und hilfreich bei Längsschnitt-Verhaltensanalysen. Man kann nicht dieselbe Variable auf dieselbe Weise zu verschiedenen Zeitpunkten der Entwicklung messen und nach Stabilität über die Entwicklungsperioden hinweg suchen, denn ein Verhalten drückt sich in unterschiedlichen Entwicklungsstadien unterschiedlich aus und hat jeweils unterschiedliche Bedeutungen. Die Persönlichkeitskomponente »Intelligenz« kann beispielsweise nicht in verschiedenen Entwicklungsstadien mit den gleichen Test-Items gemessen werden. Die üblichen Intelligenztests für Kleinkinder sind kein Prädiktor für spätere Intelligenz (McCall, 1997). Werden jedoch Informationsverarbeitung und Aufmerksamkeit mit Tests gemessen, die für das jeweilige Entwicklungsstadium angemessen sind, dann zeigt sich eine Beziehung zwischen den kognitiven Funktionen des Kleinkindes und der Intelligenz in der späten Kindheit (Slater, 1995).

Bindungsverhalten

Für die Untersuchungen zur Kontinuität über Entwicklungsstadien hinweg ist das Bindungsverhalten (attachment) von grundsätzlicher Bedeutung, denn die Bindungsmuster bestimmen über die frühe Kindheit hinaus die Art und Weise der interpersonellen Beziehungen sowie die innere Repräsentation anderer Menschen. Nach unserer Auffassung sollten die Klassifikationen des Bindungsverhaltens auch als Deskriptoren für Persönlichkeitsstile betrachtet werden, denn der Persönlichkeitsstil eines Individuums beeinflußt seine Verhaltensmuster in der Interaktion mit anderen; in der Beziehung zwischen Bindungsverhalten einerseits und Interaktionsmustern andererseits tritt der Zusammenhang zwischen Bindungsverhalten und späterer Funktionsfähigkeit zutage.

Erstaunlicherweise war bei Untersuchungen eine Entsprechung zwischen der Klassifizierung des Bindungsverhalten einer Untergruppe von Kleinkindern im Fremde-Situation-Test (Ainsworth et al., 1978) und dem im Interview erfragten Bindungsstatus von Erwachsenen festzustellen. Das Adult Attachment Interview (AAI) (Main and Goldwyn, 1994) verwendet man, um die innere Repräsentation der Bindungsbeziehung eines Menschen zu erfassen. Den Fremde-Situation-Test wie auch das AAI hat man entwickelt, um das Bindungsverhalten zu messen, von dem man annimmt, daß es ein zeitstabiles Persönlichkeitsmerkmal ist, das sich im Verlauf der Entwicklung auf unterschiedliche Weise manifestiert und offenbar von einer Generation an die andere weitergegeben wird (Benoit and Parker, 1994).

Die Kohärenz des Konstrukts »Bindungsverhalten« wird gestützt durch die Befunde der Längsschnittuntersuchungen, die Sroufe und Mitarbeiter durchgeführt haben (Sroufe, 1997). Kleinkinder, die gegenüber ihrer Pflegeperson ein Vermeidungsverhalten zeigen, sind möglicherweise als Kinder nur zu oberflächlichen Beziehungen fähig und können aufgrund ihrer mangelnden Fähigkeit zur Empathie in der späteren Kindheit aggressives und brutales Verhalten sowie Verhaltensstörungen entwickeln. Kleinkinder, die vermeidendes Bindungsverhalten zeigen und den angebotenen Trost zurückweisen, zeigen später nicht, wie man erwarten könnte, ein mißtrauisches und widerspenstiges Verhalten, sondern entwickeln das Persönlichkeitsmerkmal »chronische Wachsamkeit«, verbunden mit einer erhöhten Wahrscheinlichkeit für die Entwicklung irgendeiner Form von Angststörung.

In einer anderen Studie (1993) berichten Sroufe und Mitarbeiter gleichfalls über deutliche Zusammenhänge zwischen Bindungsmustern, die bei 12–18 Monate alten Kindern mit dem Fremde-Situation-Test im Labor gefunden wurden, und verschiedenen sozialen Verhaltensweisen (Interaktionen mit Gleichaltrigen und Selbstvertrauen) in der mittleren Kindheit und Adoleszenz. Mit diesen Ergebnissen konnte Sroufe heterotypische Kontinuität über längere Zeitabschnitte hinweg nachweisen und die Bedeutung der dyadischen Beziehung als Prädiktor hervorheben, in der die Konstruktion des Selbst und der Umgebung vorhersehbare Reaktionen bewirkt, wodurch internalisierte Modelle und Verhaltensweisen aufrechterhalten und verstärkt werden.

Dieser Ansatz unterscheidet sich von einem anderen, der die offensichtliche Kontinuität von bindungsrelevanten Verhaltensweisen der Stabilität der Umgebung zuschreibt, in der das Kind aufwächst (Magai und Hunziker, 1993). Sroufe dagegen postuliert, daß das Kind seine Umgebung konstruiert und mitbestimmt. Kindliche Charakterzüge wie beispielsweise Temperament können zur Ausbildung und Ausübung von sadomasochistisch oder narzißtisch geprägten Erziehungsstrategien beitragen.

Drei Interaktionsmuster

Caspi (Caspi und Bern, 1990; Caspi und Moffitt, 1995) beschreibt drei Muster von Interaktionen zwischen Individuum und Umwelt (die temperamentsbedingt oder genetischen Ursprungs sein können); sie sind hilfreich, wenn man darüber nachdenkt, auf welche Weise Persönlichkeitsmerkmale erhalten bleiben und die Kontinuität ihres Ausdrucks über Zeit und Situationen hinweg beibehalten. Man kann Persönlichkeitsmerkmale durchaus als Interaktionsmuster betrachten, mit denen ein Individuum bei anderen Menschen Reaktionen erzeugt und Erfahrungen mit anderen Menschen sammelt.

Mit evokativen Interaktionen ruft ein Individuum spezielle Reaktionen bei anderen hervor. So wird zum Beispiel ein impulsives, unaufmerksames Kind eher strafendes und einschränkendes Verhalten von seiten der Erwachsenen provozieren als ein »pflegeleichtes« Kind. Im Zuge der Persönlichkeitsbildung veranlaßt zum Beispiel ein Masochist andere, so zu reagieren, daß beide Seiten sein Persönlichkeitsmerkmal (Masochismus) verstärken.

Bei reaktiven Interaktionen interpretieren Jugendliche die gleiche Situation auf jeweils unterschiedliche Weise und reagieren entsprechend unterschiedlich. Dodge und Mitarbeiter (1986) beschreiben, wie aggressive Jungen im Grundschulalter neutrale Handlungen anderer als aggressiv und feindselig wahrnehmen. Dagegen reagieren ängstliche Kinder auf ein Ereignis so, als hätte es eine furchterregende Komponente.

Bei den proaktiven Interaktionen schafft oder sucht das Individuum Situationen, die zum eigenen Interaktionsstil und zu seiner Persönlichkeit passen; dazu gehören auch die Muster, nach denen Freundschaften geknüpft werden. Caspi und Bern (1990) vermuten, daß mit dem Alter und mit wachsender Autonomie die proaktiven Interaktionen zunehmen und damit die mit dem zunehmendem Alter der Versuchspersonen einhergehende positive Veränderung der Stabilität der Korrelationen über die Zeit hinweg zu erklären ist.

Stabilität und Psychopathologie in der Kindheit

Praktiker gehen im allgemeinen davon aus, daß Kinder sich verändern und formbar sind und daß der Entwicklungsprozeß sie zu Veränderungen drängt, deren Ergebnis vielleicht sogar ein gesundes Kind ist. Im Verlauf dieses Prozesses – so die Annahme – würden sich viele psychische Probleme und problematische Verhaltensweisen von selbst erledigen. Dennoch gibt es Kinder, die alle *DSM-IV*-Kriterien für eine Persönlichkeitsstörung erfüllen und bei denen die unangepaßten Persönlichkeitsmerkmale offensichtlich zahlreich und unveränderlich sind. Doch das *DSM-IV* legt den Beginn einer Persönlichkeitsstörung in die Zeit der Adoleszenz und des frühen Erwachsenenalters, nicht jedoch in die frühe Kindheit.

Viele Probleme aus der Vorschulzeit lösen sich zwar von selbst, doch es ist verfehlt anzunehmen, bei Kindern seien alle Probleme nur vorübergehender Natur, vor allem nicht bei Kindern im Schulalter. Angesichts der hohen Komplexität von Entwicklung ist es erstaunlich, daß eine Psychopathologie im Erwachsenenalter überhaupt in der Kindheit vorhergesagt werden kann (Kagan, 1997). Viele Beispiele aus verschiedenen Funktionsbereichen belegen eine Fortdauer des Problemverhaltens.

Kagan und Zentner (1996) untersuchten anhand von Längsschnittstudien den möglichen Zusammenhang zwischen Problemen, die im 4. Lebensjahr auftreten, und einer Psychopathologie im Erwachsenenalter. Sie kamen zu dem Schluß, daß extreme Impulsivität im Vorschulalter ein Vorläufer für antisoziales Verhalten beim Jugendlichen sein kann und daß Schüchternheit möglicherweise ein Indikator für eine spätere vermeidende Persönlichkeit ist. Nach Kagan und Zentner gehören zu den Faktoren, die die Beziehung zwischen Problemen in der frühen Kindheit und späteren Achse I- und -II-Störungen bedingen, Temperament (Veranlagung), eine Umgebung, die eine veranlagungsbedingte Vulnerabilität verstärkt, sowie symptomverursachende Stressoren.

Unsere klinische Erfahrung zeigt, daß bei den meisten Kindern, die als ambulante Patienten im klinischen Setting behandelt wurden, die Störung bereits seit mehr als zwei Jahren vorlag. So wird zum Beispiel selektiver Mutismus – ein relativ seltenes Symptom, das die Manifestation des Persönlichkeitsmerkmals Schüchternheit und/oder soziale Ängstlichkeit sein kann – meist erst im Kindergarten oder bei der Einschulung diagnostiziert, obwohl dieses Verhalten schon sehr früh auftritt. Die Eltern berichten, daß das Kind dieses Verhalten schon immer gezeigt hat (Dow et al., 1995). Black und Uhde (1995) berichten, daß bei den von ihnen untersuchten selektiv stummen Kindern die durchschnittliche Dauer dieser Störung bei 5,7 Jahren lag.

Als ein weiteres Beispiel sei angeführt, daß man eine deutliche und reliable Unterscheidung zwischen dem Beginn von antisozialem Verhalten in der Kindheit und dem in der Adoleszenz treffen kann. Die Kindheitsvariante hat einen Langzeitverlauf, tritt zusammen mit spezifischen Veranlagungs- und neuropsychologischen Faktoren (z. B. Impulsivität oder Sprache und Gedächtnis) auf und steht in Zusammenhang mit der späteren Entwicklung einer antisozialen Persönlichkeitsstörung (Moffitt et al., 1996). Wir können annehmen, daß eine anomale Entwicklung auch anomal fortschreitet und Kinder tendenziell ihre psychischen Störungen beibehalten, vor allem wenn diese nicht behandelt werden. Damit entsprechen solche Störungen den Kriterien für Dauer und Ausmaß von unangepaßten Persönlichkeitsmerkmalen.

Cohen und seine Kollegen (Cohen et al., 1993) untersuchten die Persistenz von Störungen in der Kindheit und kamen anhand ihrer epidemiologischen Daten zu dem Ergebnis, daß psychische Störungen bei Kindern ebenso beständig sein können wie später bei Erwachsenen. Desgleichen zeigten Costello und Angold (1995) in einer Literaturübersicht zur Entwicklungsepidemiologie, daß es eine Kontinuität in der Vulnerabilität des Kindes gibt und daß eine Störung in der Kindheit die Wahrscheinlichkeit einer Störung in der Adoleszenz signifikant erhöht. Bei Durchsicht der Isle of Wight-Studien fanden sie beispielsweise eine Prävalenz von 46 Prozent für eine psychische Störung bei Jugendlichen, die als Kinder eine Affektstörung gezeigt hatten; eine Prävalenz von 75 Prozent unter den Jugendlichen, die eine Verhaltensstörung gezeigt hatten, verglichen mit einer Prävalenz von 21 Prozent bei Jugendlichen, die in der Kindheit keine psychische Störung hatten. Kestenbaum (1983) berichtet, daß von den acht Borderline-Kindern, die sie sorgfältig untersucht und deren Entwicklung sie verfolgt hatte, bei sieben Kindern keine Remission auftrat. Eine andere Studie (Lewinsohn et al., 1997) besagt, daß eine frühe Achse I-Störung, vor allem wenn zwei derartige Diagnosen vorliegen, die Wahrscheinlichkeit einer Persönlichkeitsstörung in der späten Adoleszenz oder auch im frühen Erwachsenenleben beträchtlich erhöht.

Das typische Kennzeichen von Persönlichkeitsstörungen sind mangelnde Flexibilität und mangelhafte Anpassung, und nach unserer Ansicht sind es genau diese Qualitäten der Funktionsfähigkeit eines Menschen, die über die Zeit hinweg stabil bleiben. Auch wenn ein spezifisches Verhalten sich im Verlauf der Entwicklung verändert – und davon kann man ausgehen –, so bleibt doch die unzureichende Anpassung aufgrund der Persönlichkeitsstörung mit ihren Auswirkungen auf das Selbst und auf andere bestehen. Diese fehlende Fähigkeit zur Anpassung tritt wahrscheinlich am wenigsten in Erscheinung, wenn das Kind oder der Erwachsene sich in einer strukturierten Situation befindet, die durchschaubar ist oder keine Herausforderung darstellt; in Phasen von Veränderungen und Streß ist die Wahrscheinlichkeit, daß dieses Merkmal auftritt, höher.

In solche Phasen können Aktivitäten fallen, die größere zwischenmenschliche Anforderungen stellen (neue Freundschaften schließen oder in einer Beziehung eine neue Stufe der Intimität erreichen), Konkurrenz oder die Gefahr von Versagen und Demütigung mit sich bringen (eine Prüfung machen, Wettkampf im Mannschaftssport oder eine Arbeit öffentlich darstellen) oder neue

Anforderungen an die Autonomie stellen (bei einem Freund/einer Freundin übernachten, ins Gymnasium kommen oder ohne die Hilfe einer Autorität eine Tätigkeit finden und diese ohne Aufsicht ausführen).

Auch im klinischen Setting fällt auf, daß das deutliche Zutagetreten eines Merkmals von der Situation beeinflußt wird. So treten beispielsweise antisoziale Menschen in unstrukturierten Gruppensituationen wegen ihrer Omnipotenzgefühle als Anführer auf. Die Berichte des Pflegepersonals über Beobachtungen bei stationären Patienten in gering strukturierten Situationen können mehr Informationen über Persönlichkeitsmerkmale enthalten als Beobachtungen auf der Grundlage eines strukturierten Interviews (P. Kernberg et al., 1997).

Wenn von seiten der Umgebung nicht eingegriffen wird, muß man damit rechnen, daß die Anzeichen einer Persönlichkeitsstörung bei entwicklungsbedingten neuen Anforderungen mit jeder Entwicklungsstufe deutlicher hervortreten und schwerer zu behandeln sind und das Anpassungsdefizit sich verstärkt. Livson und Peskin (1967) berichteten, daß in der frühen Adoleszenz (11–13 Jahre) gemessene Verhaltensweisen bessere Prädiktoren für die Funktionsfähigkeit des Erwachsenen waren als ähnliche Verhaltensweisen, die erfaßt wurden, als die Kinder jünger oder in der mittleren Adoleszenz waren. Daraus kann man schließen, daß die Art, wie ein Kind mit dem Übergang von der Grundschule zum Gymnasium oder zur Realschule fertigwird, mehr Vorhersagekraft für den Umgang mit Übergangssituationen im späteren Leben besitzt als Verhaltensweisen, die in ruhigeren Entwicklungsphasen erfaßt werden. Erklären lassen sich diese Befunde mit den jeweils charakteristischen Coping- und Abwehrmechanismen, die in solchen Situationen herangezogen werden, wenn das Kind oder der Jugendliche mit den Ängsten fertigzuwerden versucht, die mit Übergangssituationen in der Entwicklung verbunden sind.

Doch was ist mit den Situationen, die keine Kontinuität aufzuweisen scheinen? Was ist zu tun, wenn ein Kind zu einem bestimmten Zeitpunkt seiner Entwicklung die anerkannten Diagnose-Kriterien für eine Persönlichkeitsstörung zeigt, diese Diagnose jedoch keine Langzeitstabilität in späteren Entwicklungsstadien zeigt? Wie wir bereits angemerkt haben, warnt uns das *DSM-IV* geradezu, daß wir auf eine solche Situation gefaßt sein müssen. Bernstein und seine Kollegen (Bernstein et al., 1996) berichten, daß bei 43 Prozent der Jugendlichen einer Längsschnittstudie die Persönlichkeitsstörungen nicht persistierend waren. Bedeutet das, daß die Ausgangsdiagnose falsch war oder daß das Verhalten des Kindes weiterhin instabil ist und damit bewiesen wäre, daß das Konzept der Persönlichkeitsstörung unhaltbar ist?

Wir müssen einräumen, daß Persönlichkeitsfaktoren und Persönlichkeitsstörungen sich verändern können und dies auch tun, nicht nur in der Kindheit und Jugend, sondern auch im Erwachsenenalter. Perry (1993) überprüfte Längsschnittstudien von Erwachsenen mit der Diagnose Borderline-Persönlichkeitsstörung und stellte fest, daß nach 10 Jahren 52 Prozent der ursprünglichen Patientengruppe weiterhin eine »eindeutige oder wahrscheinliche« Borderline-Diagnose hatten, wobei jedes Jahr 3,7 Prozent Remissionen zu verzeichnen waren. Darüber hinaus ist es nicht ungewöhnlich, daß Erwachsene eine Komorbidität mehrerer Persönlichkeitsstörungsdiagnosen aus unterschiedlichen Achse II-Clustern aufweisen. Außerdem liegt in der Diagnose einer Persönlichkeitsstörung eine beträchtliche Heterogenität: Zwei Menschen mit der Diagnose Borderline-Persönlichkeitsstörung können völlig verschiedene Züge dieser Störung zeigen (Widiger und Trull, 1992). Der »reine Typus« ist demnach nicht leicht zu identifizieren, und Erwachsene sollten bei Untersuchungen zur Stabilität von Persönlichkeitsstörungen bei Kindern nicht die Norm darstellen. Es wäre nicht hilfreich, über diese Heterogenität bei Erwachsenen hinwegzusehen, sie jedoch dazu zu benutzen, das Auftreten von Persönlichkeitsstörungen bei Kindern anzuzweifeln.

Wir befürchten, daß der *DSM-IV*-Standard unbeabsichtigt die Diagnose von Persönlichkeitsstörungen bei Kindern erschwert und damit die Wahrscheinlichkeit verringert, daß Kliniker und Wissenschaftler diese Diagnose stellen. Eine solche Tendenz würde die Grundannahmen des *DSM* bestätigen, aber nicht die für eine angemessene Evaluation dieser Position erforderlichen Informationen liefern. Wir sind der Ansicht, daß es viele wichtige Aspekte im Verhalten eines Kindes gibt, die über die Zeit hinweg stabil und kohärent und vermutlich für die Ausbildung einer Persönlichkeitsstörung von Bedeutung sind.

Zum gegenwärtigen Zeitpunkt würden wir der Anwendung der Kriterien für Erwachsene auf Kinder zustimmen. Wir sind der festen Überzeugung, daß wichtige Teile dieser Kriterien bei Kindern reliabel identifiziert werden können. Das könnte ein erster Ansatz sein, von dem aus man weiter arbeiten und forschen müßte, um mit der Zeit entwicklungsspezifische Kriterien festzulegen, die Entwicklungsschübe berücksichtigen und damit zu einer präziseren Psychopathologie der Persönlichkeitsentwicklung und der Persönlichkeitsstörungen führen könnten.

Ein Vergleich von persönlichkeitsgestörten Kindern mit symptomfreien Kindern wäre wahrscheinlich fruchtbarer als der Vergleich von Erwachsenen mit Kindern. Der Unterschied zwischen dem normalen Narzißmus des Kindes und der pathologischen Form mag als Illustration dafür gelten: Im ersten Fall wünscht das Kind, im Zentrum der Aufmerksamkeit zu stehen, akzeptiert aber gleichzeitig seine Abhängigkeit und bringt Dankbarkeit zum Ausdruck.

Ein Kind mit pathologischem Narzißmus verlangt ebenfalls, im Zentrum der Aufmerksamkeit zu stehen, gibt jedoch nicht zu, abhängig zu sein, und drückt auch keine Dankbarkeit aus.

Wir meinen, daß eine Persönlichkeitsstörung bei Kindern zuverlässig identifiziert werden kann, daß sie mit anderen Achse I- und Achse II-Störungen korreliert und die Persistenz aufweist, die sie zu einer schweren, alle Lebensbereiche beeinträchtigenden Störung macht.

Komponenten der Persönlichkeit

Die Persönlichkeitsforschung befaßt sich mit individuellen Unterschieden. Bei diesen Studien spielen zwar experimentelle Befunde aus Biologie, Psychologie und Psychiatrie eine wesentliche Rolle, doch das eigentliche Ziel liegt darin, zeitstabile Unterschiede, die ein Individuum – oder eine Gruppe von Individuen – charakterisieren und durch die sie sich voneinander unterscheiden, zu erkennen und zu erklären. Dieses Wissen kann dann dazu beitragen zu verstehen, wie das Denken, Fühlen und Handeln eines Menschen durch diese Unterschiede beeinflußt wird.

In diesem Kapitel beschreiben wir die wichtigsten Variablen, die in der kindlichen Entwicklung eine Rolle spielen und zum Verständnis von Persönlichkeitsstörungen sowie zu deren Beschreibung und Behandlung beitragen können.

- *Temperament:* eine genetisch determinierte Disposition, die die Interaktion des Kindes mit seiner Umwelt beeinflußt, und zwar sowohl die Art und Weise, wie sich das Kind anderen Menschen nähert, als auch die Reaktionsbereitschaft der Umgebung.
- *Identität:* ein internes mentales Konstrukt, dessen Inhalt das sich entwickelnde Gefühl des Kindes für das über Zeit und Situationen hinweg gleichbleibende eigene Selbst ist.
- *Geschlecht:* eine fundamentale Dimension, ihrerseits eine Komponente des sich entwickelnden Identitätsgefühls. Durch diese Dimension definiert sich ein Individuum in allen Kulturen und Gesellschaften, und sie verkörpert bestimmte Verhaltenserwartungen. Auf dieser Dimension variieren die Art und die Häufigkeit psychopathologischer Störungen.
- *Neuropsychologische Entwicklungsstörungen:* Defizite bei den auf neuropsychologischen Prozessen beruhenden kognitiven und Ich-Funktionen, die die Art und Weise beeinflussen, wie das Kind Informationen verarbeitet, speichert und abruft.

- *Affekt:* die emotionalen Reaktionen des Kindes sowie die mentale »Klammer«, die die inneren Selbst- und Fremdrepräsentationen miteinander verbindet.
- *Abwehrmechanismen:* die für ein Kind charakteristischen Bewältigungs- und Anpassungsstrategien hinsichtlich interner und externer Stressoren. Diese Variable ist ein wichtiges Element bei der Diagnose und Behandlung von Persönlichkeitsstörungen.

Diese Persönlichkeitsvariablen werden einerseits durch die Erfahrungen beeinflußt, die das Kind mit seiner Umwelt macht, sind aber andererseits auch Faktoren, die selbst bestimmte Reaktionen in der Umwelt des Kindes hervorrufen. Damit beeinflussen sie die Art, wie ein Kind seine Erfahrungen verarbeitet und interpretiert.

Diese Variablen dienen auch als Basis für die Definition einer normalen Persönlichkeit. Ein normales Kind oder ein normaler Jugendlicher kann als ein Individuum beschrieben werden, das sich den Entwicklungsnormen – unter besonderer Berücksichtigung der Geschlechtsrollenerwartung – entsprechend verhält, dessen Identitätsgefühl seinem Alter entspricht und dessen Abwehrmechanismen sich auf der für dieses Alter als Norm akzeptierten Stufe bewegen. Dies zeigt sich in der Auswahl an angemessenen und flexiblen Abwehr- und Bewältigungsstrategien, die diesem Kind oder Jugendlichen zur Verfügung steht. Ein solches Kind ist fähig, Beziehungen zu anderen einzugehen, Ereignisse zu antizipieren, schulische und außerschulische Aufgaben zu übernehmen und auszuführen, es verfügt über Humor und über die Fähigkeit zur Sublimierung. Die sozialen Beziehungen dieses Kindes spiegeln seine Fähigkeit zur Empathie und zur Gegenseitigkeit, es hat ein tieferes Interesse an anderen Kindern und ist in der Lage, echte »Kumpel« und nicht nur bloße Zufallsbekanntschaften zu finden. Das Kind muß impulsiven Reaktionen nicht unmittelbar nachgeben, sondern kann sie aufschieben; es verfügt über die Fähigkeit zur Selbstreflexion und zur Realitätsprüfung; sein Realitätsgefühl ist seinem Alter entsprechend entwickelt. Zu seinem Identitätsgefühl gehört ein gut funktionierendes Über-Ich, das sich in der Fähigkeit zeigt, Regeln zu internalisieren, aus Fehlern zu lernen, Reue zu empfinden und Wiedergutmachung zu leisten.

Die weiter unten näher beschriebenen Persönlichkeitskomponenten kann man am ehesten als interaktiv bezeichnen; sie tragen wesentlich zur Entwicklung der Persönlichkeit aber auch zur Entstehung von Persönlichkeitsstörungen bei.

Temperament

Definition: Die Unterscheidung zwischen Temperament, Emotionen und Persönlichkeit läßt sich nicht immer klar treffen. Manche Forscher – und dazu gehören auch wir – betrachten Temperament als ein Persönlichkeitsmerkmal, das bereits in einem sehr frühen Lebensalter auftritt (Hagekull, 1994); andere scheinen die Begriffe Temperament und Persönlichkeit synonym zu verwenden, wenn sie sich auf bestimmte Eigenschaften wie Verlegenheit, Selbstbewußtsein oder Schüchternheit beziehen (siehe dazu z. B. Plutchik, 1993). Ein weiteres Beispiel betrifft die »zentrale emotionale Organisation« bei Kindern (Magai und Hunziger, 1993), die Elemente wie »Zufriedenheit« und »argwöhnische Feindseligkeit« einschließt und an Beschreibungen von Persönlichkeitsfaktoren bei Erwachsenen wie »Liebenswürdigkeit« (Costa und McCrae, 1994) und zum Temperament gerechnete Dimensionen wie »Ängstlichkeit« erinnern (Rothbart et al., 1995).

Übereinstimmend wird der Begriff »Temperament« für Verhaltensweisen verwendet, die bereits frühzeitig – im allgemeinen im ersten Lebensjahr – auftreten, also für solche, die wahrscheinlich genetischen oder biologischen Ursprungs sind, neurobiologische Entsprechungen haben sowie zeit- und situationsstabil sind (Rutter, 1987; Wachs, 1994). Das Temperament bringt eine emotionale Komponente in die Herausbildung der Persönlichkeit und in die Art, wie sie sich ausdrückt. Der konstante Beitrag des Temperaments zur Persönlichkeit liegt in der Art des Umgangs mit dieser Emotionalität, wie sie sich während des Heranwachsens entwickelt.

Meßmethoden. Die Überschneidungen von Konzepten und Begrifflichkeiten, die zur Beschreibung von Temperament, Persönlichkeit und Symptomatologie bei Kindern verwendet werden, sind zumindest teilweise darauf zurückzuführen, daß die drei Phänomene häufig mit ähnlichen Methoden gemessen werden. Üblicherweise werden Fragebögen an Eltern oder Lehrer ausgeteilt, mit der Bitte, die für das Kind charakteristischen Verhaltensweisen anzugeben. Der Inhalt solcher Fragebögen orientiert sich am Entwicklungsniveau des Kindes, weil dieses dessen Verhaltensrepertoire entscheidend mitbestimmt. Mit dem Alter korrelierende Veränderungen des Inhalts reflektieren den zunehmenden Einfluß der sich entwickelnden Kognition und Motivation und den nachlassenden, weniger offensichtlichen Einfluß neurobiologischer Faktoren. So verliert beispielsweise im Laufe der mittleren Kindheit der Aktivitätslevel als Persönlichkeitsmerkmal an Offensichtlichkeit und Bedeutung (dies gilt insbesondere für Lehrer-Befragungen; Eaton, 1994).

Innere Struktur. Mit Hilfe der Anwendung statistischer Methoden – wie

z. B. der Faktorenanalyse – auf Fragebogenergebnisse versucht man herauszufinden, ob es eine dem Temperament inhärente Struktur oder ein System gibt. Mehrere gemeinsame Faktoren ergaben sich aus Skalen zur Messung des kindlichen Temperaments, einschließlich der zukunftsweisenden New Yorker Längsschnittstudie (Thomas und Chess, 1977). Diese sind:

- Aktivität (z. B. Schnelligkeit und Kontrolle der Grobmotorik);
- negative Emotionalität, einschließlich der Intensität und Häufigkeit negativer Reaktionen und ihrer Auslöser (wie z. B. Frustration, Konfrontation mit Neuem, Streß);
- aufgabenbezogene Ausdauer, die sowohl das Lernverhalten als auch die Aufmerksamkeitsspanne umfaßt; taucht häufiger in Lehrer- als in Eltern-Befragungen auf;
- Anpassungsfähigkeit (d. h. Anpassung an Veränderungen) mit den entsprechenden Fähigkeiten zur Selbstkontrolle;
- Hemmung, eine robuste Skala, die die erste Reaktion auf Fremde mißt, sowie die Tendenz, Neues zu suchen oder zu meiden;
- Biologische Rhythmizität und Reaktionsschwelle, ein Faktor, der eher bei Säuglingen, Klein- und Vorschulkindern eine Rolle spielt und die Irritabilität durch Stimulation erfaßt (Martin et al., 1994).

Aus der Analyse verschiedener Temperament-Meßinstrumente, die Angleitner und Ostendorf (1994) durchführten, ergaben sich folgende fünf Faktoren: emotionale Stabilität, Rhythmizität, Aktivität und Tempo, Geselligkeit und Impulskontrolle.

Ähnliche statistische Vorgehensweisen werden auch zur Analyse von Persönlichkeitsskalen verwendet, die ebenfalls darauf beruhen, daß ein »Rater« das Kind anhand von Verhaltens- und Eigenschaftslisten beurteilt. Während Kinder von erwachsenen Beobachtern eingeschätzt werden, basieren die Ergebnisse von Erwachsenen-Persönlichkeitsskalen auf Selbsteinschätzungen. Aus den Analysen von Persönlichkeitsfragebögen für Erwachsene ergeben sich konsistent fünf Faktoren, die die normale erwachsene Persönlichkeit charakterisieren (Goldberg und Rosolack, 1994). Paul Costa und Robert McCrae (1998) haben wesentlich dazu beigetragen, das Fünf-Faktoren-Modell (FFM) zu entwickeln, das sich auch für ein besseres Verständnis von Persönlichkeitsstörungen als nützlich erweisen kann (Costa und Widiger, 1994). Im folgenden werden die fünf übergeordneten beziehungsweise allgemeinen Dimensionen mit den dazugehörigen Facetten oder Persönlichkeitseigenschaften aufgeführt (Costa und McCrae, 1994).

1. *Neurotizismus* (N) ist ein Indikator für das individuelle Niveau emotionaler Ausgeglichenheit. Individuen mit hohen Werten auf dieser Dimension leiden häufig unter psychischen Problemen. Angst, Feindseligkeit, Depression und Verletzlichkeit sind einige der Komponenten aus der Facette dieses Faktors.
2. *Extraversion* (E) bezieht sich auf das Bedürfnis des Individuums nach Stimulation, seinen bevorzugten Interaktionsstil und seine Art, sich zu vergnügen. Individuen mit hohen Extraversionswerten tendieren dazu, sozial aufgeschlossen, optimistisch und herzlich zu sein, während Individuen mit niedrigen Extraversionswerten eher reserviert, unabhängig und ruhig, jedoch nicht unbedingt unfreundlich sind.
3. *Offenheit* (O) bezieht sich auf die Neugier und die Suche nach Neuem. Individuen mit hohen Offenheitswerten sind erfinderisch und können unkonventionell sein, während Individuen mit niedrigen Offenheitswerten eher konservativ sind.
4. *Liebenswürdigkeit* (L) meint die Art, wie Individuen sich aufeinander beziehen. Individuen mit hohen Werten auf dem Faktor Liebenswürdigkeit tendieren zu vertrauensvollem, fürsorglichem und empathischem Verhalten, während solche mit niedrigen Werten (die als »feindlich« eingestuft wurden) dazu tendieren, zynisch, mißtrauisch und reizbar, sogar skrupellos zu sein.
5. *Gewissenhaftigkeit* (G) bezieht sich darauf, wie systematisch und beharrlich ein Individuum seine Ziele verfolgt. Individuen mit hohen Gewissenhaftigkeitswerten sind gut organisiert, pünktlich und ausdauernd, während niedrige Werte für mehr Nachlässigkeit oder Trägheit stehen.

Nach Digman (1994) gibt es ebenfalls fünf Faktoren, mit deren Hilfe man die kindliche Persönlichkeit beschreiben kann. Diese Faktoren sind: Extraversion, Freundlichkeit, Gewissenhaftigkeit, Neurotizismus und Intellekt. Sie ähneln auffallend dem Fünf-Faktoren-Modell (FFM) und legen nahe, daß es eine Kontinuität in der Entwicklung von Persönlichkeitsstrukturen bei Kindern und Erwachsenen geben könnte.

John und Mitarbeiter (1994) konnten zeigen, daß sich das FFM auf Jugendliche anwenden läßt, merken jedoch an, daß es wichtige Entwicklungsunterschiede gibt. Zum Beispiel identifizierten sie »Irritabilität« als einen Faktor bei Jugendlichen, der bei Erwachsenen jedoch nicht als eine separate Entität gefunden wurde. Sie vermuten, dies könnte ein Hinweis darauf sein, daß der Faktor »Neurotizismus«, unter dem Irritabilität als Komponente subsumiert wird, einer entwicklungsbedingten Veränderung unterliegt, die vielleicht zu einer Integration von früher unabhängigen Komponenten führt.

Betrachtet man die Beziehung zwischen Temperament und Persönlichkeit, so ist anzumerken, daß, nachdem Digman (1994) die auf den Intellekt bezogenen Skalen-Items entfernt hatte, sich vier Faktoren ergaben: Geselligkeit, Angst, Ärger und Impulsivität. Diese vier Faktoren ähneln jenen Faktoren, die bei den Skalen zur Erfassung des kindlichen Temperaments eine Rolle spielen. In dem Maße, wie die kindliche Art des Denkens für den Erwachsenen offensichtlicher und leichter erfaßbar wird oder sich in Fragebögen zeigt, entsteht der Eindruck, daß die Persönlichkeitsstrukturen (oder -faktoren) bei Kindern, Jugendlichen und Erwachsenen einander zunehmend ähneln, und der Unterschied zwischen Temperament und Persönlichkeit wird deutlicher. Rothbart und Mitarbeiter (1994, 1995) haben ein Temperamentsmodell vorgeschlagen, das den integrativen Blick auf verschiedene Komponenten der Persönlichkeit nahelegt. Sie definieren Temperament als »individuelle, konstitutionell verankerte Unterschiedlichkeit bezüglich Reaktivität und Selbstregulation in den Bereichen Emotionalität, motorische Aktivität und Aufmerksamkeit« (Rothbart et al., 1995, S. 315). Sie bemühten sich, die der Persönlichkeit zugrundeliegenden Prozesse zu identifizieren und – falls möglich – auch die neuronalen Systeme, die diese Prozesse unterstützen. Diese Herangehensweise unterscheidet sich deutlich von der des Fünf-Faktoren-Modells, das mit Hilfe statistischer Methoden Persönlichkeitsdimensionen identifiziert, die auf Verhaltensähnlichkeiten basieren (Ahadi und Rothbart, 1994). Derryberry und Rothbart (1997) haben vor einiger Zeit einen Ansatz präsentiert, der Temperament als einen möglichen Vorläufer der Persönlichkeit betrachtet, indem er zwischen motivationalen und Aufmerksamkeitssystemen sowie ihren zugrundeliegenden neurologischen Substraten differenziert.

Das motivationale System

Nach Auffassung von Derryberry und Rothbart (1997) entwickelte sich das motivationale System, um den Bedürfnissen nach Annäherung, Verteidigung und Nahrung zu dienen; es wird vom limbischen System im Gehirn gesteuert. Es umfaßt vier Typen von Verhaltensweisen: Annäherungsverhalten, furchtsames Verhalten, frustrierendes und aggressives Verhalten, affiliatives und fürsorgliches Verhalten.

1. *Annäherungsverhalten* wird gewöhnlich unter Extraversion subsumiert. Es schließt die Empfänglichkeit für Belohnungen und die aktive Interaktion mit der Umwelt ein sowie Umgänglichkeit bei dem Versuch, Belohnungen von anderen zu erhalten, impulsive Reaktionen auf Anzeichen, die Beloh-

nungen signalisieren, die Suche nach Erregung und den individuellen Aktivitätslevel. Bereits im Alter von sechs Monaten unterschieden sich die Kinder in ihrer Art zu lächeln, zu lachen und hinsichtlich ihrer Latenz, sich Objekten anzunähern. Tendenzen im Annäherungsverhalten bei Kleinkindern finden eine Entsprechung im Annäherungsverhalten und in der Impulsivität von siebenjährigen Kindern.

2. *Furchtsame Verhaltensweisen* ersetzen als Begriff den in früheren Versionen verwendeten Begriff »Angstsysteme«. Sie umfassen Äußerungen von Furcht, Ärger und Frustration; Traurigkeit, Schüchternheit; Unbehagen und die wenig ausgebildete Fähigkeit, sich beruhigen zu lassen. Diese Qualitäten, die man bereits bei Kindern im Alter von neun Monaten beobachten kann, führen zu einer Verhaltenshemmung und treten zu einem späteren Entwicklungszeitpunkt auf als das Annäherungsverhalten. Angstvolle Hemmung ist ein stabiles Charakteristikum, und es wurden signifikante Korrelationen zwischen der Furchtsamkeit von Säuglingen und Kleinkindern gefunden sowie zwischen früher Furchtsamkeit und der Art, wie sie im Alter von 7 Jahren bei einer erneuten Evaluation in Erscheinung tritt.
3. *Frustrierendes und aggressives Verhalten* hat andere Korrelate als furchtsames Verhalten; deshalb, so die Argumentation von Derryberry und Rothbart (1997), sollten negative Emotionen entsprechend differenziert werden. Während die Furcht der ganz Kleinen in umgekehrter Relation zu positiver Emotionalität im Alter von 6 bis 7 Jahren steht, steht Frustration in direkter Relation zu positiver Emotionalität in dieser Periode. Ebenso sagt frühkindliche Furcht ein geringer ausgeprägtes Annäherungsverhalten vorher, frühkindlicher Ärger oder Frustration erlauben ein ausgeprägteres Annäherungsverhalten im Alter von 6 bis 7 Jahren zu prognostizieren. Frustration und Ärger mögen Ausdruck eines verfehlten Annäherungsverhaltens sein, das aufgrund von Mißverständnissen oder Verzögerungen erfolglos blieb. Ist das Kind erst einmal in der Lage, seine Bedürfnisse klarer auszudrücken, und von Menschen umgeben, die darauf einfühlsam eingehen, dann sollte Annäherungsverhalten ungehindert auftreten.
4. *Affiliatives und fürsorgliches Verhalten* umfaßt liebevolles Verhalten und steht in Beziehung zur Entwicklung von Gewissen, Empathie und Altruismus.

Das Aufmerksamkeitssystem

Das Aufmerksamkeitssystem trifft Unterscheidungen zwischen unterschiedlichen Funktionen und den mit diesen assoziierten kortikalen Regionen: ein Vigilanz-System, das Wachsamkeit aufrechterhält und Verteidigungsverhalten unterstützt; ein Posteriores Aufmerksamkeitssystem, das die Orientierungsfunktionen steuert und der Aufmerksamkeit erlaubt, den Fokus zu wechseln; und ein Anteriores (kortikales) System, das exekutive Funktionen hat; diese regulieren das Posteriore System, steuern die Aufmerksamkeit gegenüber semantischen Informationen und sind von grundlegender Bedeutung für die anspruchsvolle Steuerung bestimmter Operationen wie Planung und Antizipation.

Derryberry und Rothbart (1997) weisen auf viele interessante Implikationen ihres Modells hin. So wird zum Beispiel das Kind mit starken Annäherungstendenzen mit einer anderen Welt konfrontiert als das furchtsame, vermeidende Kind: Insbesondere wird das annäherungsorientierte Kind häufiger neuen, unbekannten Situationen und Momenten ausgesetzt sein und diese Erfahrung als positiv erleben, während das furchtsame Kind Neues vermeiden, Vertrautes suchen und in neuen Situationen negative Gefühle entwickeln wird. Folglich werden sich ihre Repräsentanzen des eigenen Selbst, der anderen und der Welt grundlegend unterschiedlich entwickeln. Einige werden auf der Hut vor Gefahren sein, Gefahren dort sehen, wo andere sich stimuliert fühlen, und sich selbst eher als verletzlich denn als kompetent und liebenswert betrachten. (Abwesenheit von negativer Emotionalität ist nicht das ideale, erstrebenswerte Entwicklungsziel, weil negative Emotionalität auch mit der Entwicklung positiver Qualitäten wie Empathie und Gewissen verbunden ist. Bei einigen besonders aggressiven Kindern scheint ihr minimales, extrem niedriges Angstniveau dazu zu führen, daß ihnen kein Mechanismus zur Modifikation ihrer Aggressionen zur Verfügung steht.)

Dieses Modell enthält auch Implikationen für die Behandlung. Abgesehen von den pharmakologischen Implikationen, die sich aus der kortikalen Grundlage des Annäherungs- und des Angstsystems ableiten lassen, haben Derryberry und Rothbart darauf hingewiesen, wie der Fokus kindlicher Aufmerksamkeit im Sinne einer besseren Anpassung verlagert werden kann. Kinder mit der Tendenz zur Vermeidung, die ihre Aufmerksamkeit auf mögliche Gefahren und Flucht fixieren, könnten darin unterstützt werden, Strategien der Bewältigung und der Gefahrenreduktion zu entdecken, die auf Engagement und nicht auf Flucht basieren; ängstlichen Kindern könnte geholfen werden, ihre Aufmerksamkeit von ihren körperlichen Empfindungen abzulenken.

Die Arbeit von Derryberry und Rothbart hilft bei der Konzeptualisierung des Übergangs vom Temperament zur Persönlichkeit und beim Nachdenken über die klinische und praktische Anwendung. Wachs (1994) legt die Betonung auf die »Passung« von kindlichem Temperament und seiner Umgebung.

Er zeigt auf, daß ein scheues Kind sich entweder in Richtung stärker ausgeprägter Introversion und Neurotizismus oder aber in Richtung größerer Extraversion und Stabilität entwickeln kann, je nach Art der Erfahrungen, die es in seiner spezifischen Umwelt sammelt. Es ist von Interesse, und es liegt vielleicht auch eine gewisse Ironie darin, daß Temperament-Modelle, die in besonderem Maße die genetische Komponente betonen, eine Basis für die Konzeptualisierung von Interventionen bieten können, die die Auswirkungen eines extremen Temperaments abschwächen.

Identität

Identität ist kein einfaches, einheitliches Konzept. Es hat intrapsychische und interpersonale Komponenten (Akhtar und Samuel, 1996), wie sie Erikson in seiner zukunftsweisenden Arbeit (1959) beschrieben hat, die von der persönlichen Identität als dem Bewußtsein des Menschen von seiner »Selbstkonsistenz und Kontinuität über die Zeit hinweg« (S.23) ausgeht und ebenso davon, daß andere diese Selbstkonsistenz und Kontinuität der Person erkennen.

Erikson behauptete, daß die Konsolidierung der Identität eine zentrales Thema der normalen Adoleszenz ist, und ein beachtlicher Teil der dadurch angeregten wissenschaftlichen Forschung diente der Weiterentwicklung theoretischer Konzepte (z. B. der ausführlichen Beschreibung der Phasen der Identitätsentwicklung sowie der Typen von Identität) und der Erfassung der Identitätsbildung bei Jugendlichen und jungen Erwachsenen (Blasi und Glodis, 1995; Marcia, 1996). Die Identitätsbildung ist nach Erikson ein Prozeß, bei dem der Jugendliche frühere Identifikationen und Introjekte miteinander verbindet oder sich ihrer entledigt und dadurch zu einer integrierten persönlichen Identität gelangt. Akzeptanz und Anerkennung dieser Person durch die Gemeinschaft sind ein wesentlicher Teil dieses Prozesses. Nach Erikson kann es dann zu einer akuten Identitätskonfusion kommen, wenn der Jugendliche gleichzeitig mit unterschiedlichen Forderungen konfrontiert wird: mit der »Forderung nach Engagement in den Bereichen körperliche Intimität, existentielle Berufswahl, entschlossener Konkurrenzkampf und psychosoziale Selbstdefinition« (S. 166).

Identität, sowohl die normale als auch die pathologische, ist entscheidend für die Konzepte von Persönlichkeit und Persönlichkeitsstörung. Akhtar und Samuel (1996) haben aus der Literatur mehrere Identitätskomponenten herausgesucht, die sich als hilfreich für die Beschreibung der gesunden Identität erweisen und für das klinische Interview sowie für die Intervention richtungsweisend sein können. Diese Komponenten sind: ein realistisches Körperbild, Selbstkonsistenz, konsistente Einstellungen und Verhaltensweisen, zeitliche

Kontinuität hinsichtlich des Selbsterlebens, der Natürlichkeit und der Authentizität, eine klare Geschlechtsidentität, ein internalisiertes Gewissen und ein Bewußtsein der eigenen ethnischen Zugehörigkeit. Objektbeziehungstheorien beschreiben die innere Repräsentation, die der einzelne von dem Verhältnis Selbst/andere bildet. Das Erleben der eigenen Identität wird beschrieben in den Begriffen: Empfinden des eigenen Getrenntseins und der Individuation unter Berücksichtigung der anderen. Die Integration der Selbst- und Objektrepräsentanzen vollzieht sich in einem Entwicklungsprozeß, der durch Erfahrungen und biologische Faktoren beeinflußt wird.

O. Kernberg (1976) hat die Identitätsdiffusion als ein zentrales Kriterium der Borderline-Persönlichkeitsorganisation aufgenommen. Identitätsdiffusion verweist auf eher fragmentierte als auf integrierte Fremd- und Selbstrepräsentanzen, eine Folge von Abwehrmechanismen wie der Spaltung, die es dem Betroffenen erlauben, sich nicht der verhaßten Eigenschaften geliebter Menschen, die er braucht, bewußt zu werden. Das *DSM-IV* schließt die Identitätsstörung (»die durch ein deutlich und andauernd instabiles Selbstbild oder instabile Selbstwahrnehmung charakterisiert ist«, S. 735) als eins von neun diagnostischen Kriterien für eine Borderline-Persönlichkeitsstörung mit ein (nur fünf der Kriterien müssen für eine Diagnose erfüllt sein). Hurt und Mitarbeiter (1992) weisen darauf hin, daß erwachsene Patienten mit einer Borderline-Persönlichkeitsstörung eine heterogene Gruppe bilden; eine der Untergruppen – das Identitätscluster – ist durch »chronische Gefühle von innerer Leere oder Langeweile, Identitätsstörung und dem Unvermögen, Alleinsein zu ertragen« (S. 201 f.), gekennzeichnet. Das Erleben innerer Leere und die Schwierigkeit, allein zu sein, findet man auch bei vorpubertären Borderline-Kindern (Bleiberg, 1994).

Diese Definitionen stellen einen Prozeß der Identitätsbildung in den Vordergrund, der sich während der Adoleszenz beschleunigt und im jungen Erwachsenenalter seinen Abschluß findet. Es kann sein, daß Identitätsbildung – definiert durch die Fähigkeit, ausgewählte Identifikationen zu integrieren und andere zu eliminieren sowie eine zukunftsbezogene Orientierung bezüglich der Konzeptionalisierung von Tätigkeiten und Beziehungen zu entwickeln – Elemente des formal-operativen Denkens erfordert, das erst bei Jugendlichen auftritt (Inhelder und Piaget, 1958).

Obwohl das Konzept der Identität ganz unverkennbar eine zentrale Rolle für die Persönlichkeit und ihre Störungen spielt, führt eine Theorie, die es auf die Entwicklung im Jugendalter beschränkt, dazu, daß dieses Konzept für Therapeuten, die mit vorpubertären Kindern arbeiten, nur von begrenzter Brauchbarkeit ist. Die von Akhtar und Samuel (1996) beschriebenen Komponenten und die von Hurt und Mitarbeitern (1992) identifizierten Charakteristika des Identitätsclusters können auch bei Kindern untersucht werden. Die derzeitige entwicklungspsychologische Forschung im Bereich der Psychopathologie verwendet selten den Begriff Identität; zunehmend richtet sich jedoch das Augenmerk auf die Entwicklung der kindlichen Selbstwahrnehmung, die die Entwicklung des Bewußtseins, daß andere Menschen eigenständige Wesen mit eigener innerer Welt sind, begleitet. Diese inneren Repräsentanzen des Selbst und der anderen, die sich zunehmend differenzieren, können als eine Möglichkeit verstanden werden, wie sich Identität bei jungen Kindern manifestiert. Dementsprechend können Abweichungen in der Selbst- und Fremdrepräsentation zu Grundkomponenten von Persönlichkeitsstörungen werden, wie man sie im Erwachsenenalter beobachtet.

Im Alter von 18 Monaten beginnen normalentwickelte Kinder die ersten Anzeichen des Selbsterkennens im Spiegel (Lewis und Brooks-Gun, 1979), der Empathie für andere (verbunden mit der Fähigkeit, zwischen sich und dem anderen zu unterscheiden; Hoffman, 1977), einer grundlegenden Geschlechtsidentität (Stern, 1985) und des Bewußtseins für die Erwartungen oder Maßstäbe anderer (Kagan, 1991) zu zeigen.

Die kognitiven Fortschritte in der mittleren Kindheit ermöglichen den Kindern im Alter von 6–7 Jahren, Vergleiche zwischen sich und den anderen anzustellen (Kagan, 1991). Daraus läßt sich die Schlußfolgerung ziehen, daß das kindliche Bewußtsein und die Deutung des eigenen Selbst und der anderen zu einem frühen Entwicklungszeitpunkt auftauchen.

Diese mentalen Strukturen werden elaborierter, je älter das Kind wird, und haben einen zunehmenden Einfluß auf sein geistiges Leben und die Art seiner Beziehungen zu anderen. Fonagy und Target (1997) beschreiben, wie kompetent junge Kinder darin sind, sich entsprechend ihrem eigenen Verständnis der Überzeugungen, Gefühle und Pläne anderer zu äußern und zu handeln; dieser unbewußte Prozeß wird »reflektierende Funktion« genannt. Deren Entwicklung steht in enger Beziehung zur Qualität der Interaktion des Kindes mit seiner Bezugsperson, insbesondere mit der mütterlichen Spiegelung oder Reflexion der kindlichen Befindlichkeit, die in starkem Maße die Entwicklung von Affekt und Affektkontrolle beeinflußt. Sie illustrieren dies mit dem Beispiel, wie Mütter ihre acht Monate alten Babys, nachdem diese eine Spritze bekommen hatten, erfolgreich beruhigten, indem sie zunächst die kindliche Emotion spiegelten, sie dann aber mit anderen Affekten wie Lächeln und Necken verbanden. Indem die Mutter dem Kind eine angemessene und nicht überwältigende Spiegelung anbietet, dient sie ihm als Modell für eine adaptive emotionale Regulation, während sie gleichzeitig hilft, die unangenehme affektive Befindlichkeit ihres Babys aufzufangen.

Fonagy und Target nehmen an, daß eine sichere Bindung das Resultat eines geglückten mütterlichen »containment« ist, während eine unsichere Bindung aus der kindlichen Identifikation mit dem ängstlichen und abwehrenden Verhalten der Mutter resultiert (S. 686). Wird diese Abwehrhaltung internalisiert, dann kann das Kind die eigenen Verhaltensweisen nicht klar repräsentieren. Das Ergebnis kann ein Selbst sein, das um eine falsche Internalisierung herum aufgebaut wurde. Fonagy und Target weisen darauf hin, daß dies ein Weg zu der Erkenntnis sein kann, wie ein Kind mit einer Persönlichkeitsstörung dazu kommt, »ein Gefühl tiefer Selbstentfremdung« (S. 696) zu entwickeln. Tatsächlich kann man bereits beim sehr jungen Kind beobachten, daß es anfängt, Züge der Identitätscluster-Merkmale von Erwachsenen mit einer schweren Borderline-Persönlichkeitsstörung zu entwickeln.

Fonagy und Target weisen ebenfalls auf mögliche Beziehungen zwischen der Qualität der Bindung, dem kindlichen Gefühl für die innere Welt der anderen und der Wahrnehmung des eigenen Selbst hin. Das sicher gebundene Kind kann die für das Handeln seiner Bezugsperson maßgebenden Motive gefahrlos ergründen. Das vermeidende Kind jedoch vermeidet nicht nur bestimmte Verhaltensweisen, sondern auch die Auseinandersetzung mit der mentalen Verfassung seines Gegenübers; das trotzige Kind hat die Tendenz, nur das eigene Leid in den Mittelpunkt seiner Aufmerksamkeit zu stellen. Es fällt nicht schwer, sich vorzustellen, daß solche Kinder eine narzißtische oder antisoziale Persönlichkeitsstörung entwickeln, für die der Mangel an Empathie und eine Überbetonung des eigenen Selbst charakteristisch sind. Es sei hinzugefügt, daß eine sichere Bindung sich natürlich förderlich auf die kognitive Entwicklung auswirkt, weil das Kind es sich leisten kann, neugierig zu sein und intellektuelle Herausforderungen zu suchen.

Kinder mit unsicherer Bindung müssen dem Verhalten und den Intentionen der Mutter mit großer Wachsamkeit begegnen: Sie können es sich nicht leisten, Fehler bei der Vorhersage des Verhaltens ihrer Bezugsperson zu machen. Da sie so viel Energie und Gedanken aufwenden müssen, um ihre Eltern zu verstehen, anstatt sich ungehindert mit den eigenen Gefühlszuständen zu beschäftigen (Fonagy und Target, 1997), können Komplexität und Ausgestaltung des eigenen Selbst darunter leiden.

Folglich haben traumatisierte Kinder weniger gute Voraussetzungen, einen kognitiven Stil zu entwickeln, der es ihnen ermöglicht, sich – insbesondere im Falle streßreicher Interaktionen – über die eigene psychische Verfassung klarzuwerden, weil sie so viel Aufmerksamkeit für den anderen aufbringen müssen. Da dieser kognitive Stil die Beziehungen traumatisierter Kinder dominiert, kann – nach Auffassung von Fonagy und Target – eine Persönlichkeitsstörung im Erwachsenenalter die Folge sein. Zu dieser Annahme passen die Befunde von Patrick und Mitarbeitern (1994), die bei Erwachsenen mit einer Borderline-Störung den *AAI* einsetzten (im Vergleich zu einer dysthymen Kontrollgruppe) und feststellten, daß Borderline-Patienten unter Konfusion litten und kein integriertes kognitives Gerüst zur Verfügung hatten, um ihre frühen Erfahrungen im Gedächtnis zu behalten und über sie nachzudenken.

R. S. Wallerstein (1988) zeigt, daß in der modernen Psychoanalyse das Konzept der Identität nach wie vor eine wichtige Position einnimmt, daß es aber in der Terminologie des Selbst ausgedrückt wird. Diese Perspektive ist aus mehreren Gründen sinnvoll. Von jeher ist das Konzept der Identität so eng mit der Adoleszenz verbunden, daß es unnatürlich wirkt, darüber im Kontext jüngerer Kinder nachzudenken. Auf der anderen Seite animieren Konzeptualisierungen des Selbst die Theorienentwicklung bezüglich der Selbst- und Fremdrepräsentation, der Entwicklung des Affekts, des Beitrags der frühen Bindungserfahrungen, also bezüglich aller Faktoren, die im Verlauf der kindlichen Entwicklung potentiell erfaßt werden können. Diese Elemente stehen wiederum in Beziehung zum Sozialverhalten des Kindes, seiner Selbstachtung, seinem Gefühl, in der eigenen Welt etwas bewirken zu können, und anderen Merkmalen, die sich als relevant für die Diagnose einer Persönlichkeitsstörung erweisen, weil die Selbst-Repräsentanzen die eher überdauernden Züge der kindlichen Psyche begründen können.

Geschlecht

Das Geschlecht ist eine fundamentale Dimension, auf der Kinder sich identifizieren. Es bestimmt sehr stark, wie andere auf sie reagieren, und es muß bei der Evaluation jedes Kindes berücksichtigt werden. Die Geschlechtsidentität ist im Alter von zwei Jahren als ein Selbstkonstrukt verfügbar, um das herum Kinder konsistent sich selbst und ihre Aktivitäten organisieren. Es können Störungen der kindlichen Geschlechtsidentität beobachtet werden, die sich unterschiedlich äußern, je nach dem, ob es sich um einen Jungen oder ein Mädchen handelt *(DSM-IV)*.

Längsschnittuntersuchungen haben ergeben, daß das Geschlecht eine wichtige Variable interindividueller Unterschiede ist. Block (1993) hat aufgezeigt, daß das Geschlecht in Beziehung steht zur generellen Adaptation der Kinder vor und nach einer Scheidung der Eltern und daß es die Beziehung zwischen den Fähigkeiten in der Kindheit und späteren Verhaltensweisen wie z. B. Drogenkonsum und depressive Tendenzen modifiziert. Block berichtet, daß das Verhältnis von Ich-Stärke und Ich-Kontrolle sich über die Zeit hinweg unterschiedlich für Jungen und Mädchen gestaltet. Die Anpassung an die Veränderungen der Adoleszenz, wie sie sich an dem Konstrukt der Ego-Stärke zeigen, erfordern von den Mädchen mehr Umstrukturierung als von den Jungen. Von den Mädchen erfordert das Aufgeben der früheren, restriktiveren kindlichen Anpassungsmodi Stärke und die Fähigkeit, sich von der elterlichen Kontrolle freizumachen.

Neuropsychologische Entwicklungsstörungen

Zwei neuropsychologische Muster illustrieren, wie kognitive Merkmale bei der Evaluation von Kindern in Betracht gezogen werden müssen. (Sie sollten ebenfalls bei der Evaluation von Erwachsenen bedacht werden; sie zeigen eine Möglichkeit auf, wie die Evaluation von Kindern und deren Psychopathologie die Arbeit mit Erwachsenen bereichern kann.) Diese Berücksichtigung kognitiver Merkmale trägt zu einem integrativen Denken über die Variablen Temperament, Identität und Persönlichkeitsentwicklung bei.

Das erste dieser neuropsychologischen Muster ist das »Defizit der exekutiven Funktion«, das man bei Kindern mit einer Aufmerksamkeitsdefizit-/Hyperaktivitätsstörung festgestellt hat (Pennington und Ozonoff, 1996). Exekutive Funktionen umfassen die Fähigkeit zu planen, zu hemmen, sich selbst zu kontrollieren, und die Fähigkeit, das Arbeitsgedächtnis effektiv zu nutzen. Tatsächlich beeinflussen die exekutiven Funktionen die Art und Weise, wie ein Kind die Ausführung einer konkreten Handlung plant, wie es bestimmte Pläne oder Handlungen im Gedächtnis behält, bis der richtige Zeitpunkt gekommen ist, sie in eine Verhaltens- oder Problemlösesequenz umzusetzen, und wie es plant, irrelevante Handlungsimpulse zu hemmen und den Fortgang seiner Tätigkeit zu überwachen und zu steuern. Barkley (1997) vertritt die Meinung, daß mit der Aufmerksamkeitsdefizit-/Hyperaktivitätsstörung Beeinträchtigungen der exekutiven Funktion in den Bereichen des Arbeitsgedächtnisses, der Verhaltenshemmung, der Motivationsregulierung und der motorischen Kontrolle einhergehen. Defizite der exekutiven Funktion sind auch bei Kindern mit Lese- und Rechenschwäche zu beobachten. Derryberrys und Rothbarts Temperamentsmodell (1997) umfaßt auch ein Aufmerksamkeitssystem, das andere Systeme kontrolliert und das auf den erfolgreichen Einsatz der exekutiven Funktionen angewiesen ist. Probleme des Temperaments können deswegen auch eine grundlegende exekutive Dysfunktion mit sich bringen. Es ist auch wahrscheinlich, daß ein Kind mit einem schwierigen Temperament, das nicht fähig ist, seine Impulse zu hemmen, das sein Verhalten nicht reflektieren oder dessen Konsequenzen nicht antizipieren kann, elterlichen Input stark beeinflußt und so zu potentiell unsicheren Bindungen beiträgt, die im Gegenzug die Entwicklung der exekutiven Funktionen beeinträchtigen können. Es ist nicht überraschend, daß sicheres Bindungsverhalten ein guter Prädiktor für metakognitive Fähigkeiten in den Bereichen Gedächtnis, Auffassungsgabe und Kommunikation ist (Moss et al., 1995).

Die Verhaltenstendenzen, die den Einfluß eines schwierigen Temperaments, das von einer Dysfunktion des Frontallappens herrührt, widerspiegeln, können auch die Entwicklung der Selbstwahrnehmung beeinträchtigen, indem sie elterliche Reaktionen erzwingen und die Fähigkeit des Kindes einschränken, den elterlichen Verhaltensweisen und Affekten Aufmerksamkeit zu schenken und sie zu integrieren. Interventionen, die bei älteren Kindern kognitiv-behaviorale Techniken anwenden, werden deshalb dem Kind nicht nur ein neues Skript an die Hand geben, das differenziertere Selbst- und Fremdrepräsentationen erlaubt, sondern auch die Entwicklung der verbalen Verhaltenskontrolle, der Selbstreflexion und der Planung fördern – genau jener Schritte, die bei Persönlichkeitsstörungen, die durch Defizite in der Impulskontrolle gekennzeichnet sind, nur unvollkommen ablaufen.

Demnach darf es nicht verwundern, daß sich bei manchen Erwachsenen mit Borderline-Persönlichkeitsstörung eine organische Bedingtheit wie etwa Hyperaktivität oder MCD (heute als Aufmerksamkeitsdefizit-/Hyperaktivitätsstörung bezeichnet) nachweisen ließ (Andrulonis et al., 1980).

Das zweite neuropsychologische Muster ist das von Rourke (1989) beschriebene »nonverbal learning disability syndrome« (die mangelnde Fähigkeit zum nonverbalen Lernen). Bei Menschen mit diesem Problem liegen die Verbalwerte im Intelligenztest weit höher als die Handlungswerte. Sie zeigen gute Leistungen beim Wortverständnis, haben jedoch Schwierigkeiten, gelesene Inhalte zu verstehen, sowie Probleme mit Mathematik. Angesichts ihrer verbalen und intellektuellen Fähigkeiten würde man nicht erwarten, daß sie die Dinge so konkret und wörtlich nehmen.

Bezogen auf ihre Persönlichkeit stellen wir bei diesen Menschen folgende charakteristische Merkmale fest: Defizite beim Entschlüsseln sozialer Signale, beim Entwickeln von Perspektiven, bei der Beurteilung sozialer Situationen sowie unzureichende Kompetenzen im Bereich der sozialen Interaktionen. Entsprechend Rourkes Beschreibung werden Kinder mit diesem neuropsychologischen Muster als schüchtern und gegenüber Gleichaltrigen als zurückhaltend geschildert. Ihre größten Probleme haben sie in Gruppensituationen, wo die Anforderungen an rasche Informationsverarbeitung und reziproke Reaktionen am größten sind; mit einer Zweier-Situation kommen sie weitaus besser zurecht.

Diese Kinder legen demnach ein Syndrom an den Tag, das mit einer vermeidend-selbstunsicheren Persönlichkeitsstörung konsistent ist, doch es könnte sich bei diesem Syndrom um ein Kontinuum handeln, denn Erwachsene mit einer schizoiden Persönlichkeitsstörung zeigen ebenfalls dieses psychometrische Muster wie beispielsweise im Fall eines 33jährigen Mannes mit den oben beschriebenen kognitiven und Lernmerkmalen, der das College nicht beenden konnte. Er berichtete, daß er nicht verstehen konnte, weshalb seine Zimmergenossen darüber empört waren, daß er alle von ihnen im Kühlschrank deponierten Lebensmittel aufaß, sie jedoch nicht ersetzte. Kinder und Erwachsene mit diesen Persönlichkeitsstörungen und diesem Lernsyndrom brauchen sowohl eine psychotherapeutische Behandlung wie auch eine kognitive Therapie, in der soziale Fertigkeiten trainiert und metakognitive Fähigkeiten entwickelt werden.

Die hier aufgeführten neuropsychologischen Muster, die man als Frontallappen- und rechtshemisphärische Muster bezeichnen könnte, weisen auf die entscheidende Rolle hin, die organische Defizite bei der Ausbildung mancher Persönlichkeitsstörungen spielen. Sie demonstrieren auch die Bedeutung einer gründlichen kognitiven Evaluation bei Kindern und Erwachsenen, die wichtige Informationen für die Bewertung von Persönlichkeitsstörungen sowie für die Behandlungsplanung erbringen kann.

Abwehrmechanismen

A. Freud (1936) hat darauf hingewiesen, daß jeder Mensch aus der Palette möglicher Abwehrmechanismen seine spezifischen Abwehrstrategien wählt, die dann zu einem intrinsischen Charakterzug werden. In Situationen, die der ursprünglichen Situation ähnlich sind, werden diese Strategien wieder aktiviert; ebenso sucht der Mensch Gelegenheiten – oder führt sie sogar aktiv herbei –, mit denen er die Anwendung seiner Strategien rechtfertigen kann. So mag beispielsweise ein Kind, das körperlich mißbraucht wurde und sich mit dem Aggressor identifiziert, den passiv erlebten Mißbrauch aktiv wiederholen und damit den Weg zur Ausbildung sadistischer Züge bereiten.

R. S. Wallerstein (1983) unterscheidet zwischen Abwehrmechanismen und Schutzverhalten. Abwehrmechanismen als erklärendes theoretisches Konstrukt sind psychische Funktionen, die als Erklärung für beobachtbares Schutzverhalten, Affekte und Vorstellungen dienen. P. F. Kernberg (1994) nahm die Anregungen von Vaillant (1977), Perry und Mitarbeitern (1993) und anderen auf und erstellte eine Liste von Abwehrmechanismen. Dazu gehören:

- die normalen Abwehrstrategien einer normalen Persönlichkeit (z. B. Humor, Verdrängung, Sublimierung);
- die neurotischen Strategien, die mit der neurotischen Persönlichkeitsstruktur korrelieren (z. B. Verdrängung, Ungeschehenmachen, Projektion, Isolierung, Wendung gegen das eigene Selbst, Intellektualisierung, Rationalisierung);
- die Borderline-Strategien, die mit der Borderline-Persönlichkeitsorganisation korrelieren, d. h. mit histrionischen, Borderline-, narzißtischen und antisozialen Persönlichkeitsstörungen (z. B. Spaltung, Verleugnung, Idealisierung, Abwertung, projektive Identifikation, Ausagieren) und
- die psychotischen Abwehrstrategien, die mit der psychotischen Persönlichkeitsorganisation korrelieren, d. h. mit schizotypischen, hypomanischen und paranoiden Persönlichkeitsstörungen (z. B. De-Animation, Hypochondrie, Einengung, Verschmelzung, autistische Abkapselung).

Horowitz und Mitarbeiter (1990) bieten eine kognitive Definition der Abwehrmechanismen an: Sie bringen diese mit kognitiven Operationen in Verbindung, die sich außerhalb des Bewußtseins abspielen. Diese kognitiven Kontrollmechanismen organisieren die Gedanken und Gefühle eines Menschen. Ein weiterer Typus von Kontrolle oder Abwehr legt die Abfolge von Gefühlen und Vorstellungen fest, die typisch für den jeweiligen Persönlichkeitsstil ist, ganz gleich, ob dieser normal oder pathologisch ist.

Das Verständnis von Schutzverhalten als Cluster von Abwehrstrategien fördert die Weiterentwicklung psychotherapeutischer Ansätze. Eine Persönlichkeit besteht aus Verhaltensweisen, die sich verselbständigt haben und die Struktur der Persönlichkeit bilden; da sie nicht mehr als Übergangszustände fungieren, sondern zu Merkmalen geworden sind, verändern sie sich nur langsam. Psychoanalytische Psychotherapien machen dem Patienten die negatven Auswirkungen seiner Abwehr auf seine Funktionsfähigkeit bewußt und ermöglichen dadurch die allmähliche Auflösung dieser Cluster von Abwehrmechanismen, um sie überflüssig zu machen, damit sie durch reifere Formen der Abwehr ersetzt werden können. In sehr überzeugender Weise hat Vaillant (1977) auf die Korrelation zwischen dem Niveau der Abwehr und der gesellschaftlich-beruflichen Anpassung, akademischem und beruflichem Erfolg, Ehe und Elternschaft sowie physischer Morbidität und Mortalität hingewiesen.

Affekte

Laut Vaillant (1977) spiegelt die affektive Komponente in der Ausdrucksweise eines Menschen die Effizienz seiner Abwehrmechanismen wider. Die Fähigkeit, die gesamte Breite der Affekte gegenüber anderen Menschen auszudrükken und zu verbalisieren, korrespondiert in der Tat mit dem Gebrauch reiferer Abwehrmechanismen, wie wir sie bei Menschen mit normaler oder neurotischer Persönlichkeitstruktur antreffen. Für Menschen mit schwerer Persönlichkeitsstörung oder einer Borderline-Persönlichkeitsorganisation ist es dagegen charakteristisch, nur ein begrenztes Affektspektrum zu zeigen, meist im dysphorischen Bereich und mit eingeschränkter Modulation innerhalb eines Affekts sowie abruptem Affektwechsel. Hier ist die auf Spaltung beruhende unreife Borderline-Abwehr am Werk. Paßt der Affekt nicht zum Inhalt, dann haben wir es mit einer psychotischen Persönlichkeitsorganisation mit den entsprechenden psychotischen (d. h. den schizotypischen, hypomanischen oder paranoiden) Abwehrmechanismen zu tun.

Bei Menschen mit Borderline-Persönlichkeitsorganisation zeigt sich, welche Rolle der Affekt dabei spielt, wie die Verknüpfung zwischen der inneren Selbst- und der Objektrepräsentanz hergestellt wird. So sprach beispielsweise eine 33jährige Frau in ihrer Therapie ständig über ihre Wut auf ihren Vater. Auf die Frage, was denn geschehen würde, wenn sie aufhörte, wütend zu sein, anwortete sie: »Dann würde er sterben.« Ihr Vater war schon seit vielen Jahren tot, doch das Aufrechterhalten ihrer Wut ermöglichte es ihr, ihn als innere Repräsentation am Leben zu halten.

Schlußfolgerung

Jede Persönlichkeitsstörung ist der Endpunkt eines komplizierten biopsychosozialen Prozesses. Die »Realität« ist sogar noch komplizierter, weil so viele Kinder und Erwachsene mit einer Persönlichkeitsstörung gleichzeitig auch noch andere Persönlichkeitsstörungen haben. Der Kliniker, der ein Kind begutachtet und einen Behandlungsplan erstellt, ist wohlberaten, wenn er alle der hier aufgeführten und beschriebenen Komponenten der Persönlichkeit prüft und insbesondere die Interaktionen und Verflechtungen der Variablen mit einbezieht. Dieses Vorgehen macht es ihm möglich, das Kind einerseits als das Objekt der Erziehung, gleichzeitig aber auch als beeinflussendes Subjekt von Erziehung und Umfeld zu sehen.

2. Kapitel
Erfassen von Persönlichkeitsstörungen bei Kindern und Jugendlichen

Einführung

In diesem Kapitel stellen wir einen Ansatz zur klinischen Evaluation von Persönlichkeitsstörungen bei Kindern und Jugendlichen vor, der sowohl die deskriptive Ebene, also die für Persönlichkeitsstörungen typischen Verhaltensmuster, als auch die basale Ebene, also die der zugrundeliegenden Persönlichkeitsstruktur berücksichtigt. Sich nur auf die beschreibbaren Verhaltensweisen zu beziehen kann irreführend sein; so ähneln zum Beispiel Verhaltensweisen, die wir mit einer hysterischen Persönlichkeitsstörung assoziieren (neurotische Persönlichkeitsstruktur), den Verhaltensweisen, die mit einer histrionischen Persönlichkeitsstörung (Borderline-Persönlichkeitsstruktur) einhergehen; die vermeidende Persönlichkeitsstörung (neurotische Struktur) ähnelt bei oberflächlicher Betrachtung der schizoiden Persönlichkeitsstörung (Borderline-Struktur). Ebenso sollte man bei Patienten mit obsessiver Persönlichkeitsstörung differenzieren, ob eine neurotische Struktur oder eine psychotische oder Borderline-Organisation vorliegt. Dieses Konzept der Persönlichkeitsstruktur bzw. -organisation ermöglicht einen umfassenden Blick auf die Komponenten einer Persönlichkeit; mit anderen Worten, die Persönlichkeitskomponenten werden nicht als isolierte Verhaltensweisen, sondern als Elemente einer Matrix gesehen, die größer ist als die Gesamtheit der einzelnen Faktoren.

Die Tabelle 2a zeigt die im *DSM-IV* aufgeführten allgemeinen Diagnosekriterien für eine Persönlichkeitsstörung. Diese Kriterien können auch zur Erfassung von Persönlichkeitsstörungen bei Kindern angewandt werden, allerdings muß sich der Beginn der Störung mindestens bis zu den ersten Schuljahren zurückverfolgen lassen, und die Definition einer Persönlichkeitsstörung als überdauerndes, relativ zeitstabiles Muster von unangepaßtem Denken, Fühlen und Verhalten muß zutreffen.

Bei der Altersgruppe, die im Mittelpunkt dieses Buches steht, müssen persistierende Muster unangepaßten Verhaltens unterschieden werden von solchen, die zu einem bestimmten Entwicklungsstand gehören: So ist zum Beispiel ein trotzig-herausforderndes Verhalten bei einem zweijährigen Kind als normal zu betrachten. Doch abgesehen von der Beachtung altersgemäßen Verhaltens gibt es keine klare Unterscheidung zwischen Störungen im Kindes- oder im Erwachsenenalter (*DSM-IV*, S. 71), und die Diagnosekategorien können auf alle Patienten, ob Kind oder Erwachsener, angewandt werden, wenn die *DSM-IV*-Kriterien (S. 712 f.) zutreffen.

Auch wenn in diesem Kapitel vor allem der kategoriale Ansatz für das Erfassen der Persönlichkeit behandelt wird, beziehen wir uns ebenso auf dimensionale Perspektiven, bei denen weitere Faktoren zur Beschreibung eines Individuums verwendet werden. Die dimensionale Sichtweise richtet sich auf Merkmale, die jedem Menschen eigen sind, jedoch in unterschiedlicher Ausprägung (z. B. Extraversion/Introversion, Optimismus/Pessimismus, Selbstbewußtsein/Schüchternheit, Impulsivität/Selbstkontrolle); auch Temperamentsmerkmale gehören dazu. Variationen innerhalb eines Merkmals sowie Variationen der Merkmale, die als Dimensionen der Persönlichkeit gesehen werden, sind bei der normalen oder der neurotisch strukturierten Persönlichkeit von größerer Bedeutung. Die Schwere der Störung wird durch die Anzahl der Kriterien, die diese Störung beschreiben, sowie den Grad ihrer Ausprägung gemessen. Die Färbung einer bestimmten Persönlichkeitsstörung ergibt sich aus der Verflechtung der Merkmalsgruppen, die ein Kategoriencluster bilden: Cluster A: sonderbar-exzentrisch; Cluster B: dramatisch-emotional; Cluster C: ängstlich-furchtsam.

Am ehesten kann man eine Achse-II-Störung diagnostizieren, wenn die Achse-I-Störung in Remission ist (Brent et al., 1990). Anders gesagt: Eine narzißtische Persönlichkeitsstörung tritt möglicherweise erst zutage, wenn eine Schulphobie behandelt worden ist; eine antisoziale Persönlichkeitsstörung taucht vielleicht erst nach der Behandlung einer Zwangsstörung auf. Auf Achse-II zeigt sich eine hohe Komorbidität (6–15 Prozent), und zwar sowohl mit affektiven Störungen als auch mit anderen Achse-II-Störungen. Erkennt der Kliniker eine Achse-II-Persönlichkeitsstörung, dann kann er einen umfassenderen Behandlungsplan erstellen und die Reaktionen des Patienten auf Psychopharmaka besser evaluieren, denn eine vorhandene Persönlichkeitsstörung verschlechtert die allgemeine Prognose; ebenso ist die Reaktion auf Medikamente mit Komplikationen verbunden. Ein 11jähriger Junge wurde wegen einer Zwangsstörung mit einer Kombination von medikamentöser Therapie (hochdosiertes Prozac) und gleichzeitiger kognitiver Therapie behandelt; als seine Zwangsstörung sich milderte, zeigten sich die Kriterien für eine antisoziale Persönlichkeitsstörung. Schließlich und endlich verbessert eine umfassende Erforschung der Gesamtpersönlichkeit des Patienten das therapeutische Bündnis und fördert seine Bereitschaft zur Kooperation bei der Behandlung (compliance).

Im folgenden werden drei Arten zur Erfassung beschrieben und durch Fallbeispiele illustriert. Obgleich bei jeder Art sowohl beschreibende als auch strukturelle Elemente erfaßt werden, stellen wir sie hier in dem Kontext vor, der unser wichtigstes Ziel ist: etwas über die Geschichte des Patienten zu erfahren. Fragebögen, die von der Familie und von anderen nahestehenden Personen ausgefüllt werden, liefern uns Beschreibungen von Verhaltensmustern; Gespräche mit dem Patienten oder Spielbeobachtungen sowie psychologische Tests liefern uns die Informationen, die wir für das Verständnis seiner Persönlichkeitsstruktur benötigen.

Tabelle 2a Allgemeine diagnostische Kriterien für eine Persönlichkeitsstörung

A. Ein überdauerndes Muster von innerem Erleben und Verhalten, das merklich von den Erwartungen der soziokulturellen Umgebung abweicht. Dieses Muster manifestiert sich in mindestens zwei der folgenden Bereiche:
   (1) Kognitionen (also die Art, sich selbst, andere Menschen und Ereignisse wahrzunehmen und zu interpretieren),
   (2) Affektivität (also die Variationsbreite, die Intensität, die Labilität und Angemessenheit emotionaler Reaktionen),
   (3) Gestaltung zwischenmenschlicher Beziehungen,
   (4) Impulskontrolle.

B. Das überdauernde Muster ist unflexibel und tiefgreifend in einem weiten Bereich persönlicher und sozialer Situationen.

C. Das überdauernde Muster führt in klinisch bedeutsamer Weise zu Leiden oder Beeinträchtigungen in sozialen, beruflichen oder anderen wichtigen Funktionsbereichen.

D. Das Muster ist stabil und langdauernd, und sein Beginn ist zumindest bis in die Adoleszenz oder ins frühe Erwachsenenalter zurückzuverfolgen.

E. Das überdauernde Muster läßt sich nicht besser als Manifestation oder Folge einer anderen psychischen Störung erklären.

F. Das überdauernde Muster geht nicht auf die direkte körperliche Wirkung einer Substanz (z. B. Droge, Medikament) oder eines medizinischen Krankheitsfaktors (z. B. Hirnverletzung) zurück.

Mit Genehmigung DSM-IV, dt. Fassung, S. 715 f.

Erfassen beschreibender Merkmale: Entwicklungsgeschichte

Wir untersuchen die Entwicklungsgeschichte des Patienten auf Risikofaktoren für die Ausbildung einer Persönlichkeitsstörung. So fragen wir zum Beispiel nach bestimmten traumatischen Ereignissen wie Mißbrauch, und wir meinen nicht nur sexuellen und körperlichen Mißbrauch, sondern auch verbalen Mißbrauch, von dem wir wissen, daß er bei Borderline-Persönlichkeitsstörungen signifikant heftiger auftritt. Vernachlässigung in Verbindung mit nicht-konsistenter elterlicher Fürsorge ist offenbar eher ein Merkmal für eine antisoziale-dissoziale Persönlichkeitsstörung, während gestörte Beziehungen zu Gleichaltrigen aufgrund von possessiven Verhaltensweisen und omnipotenter Kontrolle frühe Anzeichen einer Borderline-Struktur sind. Ausbeutendes Verhalten signalisiert eine antisoziale Persönlichkeit. Überempfindlichkeit gegenüber Streß in Beziehungen, Langeweile und Abwertung sprechen für eine narzißtische Persönlichkeitsstörung. Dramatisch-affektive Ausdrucksweise und ständige Forderungen nach Aufmerksamkeit durch verführerisches Verhalten finden wir in der Lebensgeschichte von histrionischen Persönlichkeiten. Probleme mit Schüchternheit und ernsthafte Schwierigkeiten, Freundschaften zu schließen, sind typisch für vermeidende Persönlichkeiten. Patienten mit zwanghafter Persönlichkeitsstörung zeigen bei Freizeitaktivitäten eine signifikant eingeschränkte Spontaneität; ebenso treten Perfektionismus, Rigidität und Sturheit zutage. Erfaßt man eine dependente Persönlichkeitsstörung bei Kindern, muß man deren altersentsprechende Abhängigkeit berücksichtigen. Zeigt ein Kind ein Verhaltensmuster von Wutausbrüchen, schlechten Schulleistungen, instabilen Ich-Funktionen und Impulsivität, dann ist dies für den Kliniker ein Hinweis darauf, daß eine Persönlichkeitserfassung durchgeführt werden muß, denn nur so läßt sich der Beginn einer Persönlichkeitsstörung im Kindesalter feststellen.

Viele Praktiker halten es für wichtig, beim Erfassen von Persönlichkeitsstörungen auch Berichte von Menschen aus dem Umfeld des Patienten mit einzubeziehen (Tyrer, 1991). Bei der Untersuchung von Kindern ist der Kontakt mit den Erwachsenen aus der Umgebung des Kindes immer erforderlich. Um Informationen von Eltern und Lehrern zu bekommen, hat man wissenschaftlich gut fundierte Fragebögen entwickelt. Die Child Behavior Checklist (CBCL) von Achenbach (1991) wurde in mehreren Untersuchungen verwendet und erbrachte wertvolle Informationen zur Epidemiologie wie auch spezifisch störungsrelevante Informationen, beispielsweise über die Aufmerksamkeitsdefizit-Störung und Angststörungen (Biederman, 1992). Die auf diese Weise identifizierten Syndrome und problematischen Verhaltensweisen beziehen sich zwar vermutlich auf psychische Störungen der Achse I, doch zahlreiche Items der Fragebögen beziehen sich auf Charakteristika von Persönlichkeitsmerkmalen und können daher für Diagnosen von Achse II-Störungen herangezogen werden. Eine kategorielle Diagnose, wie sie in der *DSM-IV*-Systematik entworfen wurde, erklärt 49 Prozent der Varianz bei Menschen mit Merkmalen von Unangepaßtheit (Loranger et al., 1994); der restliche Teil dieser Population kann bis zu 10 Störungen der Persönlichkeitszüge haben, die zwar vielleicht nicht den Kriterien des kategoriellen Typs entsprechen, jedoch intensiv genug sind, um Beeinträchtigungen zu bewirken. Da Kinder sich in einem Entwicklungsprozeß befinden, können wir davon ausgehen, daß sie, auch wenn nicht alle Kriterien auf sie angewandt werden können, doch mehrere unangepaßte Persönlichkeitszüge aufweisen. In diesem Bereich ist weitere Forschung erforderlich. Tatsächlich beziehen sich 57 Prozent der Fragen der Achenbach Child Behavior Checklist auf Persönlichkeitsmerkmale, die das *DSM-IV* als Kriterien für einige kategorielle Persönlichkeitsstörungen nennt, falls sie als überdauerndes und unflexibles Verhaltensmuster analysiert werden.

Wie Verhalten beobachtet wird und welche Schlußfolgerungen daraus gezogen werden, hängt vom jeweiligen theoretischen Rahmen ab. Die CBCL offeriert einen statistischen Blick auf einzelne Verhaltensweisen, die sich mittels Faktorenanalyse in zwei Breitband-Dimensionen einordnen lassen: internalisierende und externalisierende Störungen. Diese beiden Faktoren höherer Ordnung umfassen acht Unterfaktoren, zu denen die Charakterzüge *Rückzug*, *ängstlich-deprimiert* und *soziale Probleme* (sämtlich internalisierende Störungen) sowie *Aufmerksamkeitsprobleme*, *Delinquenz* und *aggressives Verhalten* (externalisierende Störungen) zu rechnen sind. Diese Items der CBCL spiegeln verschiedene Persönlichkeitsstörungen, so wie sie in der Literatur beschrieben und im *DSM-IV* dargestellt sind. Andere Items machen stabile Merkmale sichtbar, die für Persönlichkeitsstörungen ganz allgemein typisch sind.

Die folgende Liste ist eine veränderte Zusammenstellung der Items der Achenbach Child Behavior Checklist im Hinblick auf die Kriterien von Persönlichkeitsstörungen. Die in Klammern angegebenen Zahlen beziehen sich auf die numerierten Items der Achenbach Child Behavior Checklist.

Die Borderline-Persönlichkeitsstörung

Streitet viel (3)

Klagt über Einsamkeit (12)

Ist grausam, zeigt einschüchterndes oder heimtückisches Verhalten gegenüber anderen (16)

Freiwillige Selbstverletzung oder Selbstmordversuche (18)

Zerstört sein Eigentum (20)

Fühlt sich ungeliebt oder beklagt sich darüber, daß niemand ihn liebt (33)

Ist impulsiv oder handelt, ohne nachzudenken (41)

Körperliche Angriffe auf andere (57)

Schreit viel (68)

Rascher Wechsel der Stimmung oder der Gefühle (87)

Spricht darüber, sich umbringen zu wollen (91)

Neigt zu Wutausbrüchen oder ist jähzornig (95)

Die narzißtische Persönlichkeitsstörung

Prahlhans und Aufschneider (7)

Ist zu Hause ungehorsam (22)

Ist in der Schule ungehorsam (23)

Hat das Gefühl, perfekt sein zu müssen (32)

Spielt den Clown und gibt an (74)

Die antisoziale Persönlichkeitsstörung

Ist grausam zu Tieren (15)

Ist hinterhältig und grausam zu anderen, kommandiert andere herum (16)

Macht eigene oder fremde Dinge mutwillig kaputt (21)

Fühlt sich nicht schuldig nach Ungezogenheiten (26)

Gerät in viele Prügeleien (37)

Ist impulsiv oder handelt unüberlegt (41)

Schwindelt und schummelt (43)

Reißt von zu Hause aus (67)

Legt Feuer (72)

Stiehlt zu Hause (81)

Stiehlt außerhalb des Hauses (82)

Bedroht andere (97)

Schwänzt den Unterricht oder versäumt Schulstunden (101)

Vandalismus (106)

Die histrionische Persönlichkeitsstörung

Fordert viel Aufmerksamkeit (19)

Die Interaktion mit anderen ist häufig geprägt von unangemessenem sexuellem Verführungsverhalten oder provokativem Verhalten (73)

Die paranoide Persönlichkeitsstörung

Wird leicht eifersüchtig (27)

Hat das Gefühl, daß andere ihn unterkriegen wollen (34)

Ist heimlichtuerisch, behält Dinge für sich (69)

Ist mißtrauisch (89)

Die schizoide Persönlichkeitsstörung

Ist lieber allein als mit anderen zusammen (22)

Kommt mit anderen Kindern nicht zurecht (25)

Zeigt merkwürdiges Verhalten (84)

Zieht sich zurück, will mit anderen nichts zu tun haben (111)

Hat seltsame Einfälle (85)

Die vermeidend-selbstunsichere Persönlichkeitsstörung

Hat Angst, er könne etwas Böses denken oder tun (31)

Ist gehemmt oder wird leicht verlegen (71)

Ist scheu oder schüchtern (75)

Die dependente Persönlichkeitsstörung

Benimmt sich kindlich, nicht altersentsprechend (1)

Hängt sich an Erwachsene oder ist zu abhängig (11)

Hortet Dinge, die er eigentlich nicht braucht (83)

Ist dickköpfig, mürrisch oder gereizt (86)

Jammert leicht (109)

Macht sich zu viele Gedanken über Sauberkeit und Unterwürfigkeit (99)

Allgemeine Merkmale von Persönlichkeitsstörungen

Fühlt sich wertlos oder minderwertig (35)

Zieht sich häufig Verletzungen zu, neigt zu Unfällen (36)

Wird häufig geärgert oder geneckt (38)

Gibt sich viel mit Kindern ab, die in Schwierigkeiten geraten (39)

Ist nervös, reizbar oder angespannt (45)

Wird von anderen Kindern abgelehnt (48)

Ist zu ängstlich oder übervorsichtig (50)

Schlechte Koordination, plump (62)

Ist lieber mit älteren Kindern zusammen (63)

Ist lieber mit jüngeren Kindern zusammen (64)

Schmollt viel (88)

Redet zuviel (93)

Ärgert und foppt häufig andere (94)

Denkt zuviel über Sexualität nach (96)

Macht sich Sorgen oder ist beunruhigt (112)

Erfassen struktureller Merkmale: Das Interview

Identität

»Identität« gehört zu den zentralen Konzepten der Persönlichkeit und der Persönlichkeitsstörungen. Erikson definiert Identität als das Gefühl von Kontinuität innerhalb des eigenen Selbst und in der Interaktion mit anderen. Im Gefühl der Identität spiegelt sich die Wahrnehmung der eigenen Individualität (des »So-Seins«) und die Bindung an die Ideologien und die Kultur der eigenen ethnischen Gruppe (Erikson, 1959). Zur Identität gehört ein Gefühl für den Sinn und Zweck des eigenen Lebens sowie das Gefühl, selbstbestimmt zu handeln.

Komponenten des Identitätsgefühls
Akhtar und Samuel (1996) kamen bei einer kritischen Überprüfung des Identitätskonzepts zu dem Ergebnis, daß das Identitätsgefühl seinen Ursprung in den frühesten Interaktionen zwischen dem Säugling und seiner Mutter hat und sich im Verlauf des Lebens weiterentwickelt. In der Adoleszenz kommt es zwar zu einer Neuordnung der Identitätskomponenten, doch die Entwicklung setzt sich beim jungen Erwachsenen fort und dauert bis in die mittleren und späteren Lebensjahre.

Nach Akhtar und Samuel gehören folgende Charakteristika zum Identitätsgefühl:

- Realistisches Körperbild. Der Mensch fühlt sich in seinem Körper sicher, erkennt sich im Spiegel, ist fähig, das eigene Aussehen und Körpergewicht und -größe einigermaßen richtig einzuschätzen. Ein intaktes Identitätsgefühl überdauert auch physische Veränderungen wie etwa während einer Schwangerschaft oder nach einem Unfall.
- Subjektive Selbstidentität. Das Individuum erfährt sich selbst als beständig in unterschiedlichen Situationen. Es ist fähig, sich flexibel unterschiedlichen Gegebenheiten oder Altersgruppen anzupassen, ohne die innere Kontrolle zu verlieren (Selbst-Konstanz).
- Konsistente Einstellungen und Verhaltensweisen. Werte und Ideologien sind stabil. Das Verhalten steht in Übereinstimmung mit dem Selbst. Das Verhaltensrepertoire umfaßt unterschiedliche Ausdrucksformen, zwischen denen das Individuum mühelos wechselt, wenn die Umstände es erfordern.
- Zeitstabilität. Das Individuum hat über die Zeit hinweg ein Gefühl von

Kontinuität als Person und erlebt sich selbst von der Kindheit bis zur Adoleszenz als beständig und gleichbleibend und hat ein Zukunftsbild von sich selbst.

- Authentizität. Das Individuum verfügt über die echte Fähigkeit, die positiven und negativen Eigenschaften zu erkennen, die es zu einem eigenständigen und unverwechselbaren Menschen machen. Im Gegensatz zum falschen Selbst, das als unreife Entwicklung, basierend auf primitiver Identifikation mit anderen, beschrieben wurde, bezieht sich echte Authentizität auf die Fähigkeit zu selektiven Identifikationen mit relevanten Vorbildern. Authentisch zu sein bedeutet, aufrichtig und vertrauenswürdig zu sein.
- Geschlecht. Zur Geschlechtsidentität gehört die Wahrnehmung des eigenen Geschlechts, ebenso die Wahrnehmung der eigenen Weiblichkeit bzw. Männlichkeit (Geschlechtsrolle) und der sexuellen Orientierung (hetero- oder homosexuell). Eine ungebrochene Geschlechtsidentität zeigt sich im harmonischen Zusammenspiel von Geschlechtsidentität, Geschlechterrolle und sexueller Orientierung. Kinder erwerben die Fähigkeit zur Unterscheidung der Geschlechter und zur Erfahrung der eigenen irreversiblen Geschlechtszugehörigkeit im dritten und vierten Lebensjahr. Das zeigt sich in Spielen und Phantasien, in der Vorliebe für bestimmte Kleidung und in der Wahl der Freunde. Jungen mit einer gestörten Geschlechtsidentität stellen sich gern vor, daß sie Mädchen sind, und befreunden sich bevorzugt mit Mädchen, mit denen sie sich identifizieren.
- Zugehörigkeit zu einer ethnischen Gruppe. Diese Komponente der Identität bezieht sich auf die Wertvorstellungen einer ethnischen Gruppe, ihre Erziehungspraktiken, ihre Sprache und Kultur, die nonverbale Kommunikation sowie die Interaktionsmuster, mit denen ein Kind aufwächst. Die ethnische Identität bildet sich durch Sprache und Traditionen sowie durch das Gefühl der Zugehörigkeit zu einer Gemeinschaft und zu einer Nation mit gemeinsamer Geschichte.
- Über-Ich oder Gewissen. Der Mensch reagiert auf Strafe und Belohnung; er empfindet Gewissensbisse, Schuld und Scham. Er hat das Bedürfnis, angerichteten Schaden wiedergutzumachen, und ist imstande, sich für Ideale einzusetzen. Ein integriertes Gewissen kommt in Persönlichkeitsmerkmalen wie Großzügigkeit und dem Bedürfnis, sich um andere zu kümmern, zum Ausdruck.

Akhtar und Samuel faßten die postadoleszente Identität folgendermaßen zusammen: realistisches und integriertes Körperbild, ungebrochenes Gefühl des Ich-selbst-Seins, relativ stabile Einstellungen und Verhaltensweisen, zeitstabile Kontinuität der Erfahrung des eigenen Selbst, Eigenständigkeit und Authentizität, eindeutiges Wissen über das eigene Geschlecht, innere Verbundenheit mit den Idealen einer ethnischen Gruppe sowie ein internalisiertes Gewissen.

Unserer Ansicht nach treffen alle diese Kriterien auch auf Schulkinder und Heranwachsende zu. Ein Kind mit integrierter Identität hat ein Gefühl von »Ich-Identität«, d. h., das Gefühl eines kohäsiven Selbst mit positiven und negativen Aspekten, ein Gefühl für die eigene Autonomie und die eigenen Grenzen sowie für zeit- und situationsstabile Kontinuität. Es bringt seine Zugehörigkeit zu einer Familie und zu einer ethnischen oder religiösen Gruppe zum Ausdruck. Es hat moralische und ethische Wertvorstellungen und ein Ich-Ideal, in dem sich sein internalisiertes Gewissen widerspiegelt – ein reifes Über-Ich, das sein Denken und Tun überwacht und mit Schuldgefühlen straft oder belohnt. Dadurch kann sich das Kind an einem durchaus erreichbaren Ideal orientieren.

Identitätskrise und Identitätsdiffusion

Zu einer Identitätskrise kommt es durch die Diskrepanz zwischen dem sich rasch verändernden körperlichen Selbst und dem psychischen Selbst, wobei die sexuellen Impulse das Bild vervollständigen. Eine immer breiter werdende Kluft öffnet sich zwischen Selbst- und Fremdwahrnehmung (O. Kernberg, 1978). Dagegen bezieht sich der Begriff »diffuse Identität« auf das Fehlen eines integrierten Selbstkonzepts und wichtiger Bezugspersonen; deshalb kann sich der Kliniker kein Bild von der Selbstsicht des Patienten oder seiner Sicht auf andere wichtige Menschen seines Umfeldes machen. Das Stadium der Ablösung/Individuation wird nicht überwunden; das bedeutet, daß Objektkonstanz und Selbstkonstanz nicht erworben wurden. Die Pathologie, die im Schulalter relativ wenig deutlich wird, bricht häufig in der Adoleszenz auf, in einer Zeit also, in der externe soziale Strukturen sich lockern. Eine diffuse Identität zeigt sich darin, daß die Selbstbeschreibung chaotisch ausfällt; die Beschreibungen anderer Menschen sind voll widersprüchlicher Behauptungen und rigider Klischees. Die Person selbst wirkt verschwommen, unscharf und affektarm und verhält sich pseudo-submissiv, ähnlich wie es bei einer ruhenden Borderline-Persönlichkeitsstörung beobachtet werden kann (Sherwood, 1994; P. Kernberg und Koenigsberg, 1999).

Bei der diffusen Identität ist das Über-Ich nicht in Form des Gewissens integriert, sondern bleibt auf Vorläuferformen fixiert, d. h. auf ein strafendes Über-Ich-Bild, das die kindliche Psyche mit Ängsten vor Überwältigung und verschlingender Zerstörung terrorisiert. Für Gruppenaktivitäten wird ein charismatischer Anführer gesucht und dessen Identität an die Stelle einer eigenen, autonomen Identität gesetzt. Diese Neigungen erklären einen Teil der Psychologie von Jugendbanden. Wenn ein Kind häufig lügt und betrügt, dann muß dieses Verhalten immer auch unter der Prämisse einer diffusen Identität sowie hinsichtlich der Über-Ich-Funktionen untersucht werden. Wird das Kind taktvoll mit seinen Lügen konfrontiert, zeigt es keinerlei Schuldbewußtsein oder Reue. Ist das Kind nicht fähig, sich mit den ethischen Werten seiner Kultur oder mit den Bemühungen des Interviewers zu identifizieren, dann liegt wahrscheinlich eine narzißtische oder eine antisoziale Persönlichkeitsstörung vor.

Erfassen von Identität

Im klinischen Interview kann Identität entweder vom Jugendlichen oder vom Kind beschrieben oder in der Interaktion mit dem Interviewer verbal oder nonverbal demonstriert werden. Dem Jugendlichen kann man Fragen stellen wie: Kannst du mir etwas über dich erzählen? Welcher Religion gehörst du an? Aus welcher ethnischen Gruppe stammst du? Wie siehst du deine äußere Erscheinung? Wie siehst du aus? Was siehst du, wenn du in den Spiegel schaust? Wie gehst du mit anderen Menschen oder mit neuen Situationen um? Kannst du vorhersagen, wie deine Einstellung und dein Verhalten sein werden? Wie erlebst du Veränderungen bei dir selbst?

Freundschaften offenbaren deutlich die eigene Identität, auch die Geschlechtsidentität, daher sind Beschreibungen von Freundschaften ein wichtiger Punkt (P. Kernberg, Clarkin et al., 1992). Es ist ein Unterschied, ob ein normaler Neunjähriger auf die Frage nach seiner Freundin antwortet, sie sei jemand, mit dem er gern zusammen sei (»Manchmal ist sie stur, und dann haben wir Streit, aber wir bringen es immer in Ordnung«), oder ob ein Kind mit einer antisozialen Persönlichkeitsstörung seinen Freund nur so beschreiben kann: »Er hat einen Haufen Ninjas und Computerspiele und eine Wassermatratze.« Wenn ein älteres Kind oder ein Jugendlicher nicht nur sich selbst als komplexes Wesen (mit positiven und negativen Eigenschaften) beschreiben kann, sondern auch seine Familie und seine Freunde, wenn er andere als eigenständige Menschen erlebt und nicht als seinen Besitz oder eine Erweiterung seiner selbst, dann können wir davon ausgehen, daß seine Identität integriert ist.

Selbst- und Fremdrepräsentanz

Strukturell gesehen ist Identität, diese subjektive Komponente der Persönlichkeit, das Ergebnis der Integration von Selbst- und Objektrepräsentanz (»Objekt« = andere Menschen), die durch Sprache und Affekt verbunden sind.

Die Art und Weise, wie ein Mensch sich selbst beschreibt und über sich reflektiert, wie er mit dem Interviewer interagiert und auf ihn eingeht, mit welchen Worten er sich ausdrückt und wie er seine Affekte zum Ausdruck bringt, zeigt uns, mit was für einem Menschen wir es zu tun haben, denn seine Identität und seine Persönlichkeitsstruktur werden angesprochen und können beobachtet werden. Kognitive und affektive Stile (d. h. Selbst- und Objektrepräsentanz, beobachtendes Ich und selbstreflektierende Empathie mit den Zielen und Absichten des Interviewers) sind die Grundbausteine der Persönlichkeit, die im Verlauf des klinischen Interviews sichtbar werden.

Das Personality Assessment Interview (PAI)

Die Komponenten der Persönlichkeit können mit unterschiedlichen Interviewtechniken erfaßt werden. Das von M. Selzer, Paulina Kernberg und Mitarbeitern (1987) entwickelte Personality Assessment Interview (PAI) zielt insbesondere auf folgende Variablen der Persönlichkeitsfunktionen: Selbst- und Objektrepräsentanz, Kognition, Affekte, Fähigkeit zur Reflexion bzw. beobachtendes Ich sowie Empathie mit dem Interviewer. Das 45minütige PAI wurde aus dem von O. Kernberg (1988) entwickelten strukturierten Interview abgeleitet, das auf der Hypothese beruht, daß die Interviewsituation die Phantasie des Patienten anspricht und den Stil seiner Interaktion mit dem Interviewer beinflußt. Konzipiert wurde das Interview mit dem Ziel, die Basiskomponenten der Persönlichkeit sowie die vorherrschenden Organisations- und Copingprinzipien herauszuarbeiten.

Die Technik des PAI besteht darin, systematisch Fragen zu stellen, die auf Selbst- und Objektrepräsentanz, Ich-Beobachtung und Empathie abzielen, und dabei die Affekte und Kognitionen des Patienten zu beobachten. In Intervallen von 5–10 Minuten stellt der Interviewer folgende Ringfragen:

1. Ringfrage Was hat man dir über dieses Gespräch mit mir erzählt?
2. Ringfrage Jetzt sind wir schon eine Zeitlang zusammen: Wie verträgt sich das, was hier geschieht, mit deinem ersten Eindruck? Entspricht das, was wir hier machen, deinem ersten Eindruck?

3. Ringfrage Jetzt haben wir schon ... Minuten miteinander verbracht. Was denkst du, wie es weitergeht?
4. Ringfrage Was hast du über das Interview gelernt? Was hast du über dich selbst und über mich erfahren und was glaubst du, was ich bisher verstanden habe?
5. Ringfrage Wie stellst du dir das Ende unseres Gesprächs vor?

Im Verlauf des Gesprächs stellt der Interviewer Sondierungsfragen: Wer bist du, und wie bist du? Wer sind die anderen, und wie sind die anderen? Wer bin ich, und wie bin ich? Was machst du, und was mache ich? Der Interviewer schafft immer wieder Anlässe, die es ihm ermöglichen, Formen der Selbst- und Objektrepräsentanz, Affekte, Kognitionen, Ich-Beobachtungen und Empathie zu beobachten, und verschafft sich einen guten Eindruck über die Ausprägung jeder einzelnen Variable.

Für Jugendliche, die im allgemeinen ungern mit Erwachsenen über ihre persönliche Geschichte sprechen, scheint das PAI besonders geeignet zu sein, weil es keine Fragen stellt, die ihre Privatsphäre berühren. Ein Patient sagte dazu: »Ich glaube, Sie waren nicht nur an meinen Antworten auf Ihre Fragen interessiert, sondern auch an mir selbst.« Wir befragten Jugendliche nach ihren Erfahrungen mit dem Interview und stellten fest, daß sie die Interviewer nicht als aufdringlich erleben, sondern sogar die intensive Interaktion begrüßen. Sie spüren, daß der Interviewer ihnen seine volle Aufmerksamkeit schenkt.

Mit Hilfe des PAI kann man die Eignung eines Jugendlichen für eine Psychotherapie erfassen, denn es spricht Funktionen an, die für den Erfolg des therapeutischen Prozesses unabdingbar sind: Aufmerksamkeit, Erinnerungsvermögen, Reflexionsfähigkeit sowie die Fähigkeit, ein therapeutisches Bündnis zu schließen. Die Fähigkeit eines Patienten, sich in der Interaktion selbst und gleichzeitig den Fortgang des Interviews zu beobachten, kann als ein überzeugendes Maß für die Fähigkeit zur Realitätsprüfung betrachtet werden. Ein Jugendlicher drückte es so aus: »Wir reden ja immer nur im Kreis herum und verschwenden unsere Zeit. Das ist doch nichts anderes als ein Gespräch über ein Gespräch.«

Es ist interessant zu sehen, wie zwei Jugendliche, die einander objektiv ähnlich zu sein scheinen, im Prisma dieses Interviews ganz und gar unterschiedlich sind. Wir konnten diese Unterschiedlichkeit bei zwei stationären Patientinnen feststellen, die eng befreundet waren. Die eine war Sprecherin der Patientengruppe, die andere ihre Sekretärin; von beiden nahmen wir an, daß sie beinahe soweit waren, ihre Behandlungseinheit abzuschließen. Die erste Patientin brachte hohe Werte auf unseren Skalen über die sechs Dimensionen, doch die zweite zeigte unverkennbar eine diffuse Identität und konnte nicht zwischen ihrem Gefühl für ihr eigenes Selbst und ihrer Wahrnehmung anderer Menschen differenzieren. Die Ärzte waren schockiert, als sie einen derartigen Unterschied zwischen den beiden Mädchen sahen; die zweite war wie eine »Als-ob«-Persönlichkeit; sie hatte die facettenreiche Persönlichkeit der Freundin kopiert und schien gesünder zu sein, als sie tatsächlich war.

Das Folgende sind Auszüge aus einem PAI mit einem 17jährigen weißen, protestantischen Jugendlichen mit einer Vorgeschichte von Auffälligkeiten. Er hatte die Schule geschwänzt, war von zu Hause weggelaufen, hatte häufig Streit mit seinem Vater und nahm Drogen (neben Alkohol auch Marihuana und Kokain). Er hatte seiner Mutter Schmuck gestohlen, um seine Drogenschulden bezahlen zu können, und hatte zugelassen, daß das Hausmädchen verdächtigt wurde, den Diebstahl begangen zu haben. Er berichtete von Zeiten, in denen er sich von anderen zurückzog, von Perioden der Inaktivität, von Schlafstörungen und niedrigem Energiepegel sowie intermittierenden Phasen emotionaler Labilität; all dies schien auf eine Depression hinzudeuten. Sein Vater war ein rühriger Geschäftsmann, den er als rigide, reserviert und kühl beschrieb. Seine Mutter, die unter periodisch auftretenden Depressionen litt, gab sich ihm gegenüber verführerisch und infantilisierend. Ein jüngeres Geschwister klagte über verschiedene somatische Beschwerden.

Psychologische Tests ergaben Hinweise auf eine Borderline-Persönlichkeitsstruktur mit unmoduliertem Affekt, Impulsivität, unentwickelter Abwehr, Vermeidung und eingeschränkter Spontaneität. Es zeigten sich auch antisoziale Züge wie Auflehnung gegen Autorität, Neigung zu egoistischen Handlungen bei fehlender Empathie sowie Verbergen hinter einer falschen Fassade mit dem Ziel, die Eindrücke anderer Menschen zu manipulieren. Darüber hinaus fanden sich Defizite in der Denkstruktur, geringes Abstraktionsvermögen sowie Wortfindungsschwierigkeiten. Von Anfang an fiel es dem Patienten schwer, sich im Interview präzise auszudrücken und auf Fragen zu antworten, die ihn selbst betrafen.

Therapeut (Th): Wir wollen darüber sprechen, wie du und ich heute miteinander umgehen wollen, und vielleicht könntest du mir ein bißchen erzählen, welche Erwartungen du hast bei der Vorstellung, mich heute zu treffen. Als du hierher unterwegs warst, was hast du dir da vorgestellt?

Patient (P): Naja, ich bin jetzt seit zehn Monaten hier in der Klinik, und ein ganzer Teil von diesen zehn Monaten ist ... ich finde, ich hatte wirklich lange Zeit, meine Probleme zu erkennen und wirklich zu sehen, woran ich arbeiten muß. Jetzt hoffe ich wirklich, daß Sie mit diesem Interview meinem

Doktor wirklich helfen können, mich zu behandeln, weil, ich will wirklich an meinen Problemen arbeiten, es ist halt nur sehr schwierig, weil das so viele sind. Also, das ist wirklich alles, und ich habe wirklich keine Lust, hier ewig rumzuhängen.
[Tendenz zu Verallgemeinerungen und zu Ausflüchten]

Th: Du hast also zwei Sorten Probleme: die, mit denen du hierhergekommen bist, und dann erzählst du mir, daß die Leute, die mit dir arbeiten, daß die Probleme haben, dir zu helfen.

P: Ja, ich glaube, die haben Probleme.

Th: Kannst du mir mal ein paar Beispiele nennen von den Problemen, die du selbst hast, und von den Problemen, die die Mitarbeiter haben, wenn sie dir helfen wollen?

P: Naja, ich habe Probleme beim Fühlen ... beim Umgang mit Trauer und Wut. Diese Emotionen – ich – was auch immer ich versuche, ich kann sie nicht ausdrücken, und ich war halt einfach irgendwie immer verschlossen. Hab nie viel in der Richtung gesagt. Und in all den Jahren, wo ich die nicht ausgedrückt habe, da hat es sich bis heute angestaut, und ich habe angefangen, einfach impulsiv zu handeln und sie dadurch auszudrücken, und jetzt bin ich hier, um diese Impulsivität in den Griff zu kriegen und an meinen Gefühlen zu arbeiten und wie ich damit umgehen soll, und das ist echt schwierig. Aber daß ich mit all diesen Emotionen echt nicht umgehen kann, das liegt an all den Fehlern und Dummheiten, die sich da jahrelang aufgehäuft haben.

Th: Fehler und Dummheiten?

P: Ja.

Th: Was ist das?

P: Ähm... psychische Blockaden, die diese Gefühle schützen. Fast immer, wenn ich mit Leuten spreche, überprüfe ich schnell innerlich, was ich sage. Ich bin sehr vorsichtig mit dem, was ich den Leuten erzähle.

Th: Bist du jetzt auch vorsichtig?

P: Ähm... ja vermutlich. Aber nicht so sehr. Ich ... Ich fühle mich kein bißchen stark, ich fühle mich sehr schwach. Ich habe ... in letzter Zeit hatte ich viele von diesen Gefühlen, und ich habe Angst, wissen Sie, und was so frustrierend ist, ich weiß, daß es ein weiter Weg ist, aber das ist was, womit man fertigwerden muß.

Th: So wie du mir das jetzt erzählst, glaubst du, daß ich mir vorstellen kann, was du grade durchmachst, wenn du mir das erzählst?

P: Ja, ich glaub' schon. Für mich ist es echt schwer, den Leuten zu zeigen, was ich fühle, denn wenn ich das täte, würde ich kaputtgehen.

Th: Nun, heute bist du hier hereingekommen und hast gesagt, daß du nervös warst, weil du hierherkommen solltest, aber du hast das daran gemerkt, daß dein Körper sich angespannt fühlte. Siehst du, du konntest mir also sagen, was du fühlst.

[An dieser Stelle erinnert der Therapeut ihn daran, daß er sich ja selbst beobachten und diese Beobachtung mit Worten der Körperwahrnehmung vermitteln kann. An anderer Stelle weist er auf eine Spaltung des Selbst hin.]

Th: Du meinst, du versuchst, stark zu scheinen.

P: Naja, wissen Sie, ich möchte gern rundherum stark wirken, das ist für mich total wichtig.

Th: Und ist das etwas, das du versuchst zu sein oder das du versuchst zu vermitteln...

P: Ja, das will ich den Leuten vermitteln.

Th: Vor ein paar Minuten hast du gesagt, daß du dich ziemlich schwach fühlst. Kannst du mir mal sagen, wie du merkst, daß du dich schwach fühlst, und wie du merkst, daß du stark auftreten mußt?

P: Naja ...

Th: Jetzt hier bei mir zum Beispiel könntest du mir doch sagen, wie du mit deinen beiden Gefühlen umgehst .... daß du einmal stark scheinen möchtest und dann wieder schwach.

[Damit konfrontiert, kann der Patient nicht darauf antworten und spricht statt dessen über seine Eltern, Schließlich spricht er über seine Unterwürfigkeit, seine Angst und seine Gefühle.]

P: Meine Eltern sind jetzt so weit weg, und ich hab ein sehr gutes Verhältnis zu meiner Mutter und ein gutes Verhältnis zu meinem Vater, auch wenn das nicht so deutlich ist. Ich liebe meine Mutter über alles ... ich würde alles für sie tun, und sie ist wirklich ... sie steht hinter mir, wissen Sie, und ich bin hier, und sie ist fast 5000 km weit weg, das macht mich ganz unruhig, ich fühl' mich so allein, und sie kann mir gar nicht helfen und nichts für mich tun, und ich fühl' mich alleingelassen, und das hat mich in letzter Zeit ziemlich traurig und wütend gemacht, und deshalb fühle ich mich dieser Tage wie ein geprügelter Hund. Jetzt grade fällt es mir echt schwer, mit allem fertigzuwerden.

Th: Nur jetzt grade?

P: Vor allem jetzt grade. Weil nämlich, diese Gefühle, die kommen dauernd in mir hoch, und es ist teuflisch, hier einfach nur rumzusitzen und zu funktionieren und in die Schule zu gehen und alles gleichzeitig.

Th: Du weißt, ich habe dich gefragt, wie das hier mit mir und dem Schwachfühlen ist und du ...

P: Ja, so fühle ich mich.

Th: Und daraufhin hast du von deiner Mutter erzählt. Was hältst du davon?

P: Naja, kann sein, ich wollte eigentlich nicht auf Ihre Frage antworten, und deshalb habe ich was anderes geantwortet.

[Bei der Konfrontation zeigt der Patient Einsicht, wenn auch nur gering.]

P: Ich bin irgendwie ausgewichen ... ich bin auf den Zusammenhang mit meiner Mutter angesprungen. Für mich ist das echt schwierig, wissen Sie, wenn jemand mich was fragt und ich eine ausweichende Antwort gebe, dann zurückzugehen und zu sagen ... was ist denn da passiert? Ich kann's echt nicht sagen.

Th: Was sind denn deiner Meinung nach die Mängel, an denen du noch arbeiten mußt?

P: Ich habe das Gefühl, ich hätte angefangen, daran zu arbeiten, daß ich meine Gefühle ausdrücken muß. Nur, da ist halt noch viel mehr zu ... viel mehr, das ich bearbeiten muß ... ein ganzer Haufen mehr, und das wird mühsam werden und weh tun. Und es ist so furchtbar schwierig, weil ich gleichzeitig spüre, wie ich an meinen Abwehrmechanismen, die diese Gefühle schützen, rummanipuliere.

[Der Therapeut weist darauf hin, daß ihm immer noch nicht klar ist, was seine spezifischen Probleme sind.]

P: Ja, das ist absolut richtig. Komisch, daß Sie das sagen. In letzter Zeit kommt es in meiner Therapie vor, daß ich meinen Therapeuten echt verwirre mit dem, was ich versuche, ihm zu sagen. Und neulich hat er zu mir gesagt, daß er manchmal echt unsicher ist, ob ich eigentlich die Wahrheit sage oder nicht und ...

Th: Was glaubst du, was du gerade tust, wenn du mir das so auf die Schnelle mitteilst?

P: Naja, es ist echt ... also, mir fällt es schwer, zu jemandem über meine Probleme zu sprechen, wenn ich nicht so richtig weiß, ob ich die Wahrheit sage oder nicht. In mir steckt eine Menge Ambivalenz, und ich glaube, das hat einen Einfluß darauf, ob ich die reine Wahrheit sage oder nicht. Nur, es ist eben echt schwer für mich, mit Leuten zu sprechen, weil meine Probleme so verwickelt sind und alle miteinander zusammenhängen. Ich find's echt schwierig zu wissen, was richtig ist oder was falsch ist. Und was ich den Leuten erzähle, ist immer das, was in dem Augenblick richtig und klar ist, aber das Leben ändert sich ...

Th: Ich will dir was sagen: Als ich dir gesagt habe, daß du gerade versucht hast, daß du ausprobierst, ob du mit dem, was du mir erzählst, durchkommst, da war in deinem Gesicht sowas wie ein Lächeln oder Grinsen. Und einen Augenblick lang dachte ich, wir hätten uns ein Stück weit verstanden. Aber jetzt glaube ich, du läßt einfach wieder die alte Platte ablaufen, daß du nämlich – und das ist klar festgestellt – Probleme mit deinen Gefühlen hast, daß du versuchst, deine Abwehr zu kontrollieren, und daß es schwierig ist, darüber zu reden, und du hast angefangen zu reden, als wäre nichts gewesen, aber dann kam dieser Gedankengang hoch, und wenn du mir das ein paarmal erzählst, dann höre ich auf, dich zu fragen: »Was ist los mit dir?«. Mir ist noch etwas anderes aufgefallen, und ich will es dir erzählen, und dann wollen wir sehen, ob das für dich so stimmt. Ich habe das Gefühl, du sprichst so, wie die Ärzte zu dir sprechen, du machst sie nach, du reproduzierst, was sie sagen und wie sie es sagen, zumindest soweit du dich daran erinnerst.

P: Das ist also echt nicht das, was ich fühle.
Wissen Sie, ich nehme das auf, was andere Leute über mich sagen und wie sie mich sehen, deshalb fällt es mir schwer ... um wirklich zu spüren, was ich fühle bei all dem, was mit mir passiert, verlasse ich mich auf andere Leute. Das geht mich an.
[Um die Objektrepräsentationen des Patienten zu explorieren, fragt ihn der Interviewer nach seinem behandelnden Therapeuten.]

Th: Wie ist er denn so? Kannst du ihn beschreiben? Ich kenne ihn ein bißchen, aber nicht sehr gut. Du bist jetzt schon so lange bei ihm, vielleicht könntest du mir ein bißchen von ihm berichten. Was würdest du sagen, wie er ist?

P: Das ist ein echt toller Mann, glaube ich. Aber ich habe unheimlich Angst vor ihm. Und, ähm, ich habe das Gefühl, daß er manchmal einfach da sitzen könnte und mit meinem Kopf spielen und mich zwingen, alle diese Emotionen rauszulassen, auf die ich so aufpasse, und das sind Zeiten, wo ich ein bißchen wütend auf ihn bin. Und Wut ist etwas, mit dem ich wirklich schlecht umgehen kann, denn wenn ich wütend werde, kriege ich Power. Dann komme ich mich sehr zerstörerisch vor. Und wie ich das kontrollieren soll, weiß ich nicht, ich habe einen Mordszorn auf eine Menge Leute auf diesem Globus und ...

Th: Weißt du was ...?

P: Ich weiche aus.

Th: Wie hast du das gemacht?

P: Ich weiß nicht, ich habe einfach ...

Th: Wie bist du gerade eben ausgewichen? Ich wollte gerade etwas zum selben Thema sagen ... so ...
[Seine diffuse Identität wird deutlich.]

Th: Also, laß mich einfach mal ein bißchen weitermachen an dem, was du grade sagen wolltest. Ich habe dich nach Dr. X gefragt, und am Ende hast du über dich gesprochen.

P: Wissen Sie, er soll mir helfen zu sehen, was mit mir passiert, und soll mich durch alles hindurchbegleiten, durch meine Probleme.
[Der Patient kann nicht erkennen, daß er Dr. X und sich selbst als austauschbar erlebte.]

Der Interviewer hat im Verlauf des Gesprächs zahlreiche Beispiele für die sechs Variablen beobachtet und kann nun seine Beobachtungen der entsprechenden Persönlichkeitsstruktur zuordnen. Im weiteren folgt eine Aufstellung der verschiedenen Manifestationen, die für die neurotische Persönlichkeitsstruktur, die Borderline- und die psychotische Persönlichkeitsorganisation* typisch sind.

Die neurotische Persönlichkeitsstruktur

Kognition

- ☐ Der Proband liefert einen logischen und durchdachten Bericht. Er ist fähig, sich auf das Wesentliche zu konzentrieren, kann aber auch, wenn das gewünscht wird, seine Aussage durch Details verstärken und verdeutlichen.
- ☐ Der Bericht des Probanden ist in sich stimmig, doch werden wichtige Informationen weggelassen. Der Bericht kann knapp und nur wenig elaboriert oder auch sehr detailliert ausfallen. Wird der Proband auf die Auslassungen hingewiesen, akzeptiert er den Hinweis auf die Lücken und kann entsprechende Einzelheiten daraus genau angeben.

Affekt

- ☐ Die Affekte stimmen mit dem Inhalt des Berichts überein; der Proband verfügt über eine breite Palette fein abgestimmter Affekte. Gelegentlich bezieht er sich spontan auf den eigenen Gefühlszustand oder auch auf den anderer Menschen (einschließlich dem des Interviewers).
- ☐ Der Bereich der affektiven Reaktionen ist eingeschränkt und die Modulationsfähigkeit begrenzt, doch die gezeigten Affekte sind dem Inhalt und der Interaktion angemessen. Beschreibungen von Gefühlszuständen bei Dritten sind detaillierter als die Beschreibung des eigenen Gefühlszustands oder des Gefühlszustandes des Interviewers.

---

* Diese Skalen wurden gemeinsam mit A. Carr, T. Cherbuliez, M. Selzer, L. Rockland und B. Fibel erarbeitet.

Selbstrepräsentanz

- ☐ Der Proband erlebt sich in seiner ganzen Komplexität. Er unterscheidet von sich aus zwischen zentralen und sekundären Aspekten seines Selbst. Widersprüchliche oder negative Aspekte werden als solche erkannt; der Proband zeigt die Fähigkeit zum tieferen Verständnis seines Selbst sowie das Interesse daran.
- ☐ Der Proband erkennt nur in groben Umrissen, wer er ist, und akzeptiert nicht ohne weiteres irgendwelche Veränderungen seines Selbstkonzepts. Er hat wenig Lust, mehr zu explorieren, als was unmittelbar ins Auge springt. Er kann jedoch neue Aspekte seiner selbst anerkennen, wenn der Interviewer ihn darauf hinweist.

Objektrepräsentanz

(bezieht sich auf die innere Repräsentation der Beziehung zu anderen Menschen)

- ☐ Menschen werden erkennbar, unterscheidbar und lebendig beschrieben, und zwar mit ihren positiven wie ihren negativen Unterscheidungsmerkmalen; dazu gehören auch körperliche und psychische Besonderheiten.
- ☐ Der Proband zeigt eine Tendenz, andere Menschen in Kategorien einzuordnen und sich bei der Beschreibung auf wenige Merkmale zu beschränken. Zwar enthält die Beschreibung dieses Menschen positive und negative Aspekte, doch werden diese nicht besonders ausgeführt.

Selbstreflexion

- ☐ Der Proband hat keine Schwierigkeiten, sein Verhalten, seine Verbalisierungen und Affekte zu reflektieren; dies gilt sowohl für die Gegenwart als auch für die Vergangenheit. Kommt es in seinen Ausführungen zu einem Widerspruch, dann reflektiert er unaufgefordert sowohl über den Widerspruch als auch über dessen Bedeutung. Wird er dazu aufgefordert, kann er problemlos die Ebene wechseln und ein Ereignis in der Vergangenheit reflektieren, an dem er beteiligt war, und daraus neue Schlußfolgerungen über sich selbst ziehen. Das tut er auch aus eigenem Antrieb.
- ☐ Der Proband beobachtet durchaus sein Verhalten, bemerkt allerdings gelegentliche Diskrepanzen zwischen Verbalisierungen und/oder Affekten nicht. Im großen und ganzen kann er gut über Themen nachdenken, die ihm vom Interviewer vorgegeben werden. Subtile Aspekte seiner Motive und seines Zutuns entgehen ihm manchmal.

Empathie

- ☐ Die empathischen Fähigkeiten des Probanden zeigen sich deutlich darin, daß er die Positionen anderer Menschen, vor allem die des Interviewers, erkennen und einnehmen kann, wobei er thematische und emotionale Komponenten miteinander verknüpft.
- ☐ Für die meisten Bereiche verfügt der Proband über die Fähigkeit zur Empathie, die allerdings in manchen Bereichen eingeschränkt ist. Der Proband hat jedoch auch in den Bereichen eingeschränkter Empathie die Fähigkeit, die kognitiven und affektiven Einstellungen des Interviewers zu registrieren, doch anderen Menschen gegenüber ist seine Empathie eingeschränkt. Wird er gebeten, darüber zu sprechen, dann ist er sehr wohl in der Lage, verschiedene Aspekte selbst zu integrieren.

Die Borderline-Persönlichkeitsorganisation

Kognition

- ☐ Widersprüche im Bericht des Probanden werden nicht aufgelöst, doch können sie als solche erkannt werden, wenn der Interviewer darauf hinweist. Themen werden in Schwarzweiß-Malerei abgehandelt, wodurch den Beschreibungen eine Dimension fehlt. Das Denken des Probanden ist rigide und insgesamt konventionell, und sein Erzählstil wirkt wie auswendig gelernt.
- ☐ Der Bericht des Probanden ist unzusammenhängend und zeigt keine Tiefe. Im Verlauf des Gesprächs kann der Proband jedoch mit Hilfe des Interviewers seine innere Logik sinnvoll ordnen.

Affekt

- ☐ Der Affekt entspricht dem Inhalt des Gesprächs, nicht jedoch der Interaktion. Zu Beginn kann der Proband distanziert wirken, ein andermal dagegen überinvolviert. Es kommt zu abrupten Schwankungen im Ausdruck von Emotionen. Tendenziell werden Affekte eher gezeigt als in Worten ausgedrückt.

Selbstrepräsentanz

- ☐ Die Beziehung des Probanden zu sich selbst ist voller Widersprüche. Er zeigt einen Aspekt seiner selbst so, als sei dieser das vollständige Bild. Manchmal findet er sich großartig, ein andermal wieder ganz furchtbar. Wird er jedoch vom Interviewer auf diese Gegensätzlichkeiten hingewiesen, ist er durchaus imstande, ein kohärenteres Bild von sich selbst zu präsentieren.

- ☐ Der Patient tendiert dazu, sich selbst in erster Linie so zu beschreiben, wie andere ihn wahrnehmen. Die Bemühungen des Interviewers, den Probanden zu Beschreibungen von persönlichen Erfahrungen zu veranlassen, werden entweder nicht beachtet oder ohne Überzeugung akzeptiert. Die Versuche des Interviewers, ein komplettes Bild des Probanden zu präsentieren, werden höchstens kurzzeitig geduldet. Der Patient zeigt wenig Neugier auf sich selbst, und seine Beziehung zu sich selbst ist ihm weniger wichtig als die wachsame, argwöhnische Haltung, die er anderen gegenüber an den Tag legt.

Objektrepräsentanz

(bezieht sich auf die innere Repräsentation der Beziehung zu anderen Menschen)

- ☐ Andere Menschen werden nur hinsichtlich eigener Bedürfnisse gesehen; ihre Eigenarten und individuellen Unterschiede sind nicht unmittelbar relevant. Es besteht eine Tendenz, einen anderen Menschen durch seine Funktion zu beschreiben: »Er hilft mir.« »Sie arbeitet für mich.«
- ☐ Typisch ist die Beschreibung anderer Menschen mit Hilfe von Verallgemeinerungen und in sehr vereinfachter Form, wobei Widersprüche offensichtlich nicht bemerkt werden: »Sie ist immer neugierig.« »Er ist nie nett zu mir.«

Selbstreflexion

- ☐ Der Proband beobachtet sein Verhalten innerhalb enger Richtlinien oder nur, wenn er dazu aufgefordert wird. Außerdem scheint er nach der Selbstbeobachtung keinen Gebrauch mehr von dieser Erfahrung zu machen.
- ☐ Der Proband beobachtet sein eigenes Verhalten nicht. Wird ihm jedoch eine Beobachtung von seiten des Interviewers präsentiert, kann er dieser Beobachtung zustimmen oder sie ablehnen, beides jedoch, ohne weiter darauf einzugehen oder das Thema weiterzuführen.

Empathie

- ☐ Die Empathie des Probanden wird durch zwei Eigenschaften gekennzeichnet: Es zeigt sich ein scharfer Kontrast zwischen Situationen, in denen Empathie sichtbar wird, und solchen, wo dies nicht der Fall ist. Ebenso kommt es zu einer plötzlichen Verlagerung der Empathie, die wahrscheinlich das Ergebnis wechselhafter Denkvorgänge beim Probanden oder auf Interventionen seitens des Interviewers zurückzuführen ist.
- ☐ Manifestationen von Empathie beim Probanden bewegen sich in engen

Grenzen und kommen nur in Einzelfällen vor. Scheinbare Empathie des Probanden gegenüber dem Interviewer kann ein Ergebnis seiner Erwartungen an diesen sein. Der Patient ist fähig zu erkennen, daß der Interviewer einen anderen Standpunkt vertritt als er, doch kann er diese Erkenntnis nicht akzeptieren oder integrieren.

Die psychotische Persönlichkeitsorganisation

Kognition

- □ Typischerweise wechselt der Proband rasch zwischen konkreten und abstrakten Themen; er konkretisiert Abstraktes und umgekehrt. Manchmal steht ein Teil für das Ganze oder das Ganze für einen Teil. Es kommt zu auffälligen Fehlanwendungen von Personalpronomen: Der Proband verwendet manchmal ein anderes Pronomen als »ich«, wenn er sich auf sich selbst bezieht, ebenso kann er ein anderes Pronomen als »Sie« verwenden, wenn er den Interviewer anspricht.
- □ Die Aussagen des Probanden enthalten unlogische, negative und nicht begründete Behauptungen. Darin vermischen sich innerer Zustand des Probanden mit äußerer Umgebung. Abblocken, Rigidität und Verwechslung von belebten und unbelebten Objekten können gleichfalls auftreten.
- □ Es ist unmöglich festzustellen, ob die Reaktionen des Probanden sich auf den Interviewer beziehen oder auch nur auf die augenblickliche Situation. Der Proband produziert ein befremdliches, verworrenes Wortgemisch. Wenn er über andere Menschen spricht, vermischen sich seine Aussagen mit anderen Dingen, die nichts mit dem Thema zu tun haben. Die Worte des Probanden haben keinen erkennbaren konstanten Zusammenhang; ebensowenig besteht ein Zusammenhang zwischen den vom Probanden verwendeten Wörtern und ihrer allgemein üblichen Bedeutung.

Affekt

- □ Der Affekt paßt zeitweise nicht zu Inhalt und Interaktion. Es kommt zu unvorhersehbaren affektiven Zuständen. Es zeigt sich ein Drang nach Aktivität.
- □ Der Affekt ist von Interaktion und Inhalt so stark abgekoppelt, daß er unverständlich erscheint. Es kann zu Rigidität und »Verflachung« der Affekte kommen.
- □ Intensive, explosive Affekte unter Einbeziehung der Grobmotorik, die jedoch nicht in Zusammenhang mit Inhalt und Interaktion stehen.
- □ Die Affekte bleiben undifferenziert und diffus; sie können nicht eingeordnet werden.

Selbstrepräsentanz

- ☐ Der Bezug des Probanden zu sich selbst ist anfänglich schwer zu definieren, da dieser in seiner Selbstrepräsentanz sehr eingeengt und gefangen sein kann. Im Verlauf eines Interviews ist jedoch die Wachsamkeit nur schwer aufrechtzuerhalten, und es taucht ein rigides, eingeengtes und chaotisches Selbstbild auf. Der Proband versucht offensichtlich, sich um seines psychischen Überlebens willen an dieses Selbstbild zu klammern. Obgleich er sich als gut integrierten Menschen darstellen kann, ist diese Selbstdarstellung nicht objektiv verifizierbar.
- ☐ Die Selbstrepräsentanz des Probanden verändert sich ständig und ist schwer faßbar. Oft enthält sie Wesenszüge anderer Menschen, als ob diese Teil seines eigenen Selbst wären. Manchmal erlebt er sich selbst als von anderen Menschen oder von Maschinen gesteuert. Gelegentlich bringt er ein Gefühl von Selbstverlust zum Ausdruck, das jedoch nur für einen Augenblick, wenn überhaupt, akzeptiert wird. In dem Versuch, ein weiteres Abbröckeln des Selbstgefühls zu verhindern, wird der Proband sich manchmal nachdrücklich durch Verneinung und durch Übertragung nach außen zu definieren suchen (»Das ist *Ihr* Problem, Herr Doktor«).
- ☐ Die Selbstrepräsentanz des Probanden ist nicht klar von seiner Repräsentation anderer Menschen oder äußerer Objekte zu unterscheiden.

Objektrepräsentanz

(bezieht sich auf die innere Repräsentation der Beziehung zu anderen Menschen)

- ☐ Objekte verschmelzen miteinander, Symbolisches und Konkretes verschmilzt (»Gott und Mädchen, das ist dasselbe«). Manchmal verschmilzt auch das Selbstbild mit Gott (»Ich wußte nicht, daß man Gott sein kann und trotzdem man selbst«).
- ☐ Der Proband zeigt eine bizarre Mixtur aus Gegenständen und Personen (»In meinem Magen sitzt eine Hexe«) oder aus belebten und unbelebten Dingen (»Ich kann machen, daß der Fernseher weint und daß meine Mutter weint«).
- ☐ Der Proband zeigt keinerlei Fähigkeit, Dinge voneinander zu unterscheiden.

Fähigkeit zur Selbstreflexion

- ☐ Der Proband mag gelegentlich Kommentare zu seinem Verhalten abgeben, doch will er damit nicht seine eigene Aufmerksamkeit auf sein Verhalten lenken, sondern die des Interviewers. Aufforderungen zur Selbstbeobachtung werden zurückgewiesen. Der Proband beobachtet sich selbst nicht, er ist nur fähig, Kommentare für den Interviewer abzugeben (»Das habe ich Ihnen doch schon gesagt!«).

- ☐ Der Proband beobachtet nur den Interviewer oder seine Umgebung.
- ☐ Es gibt keinerlei Anzeichen einer Selbstbeobachtung.

Empathie

- ☐ Der Proband akzeptiert die Bemühungen des Interviewers nicht. Wird er mit dieser Tatsache konfrontiert, verstärkt das möglicherweise seine Verwirrung. Eventuell unterstellt er dem Interviewer unlautere Motive für dessen Bemühungen, ihn zu verstehen.
- ☐ Der Patient mißversteht vollkommen Ziel und Zweck des Interviews.
- ☐ Es gibt keinerlei Hinweis darauf, daß der Patient den Interviewer wahrnimmt.

Spieltherapie als Diagnoseinstrument bei Kindern

Man muß berücksichtigen, daß Kinder vielleicht noch nicht imstande sind, die in strukturierten Interviews üblicherweise gestellten Fragen zu verstehen. Breton und Mitarbeiter (1995) befragten Kinder im Alter von 9, 10 und 11 Jahren mit der Diagnostic Interview Schedule for Children (DISC, Version 2.25). Auf jeder der drei Altersstufen fanden sie, daß Kinder 38 Prozent (respektive 38 Prozent und 42 Prozent) der allgemeinen Fragen verstanden; Fragen, die sich auf das Konzept »Zeit« bezogen, wurden noch weniger verstanden (jeweils 26/24/30 Prozent). Am besten wurden kurze Fragen verstanden. Breton und seine Kollegen analysierten die Antworten der Kinder nicht genauer, so daß durchaus in Betracht zu ziehen ist, daß mit diesen Prozentangaben das Verständnis der Kinder unterschätzt wird. Die Ergebnisse von diagnostischen Interviews werden gern als »Gold-Standard« betrachtet: Angesichts dieser Tatsache sollte der Interviewer bei der Interpretation seiner Ergebnisse besonders vorsichtig sein, vor allem wenn die Antwort eines Kindes nicht völlig eindeutig ist. Unter dieser Prämisse gewinnt das Spiel-Interview bei der Erfassung der Persönlichkeit eines Kindes an Bedeutung, denn im Spiel enthüllt das Kind seine Persönlichkeit.

Bei Schulkindern können dieselben strukturellen Komponenten der Persönlichkeit im Spiel erfaßt werden. Das Spiel eines Kindes erbringt Informationen über seine kognitiven und affektiven Funktionen; Selbst- und Fremdrepräsentanz kommen in den gespielten Szenen zum Ausdruck, ebenso die Fähigkeiten des Kindes zu beobachten, Anweisungen zu geben und empathisch mit dem Interviewer zu interagieren. Das Children's Play Therapy Instrument (CPTI) (Kernberg et al., 1998) bietet die Möglichkeit einer systematischen Evaluation des Spiels.

Erfassen von Abwehrmechanismen

Abwehrmechanismen stehen in engem Zusammenhang zu Persönlichkeitsstörungen. Abwehrmechanismen höherer Ordnung wie Humor, Antizipation, Affiliation oder Verdrängung gehören zur Abwehr bei normalem Verarbeitungsstil (Vaillant, 1977; P. F. Kernberg, 1994), während die von Anna Freud (1936) beschriebenen Mechanismen – Vermeidung, Rückzug in Phantasien, Negation, Rückzug auf sich selbst, Reaktionsbildung und Projektion – ein Cluster der neurotischen Persönlichkeitsstruktur bilden, wenn sie rigide und unreflektiert verwendet werden. O. Kernberg (1975) beschreibt die Abwehrmechanismen der Borderline-Persönlichkeitsorganisation: Spaltung, projektive Identifikation, omnipotente Kontrolle, Abwertung, unreflektierte Idealisierung und Verleugnung; all diese Mechanismen treten in der Interaktion zutage, und der Interviewer kann sie mit Hilfe der Gegenübertragung (also durch seine eigenen emotionalen Reaktionen auf den Patienten und sein Verhalten) erkennen. Zu den Abwehrmechanismen der psychotischen Persönlichkeitsorganisation gehören Verstreuen, extreme Verengung, Abkapselung, Auseinandernehmen und Erstarren.

Abwehrmechanismen können mit der von Perry und Mitarbeitern (1998) entwickelten Abwehrskala sowie mit Selbsteinschätzungs-Fragebögen (*Bond Defenses Questionnaire*, 1983) erfaßt werden. Im folgenden geben wir Definitionen und Beschreibungen der einzelnen Abwehrmechanismen und ihres jeweiligen Spektrums, so wie wir sie unter Verwendung des CPTI beim Spiel beobachtet haben; Verarbeitungs- und Abwehrstrategien zeigen sich im Verhalten des Kindes und in seinen Äußerungen während des Spiels. Diese Strategien haben wir in vier Gruppen zusammengefaßt: den normalen, den neurotischen, den Borderline- und den psychotischen Bereich.

Gruppe 1 (normaler Bereich)

Anpassung

1. Definition: Das Spiel drückt eine erfolgreiche Akkommodation an die augenblickliche Situation aus. (Es enthält eine reale Komponente.)

2. Implizite Aussage: Machen wir das Beste aus dem, was wir haben.
3. Beispiel: Das Kind verwendet die Legosteine, weil »wir keine kleinen Puppen haben«.

Antizipation
1. Definition: Im Spiel spiegelt sich ein Plan für die Zukunft. Die Aufmerksamkeit richtet sich auf das, was als nächstes geschieht, wobei Vorbereitung, Erwartungen und das Erfassen der Situation (oder eine Kombination dieser Haltungen) mit einbezogen werden.
2. Implizite Aussage: Ich will ein Stück vorausdenken, damit ich besser vorbereitet bin und gut mit allem fertigwerde.
3. Beispiel: Als Vorbereitung auf eine Operation spielt das Kind Chirurg und bringt alle seine Stofftiere ins Krankenhaus.

Problemlösen
1. Definition: Das Spiel enthält eine Versuch-und-Irrtum-Komponente oder das geplante und systematische Bemühen, etwas zu klären oder herzuleiten, das zwar nicht sicher ist, jedoch zum Leben und nicht in den Bereich der Phantasie gehört.
2. Implizite Aussage: Wenn ich lange genug nachdenke und mir dabei Zeit lasse, kann ich eine Lösung für dieses Problem finden.
3. Beispiel: Die Bauklötze fallen um, und das Kind legt den größten Klotz zuunterst.

Verdrängung
1. Definition: Mit aktuellen Konflikten oder Streß-Situationen wird im Spiel in der Weise umgegangen, daß absichtlich vermieden wird, daran zu denken oder darüber zu sprechen.
2. Implizite Aussage: Ich lege das eine Zeitlang beiseite und komme zu einem günstigeren Zeitpunkt darauf zurück.
3. Beispiel: Bigfoot schreit die Puppenfamilie im Haus an. Er geht weg und versteckt sich. Dann greift er sie an, wenn sie nicht damit rechnen.

Sublimierung
1. Definition: Als Abwehr bedeutet Sublimierung die unmittelbare Verwandlung einer Tätigkeit, die einen Impuls oder einen dringenden Wunsch befriedigt, in eine sozial akzeptierte und kreative Tätigkeit.
2. Implizite Aussage: Ich bin stärker als mein Wunsch, überall Klebstoff hinzuschmieren, wenn ich ihn benutze.

3. Beispiel: Das Kind spielt am Tisch mit Klebstoff und schmiert sich selbst und die Tischplatte voll, dann nimmt es Fingerfarben und malt ein Bild von seinem Haus.

Altruismus

1. Definition: Altruismus kann als eine Form der Sublimierung betrachtet werden. Im Spiel offenbart sich der Wunsch, auf sozial akzeptierte Weise auf die Bedürfnisse anderer einzugehen, statt sich um die eigenen zu kümmern.
2. Implizite Aussage: Ich gebe mein Besitztum her, denn ich fühle mich auch belohnt, wenn du es hast.
3. Beispiel: Das Kind sagt zum Therapeuten: »Du kannst meinen Klebstoff benutzen, er ist sehr gut.«

Affiliation

1. Definition: Das Kind tut so, als gehöre es zu einer bestimmten Gruppe von Menschen, deren Attribute oder Ziele es übernimmt und an deren Aktivitäten es sich beteiligt. Die Zugehörigkeit zu einer Gruppe kommt dadurch zustande, daß beide Seiten einander als unentbehrlich für den Fortgang des Spiels anerkennen. Dazu gehört auch die Bitte um Hilfe. Beispiele dafür, wie ein Kind Zugang zu einer Gruppe sucht, reichen von »Willst du mit mir spielen?« bis zu »Du bist der Schüler, und ich bin der Lehrer«.
2. Implizite Aussage: Ich möchte zu dem/den anderen dazugehören, und/oder sie können bei meinem Spiel mitspielen.
3. Beispiel: Das Kind fordert den Therapeuten und den begleitenden Elternteil auf, an seinem Spiel teilzunehmen.

Identifikation

1. Definition: Das Kind spielt, daß es jemand anders ist, indem es die Kennzeichen, Gefühle oder Verhaltensweisen dieses anderen übernimmt.
2. Implizite Aussage: Ich bin so wie der /die anderen; wir beide sind gleich.
3. Beispiel: Ein sechsjähriger Junge spielt seine Mutter, ahmt ihre Gesten nach, spricht mit hoher Stimme und bindet sich ein Kopftuch um (Nachahmung der äußeren Erscheinung).

Humor

1. Definition: Das Kind findet das Spiel lustig, weil es unvereinbare Elemente oder Übertreibungen enthält oder weil überraschend lustige Dinge auftauchen. Das Spiel wird lachend gespielt oder endet in Gelächter.

2. Implizite Aussage: Ich gehe auf Distanz, um die Dinge aus einer anderen Blickrichtung zu sehen; so kann ich damit gut umgehen und mich gleichzeitig amüsieren.
3. Beispiel: Ein siebenjähriges Kind sagt lachend: »Huh! Jetzt habe ich dich erschreckt!«

Gruppe 2 (neurotischer Bereich)

Intellektualisierung
1. Definition: Die emotionalen Implikationen des Spiels werden neutral, objektiv und sachlich abgehandelt.
2. Implizite Aussage: Ich mache aus meinen konkreten Erfahrungen ein Gedankenexperiment.
3. Beispiel: »Da kommt der Feuerwehrmann. Er weiß genau, wie man Feuer löschen muß.« (Dabei beschreibt das Kind detailliert, was der Feuerwehrmann über brennende Gebäude weiß.)

Rationalisierung
1. Definition: Das Kind erklärt dem Therapeuten das Spiel und verwendet dabei sinnvolle, aber falsche Begründungen.
2. Implizite Aussage: Ich suche mir andere Gründe als Erklärung, um Kummer zu vermeiden.
3. Beispiel: Das Kind legt die Puppenfamilie zum Schlafen aufs Bett, doch das Puppenbaby legt es auf den Fußboden mit der Begründung, daß auf dem Bett kein Platz mehr sei.

Isolierung
1. Definition: Im Spiel werden Vorstellungen von ihren bedrohlichen Affekten getrennt; das Ergebnis ist häufig eine scheinbare Gleichgültigkeit.
2. Implizite Aussage: Ich trenne die Vorstellung von den dazugehörigen Gefühlen.
3. Beispiel: Ein neunjähriges Mädchen bietet dem Therapeuten (ohne Bosheit) ein Stück »Giftspinnenpastete« an.

Eine Handlung wieder rückgängig machen
1. Definition: Das Spiel wird gespielt und gleich darauf umgedreht oder rückgängig gemacht. Das ist eine Darstellung von einander widersprechenden Wünschen.
2. Implizite Aussage: Erst stelle ich es hin, dann nehme ich es wieder weg.

3. Beispiel: Das Kind gibt der Babypuppe die Flasche, nimmt sie ihm wieder weg, gibt sie ihm noch einmal und nimmt sie erneut wieder weg.

Negation/Verneinung

1. Definition: Im Spiel läßt das Kind die Art und Bedeutung der bedrohlichen Gefühle oder Verhaltensweisen nicht sichtbar werden.
2. Implizite Aussage: Ich weiß, es wäre toll, aber es ist mir egal.
3. Beispiel: Der Therapeut gewinnt im Monopoly und verdient einen Haufen Geld. Der neunjährige Junge sagt, gleich werde er selbst gewinnen; er brauche nur noch die Chance-Karte, um zu gewinnen.

Reaktionsbildung

1. Definition: Im Spiel wird die unterdrückte Vorstellung und das damit einhergehende Gefühl durch einen unechten Ausdruck des Gegenteils ersetzt. Reaktionsbildung beläßt die schmerzhafte Vorstellung mit dem dazugehörigen Affekt zwar im Bewußtsein, doch wird die Bewertung ins Gegenteil verkehrt.
2. Implizite Aussage: Ich betone lieber nur eine Seite meiner Erfahrung, die andere lieber nicht.
3. Beispiel: Das Kind formt »liebevoll« und sorgfältig eine Puppe aus Knetmasse und macht sie »schön«. Als es fertig ist, fegt es die Puppe gewaltsam vom Tisch und reißt ihr den Kopf ab.

Verdrängung

1. Definition: Im Spiel bringt das Kind ein Thema zum Ausdruck, das ihm nicht bewußt ist.
2. Implizite Aussage: Ich behalte es für mich. Ich schaue nicht hin. Ich sehe es nicht, und ich merke nichts davon.
3. Beispiel: Ein Kind, dessen Vater oder Mutter krank ist, spielt, daß es zum Arzt geht und für gesund befunden wird.

Projektion

1. Definition: Im Spiel werden Eigenschaften, Gefühle, Wünsche, Gedanken oder Rollen, die das Kind nicht anerkennen will, einem anderen Menschen oder einem Spielzeug zugeschrieben.
2. Implizite Aussage: Ich nehme das aus mir heraus und tue es in jemand anderen oder in etwas anderes hinein.
3. Beispiel: Ein siebenjähriges Kind spielt, daß Godzilla alle Menschen umbringt, einen nach dem anderen, während das Kind und die guten Superhelden die Menschen schützen.

Introjektion

1. Definition: Im Spiel nimmt eine Spielfigur Gegenstände aus der Außenwelt mitsamt ihren Eigenschaften in sich auf. Dabei liegt die Betonung darauf, in der Interaktion der Empfangende zu sein.
2. Implizite Aussage: Wir erfahren die Charakterzüge anderer Menschen in unserem Inneren. (Ich schlucke das hinunter, ich verleibe es mir ein.)
3. Beispiel: (Kind): »Der kleine Junge schluckt eine Spezialpille, die der große Junge ihm gibt. Jetzt kann er auch stark sein.«

Regression

1. Definition: Im Spiel zeigen das Kind oder die Spielfiguren Handlungs- und Ausdrucksweisen, die typisch für ein jüngeres Kind sind.
2. Implizite Aussage: Ich drehe die Zeit zurück.
3. Beispiel: Das Kind tut so, als wäre es jünger. Ein siebenjähriges Kind sucht nach etwas, das als Schmusedecke dienen kann, oder nuckelt an einer Nukkelflasche aus der Puppenstube und spricht dabei in Babysprache; ein Kind im Schulalter hat Lust, alles durcheinanderzuwerfen.

Somatisierung

1. Definition: Im Spiel macht sich das Kind oder eine seiner Spielfiguren Sorgen um Körpersymptome.
2. Implizite Aussage: Mein Körper spricht an meiner Stelle.
3. Beispiel: Im Spiel geht der kleine Puppenjunge nicht in die Schule, weil er Kopfschmerzen hat.

Aggression gegen das Selbst

1. Definition: Im Spiel wird ein nicht akzeptabler Impuls vom Kind oder von einer Spielfigur umgeleitet und gegen sich selbst gerichtet.
2. Implizite Aussage: Ich schlage mich.
3. Beispiel: Kind: »Batman schoß einfach seine Waffe auf sich selbst ab.«

Vermeidung

1. Definition: Im Spiel wendet sich das Kind von dem gefürchteten Objekt oder der Spielfigur ab, vielleicht nur für einen Augenblick. Das Kind hat aus dem gefürchteten Objekt oder der Person eine Bedrohung für sein eigenes Leben konstruiert und zieht sich angstvoll zurück.
2. Implizite Aussage: Wenn ich mich von der Gefahr abwende, bemerke ich sie auch nicht.

3. Beispiel: Das Kind entfernt sich von der Marionette, die eine Hexe darstellt, es negiert die Marionette; es kommt zu keinerlei Interaktion.
4. Beispiel: Das Kind wendet dem Therapeuten beim Spielen den Rücken zu.

Gruppe 3 (Borderline-Bereich)

Verleugnung

1. Definition: Ein Abwehrmechanismus, der darin besteht, daß das Kind sich weigert, die Realität einer traumatischen Erfahrung, einen schmerzlichen Affekt oder einen bestimmten Ausschnitt aus der Außenwelt zur Kenntnis zu nehmen.
2. Implizite Aussage: Ich mache dicht und verschließe mich vor dieser (schmerzhaften) Erfahrung. Ich tue so, als wäre das nicht geschehen oder als gäbe es das gar nicht.
3. Beispiel: Die Dinosaurier machen Anstalten, das Puppenmädchen zu fressen, doch es geht ruhig weiter und ißt sein Eis.

Spaltung

1. Definition: Ein aktiver Prozeß, der darin besteht, das eigene Selbst oder andere Menschen betreffende Attributionen voneinander getrennt zu halten. Spaltung geht mit fehlender Betroffenheit und der Verleugnung von Widersprüchen einher. Das abgespaltene Attribut ist so bedrohlich, daß es nicht als Teil des Selbst oder Teil des anderen Menschen akzeptiert werden kann (d. h., Idealisierung und Abwertung führen dazu, daß es keine Synthese zwischen dem widersprüchlichen Selbst und den Objektbildern gibt).
2. Implizite Aussage: Zwei widersprüchliche Aspekte des »Ich« und des »Anderen« sind voneinander getrennt und losgelöst.
3. Beispiel: Die Lumpenpuppe Ann ist zu Beginn der Sitzung ganz brav, und das Kind spielt mit ihr; dann ist die Puppe ganz ungezogen und wird plötzlich weggeworfen. Jeder Teil dieses Spiels kann von einem intensiven polarisierten Affekt begleitet sein.

Projektive Identifikation

1. Definition: Böse und aggressive Aspekte des Selbst oder der Objektbilder werden externalisiert und auf Objekte übertragen, die als gefährlich erlebt werden. Die Angst vor Rache veranlaßt das Kind, sich dadurch zu verteidigen, daß es andere unter Kontrolle hält und damit verhindert, von ihnen angegriffen zu werden.

2. Implizite Aussage: Das Objekt (oder die Erfahrung) sind außerhalb von mir. »Ich« tue mein Bestes, es auf Armeslänge entfernt zu halten, damit es nicht wieder in mich eindringt.
3. Beispiel: Robin und Batman halten Wache gegen die Bösen. Sie müssen jederzeit bereit sein, aktiv zu werden, denn deren »Bösigkeit« kann unerwartet ausbrechen, und dann gehen sie zum Angriff über.

Primitive Idealisierung

1. Definition: Wegen einer unvergleichlichen Eigenschaft wird eine Person oder ein Objekt übermäßig geschätzt. Diese unerreichbare Eigenschaft verbreitet einen mächtigen, magischen Zauber, der dem (den) anderen Macht und Herrschaft verleiht.
2. Implizite Aussage: Das Objekt ist perfekt, rein, gut und mächtig. Im Vergleich dazu bin ich gering. Das Objekt steht »hoch oben«, ich stehe »tief unten«.
3. Beispiel: Das Kind sagt von einer Spielfigur: »Sam ist ein ausgezeichneter Spieler und so schlau. Er kann einfach nie besiegt werden.«

Primitive Abwertung

1. Definition: Das Kind wertet den (die) anderen vollständig ab. Dieser andere oder diese anderen werden als widerlich und scheußlich abgelehnt, als bedeutungslos übergangen und können als unheilvoll und bedrohlich erlebt werden. Die Abwertung auf dieser Stufe ist umfassend und zielt auf ein Merkmal (oder eine Gruppe von Merkmalen), das bewirkt, daß der Betroffene nicht akzeptiert werden kann und auch keine versöhnlichen Züge aufweist.
2. Implizite Aussage: Du bist nichts wert.
3. Beispiel: Das Kind spielt Lehrer, der Therapeut ist der Schüler. Das Kind sagt: »Du bist dumm, du bist zu beschränkt, du kannst nicht mal die Fragen beantworten. Schau her, wie ich es mache!« (Malt Kritzeleien an die Tafel). »Ich zeig's dir!«

Omnipotente Kontrolle

1. Definition: Das Kind strebt nach Kontrolle über die Außenwelt, indem es sich als allmächtig darstellt und Zwang ausübt. Es beansprucht, eine Sonderstellung einzunehmen.
2. Implizite Aussage: Ich muß alle unter meiner Kontrolle halten.
3. Beispiel: Das Kind spielt mit der Mutter und dem Therapeuten: »Ich bin der Herrscher des Universums. Ihr stellt euch jetzt dorthin und haltet den Mund. Ich bin der Superheld. Nur ich rede, sonst niemand. Haltet den Mund, ihr habt nichts zu sagen.«

Identifikation mit dem Aggressor

1. Definition: Identifikation mit dem »bösen Objekt«, das andere angreift und in sie eindringt. Wenn das Kind den Starken spielt, kann es seine Besorgnis beschwichtigen, selber schwach und verletzlich zu sein.
2. Implizite Aussage: Ich bin groß und stark und kann mit denen machen, was ich will.
3. Beispiel: Das Kind spielt, es sei ein starker Soldat, der den Dorfbewohnern Verletzungen zufügt.

Gruppe 4 (Bereich der Psychosen)

Entdifferenzierung

1. Definition: Gegenstände verlieren ihre jeweilige Identität und werden miteinander zu einer homogenen Masse vermischt. Geordnetes wird zu Chaos.
2. Implizite Aussage: Ungeachtet ihrer ursprünglichen speziellen Funktionen werden alle Dinge miteinander vermischt.
3. Beispiel: Der Inhalt der Spielzeugschubladen wird auf einen großen, ungeordneten Haufen geworfen, und das Kind geht nach Hause.

Verengung

1. Definition: Eine extrem persistierende, rigide Wiederholung in den Bereichen Denken, Affekt und Verhalten. Alle drei Bereiche müssen betroffen sein. Dies deutet auf eine signifikante Verengung des Selbst des Kindes hin sowie auch seiner Wahrnehmung anderer Menschen.
2. Implizite Aussage: Alles muß beieinanderbleiben, muß zur selben Geschichte gehören, muß denselben Anfang und dasselbe Ende haben.
3. Beispiel: Monoton und mit eingefrorenem Lächeln springt das Kind immer wieder vom Tisch auf den Fußboden.

De-Animation

1. Definition: Etwas Lebendiges leblos machen.
2. Implizite Aussage: Es ist ruhig, es tut gar nichts.
3. Beispiel: Das Kind schiebt die Therapeutin beiseite, als wäre sie ein Möbelstück.

Verstreuen

1. Definition: Gefährliche Aspekte des Selbst und des Anderen werden in Stücke gebrochen und verstreut. (Anmerkung: Es kann sich dabei auch um

einzelne Teile, z. B. Legosteine, handeln; um verstreut zu werden, muß der Gegenstand nicht unbedingt ein Ganzes bilden.)
2. Implizite Aussage: Aspekte des Selbst/des Anderen müssen in Stücke gebrochen und verteilt werden, damit macht man sie ungefährlich.
3. Beispiel: Legosteine werden aus der Kiste genommen und über das ganze Spielzimmer verstreut.

Auseinandernehmen
1. Definition: Ein Mensch oder ein Spielzeug wird in Einzelteile zerlegt.
2. Implizite Aussage: Jetzt ist es zerteilt, so wie Körperteile oder Themen, die nichts miteinander zu tun haben.
3. Beispiel: Füße, Arme und Beine der Puppe werden mit einer Schere abgeschnitten, ebenso das Haar der Puppe, das im ganzen Raum herumgeworfen wird.

Autistisches Abkapseln
1. Definition: Das ganze Spiel hindurch isoliert sich das Kind von dem Therapeuten ebenso wie von allem, was es umgibt. Das Spiel ist eine alles umfassende, schützende Schranke.
2. Implizite Aussage: Um mich herum und in meinem Kopf sind Mauern.
3. Beispiel: Während der Sitzung versteckt sich das Kind unter dem Tisch und reagiert nicht.
4. Beispiel: Das Kind dreht sich im Kreis, es spricht nicht und und wendet den Kommunikationsversuchen des Therapeuten den Rücken zu; es reagiert weder auf Geräusche noch auf Berührung. Es flüchtet sich in selbststimulierende Handlungen (wie Summen oder Vor- und Zurückschaukeln).

Verschmelzen
1. Definition: Wo zwischen Selbst und Nicht-Selbst differenziert werden müßte, werden die Grenzen verwischt und ein Zustand des Eins-Seins geschaffen.
2. Implizite Aussage: Die Unterschiedlichkeit der Dinge verliert sich in grenzenlosem Eins-Sein.
3. Beispiel: Der Therapeut beobachtet, wie das Kind die Königin und die Hexe aus Knetmasse miteinander vermengt.

Einfrieren
1. Definition: Um zu überleben, bringt der Mensch seine Lebensfunktionen zum Stillstand.

2. Implizite Aussage: Ich halte alles an und lasse alles stillstehen, denn nur so kann ich meine furchtbare Angst beherrschen.
3. Beispiel: Das Kind bewegt sich nicht, oder es spielt, daß es eine Statue ist.

Hypochondrie

1. Definition: Ein gefährliches Gefühl oder ein gefährlicher Impuls werden als Körpergefühl erlebt, so als hätten sie ihren Sitz in einem Organ des Körpers, das (im Fall einer Erkrankung) zur Zerstörung des Individuums führen kann. Ausgedrückt wird die Verwandlung von Vorwürfen in körperlichen Schmerz.
2. Implizite Aussage: Ich nehme die bösen Gedanken wieder in mich hinein und fühle mich schlecht.
3. Beispiel: Ein Zaubertrank wird zubereitet, und das Puppenkind muß ihn trinken; die Puppe möchte ihr Bauchweh loswerden, aber niemand kann machen, daß es weggeht.

Affektumkehr

1. Definition: Der angemessene Affekt wird durch sein Gegenteil ersetzt, häufig durch bizarres und unangemessenes Verhalten.
2. Implizite Aussage: Dieser Affekt wird als so erschreckend erfahren, daß er durch Erregung und Gelächter zum Schweigen gebracht werden muß.
3. Beispiel: Gelächter anstelle von Angst. Der Hinweis auf eine Affektumkehr liegt häufig darin, daß der Therapeut Gefühle von Inkongruenz und Widersprüchlichkeit erlebt.
4. Beispiel: Das Kind erzählt dem Therapeuten etwas Schreckliches und begleitet die Erzählung mit erregtem Gekicher.

Sämtliche Abwehrmechanismen können im Verlauf des Interviews aus der Interaktion des Kindes mit dem Erwachsenen bzw. bei jüngeren Kindern aus ihrem Spielverhalten erschlossen werden (P. Kernberg et al., 1998), denn diese Mechanismen sind implizite Aussagen und dienen dazu, mit extremer Angst oder Depression fertig zu werden. Im Verlauf eines PAI wurde ein 15jähriges Mädchen gefragt, was man ihr denn über das Interview erzählt hätte. Man hätte ihr gesagt, antwortete sie, daß sie den bedeutendsten Arzt kennenlernen werde; von anderen hatte sie erfahren, daß der Interviewer ein hervorragender Psychiater sei. Doch als der Interviewer nicht in ihre Klagen über ihre Eltern einstimmte, schwenkte sie um und sagte: »Das einzige, was Sie hier tun, ist, mir blöde Fragen zu stellen. Sie sind dumm.« Ihre Unfähigkeit, diese Aussage damit in Übereinstimmung zu bringen, daß sie nur wenige Minuten zuvor völlig überzeugt gewesen war, daß der Interviewer »der beste Arzt« sei, wies auf den Prozeß der Spaltung hin: Primitive Idealisierung und Abwertung blieben unverbunden nebeneinander stehen.

Etwas ähnliches erlebten wir mit einem Kind: Im Spiel lud die kleine Puppe die erwachsenen Puppen zu einem netten Mittagessen ein. Bei diesem Essen benahm sie sich sehr gut, doch plötzlich servierte sie den Gästen eine Giftsuppe, an der alle Gäste sterben sollten. Dieser abrupte Wechsel ist ein typischer Ausdruck eines Spaltungsmechanismus (P. Kernberg et al., 1998). Spiel ist ein Kontext, in dem Persönlichkeitszüge spontan ausgedrückt werden. Wenn wir davon ausgehen, daß Kinder eine Persönlichkeit haben und deshalb auch Persönlichkeitsstörungen haben können, dann fördert das Spiel-Interview wichtige Informationen zu Achse-II-Störungen zutage.

Erfassen der Fähigkeit zur Realitätsprüfung

Beim Erfassen der Fähigkeit zur Realitätsprüfung zeigt sich der Unterschied zwischen der Borderline-Persönlichkeitsorganisation, bei der diese Fähigkeit zwar verlorengegangen ist, jedoch wiedergewonnen werden kann, und der psychotischen Persönlichkeitsorganisation, bei der die Fähigkeit zur Realitätsprüfung nicht mehr vorhanden ist.

Der Realitätsbezug ist intakt, wenn keine Halluzinationen oder Wahnvorstellungen vorliegen, wenn das Individuum zwischen Selbst und Nicht-Selbst differenzieren kann, wenn der Patient Einverständnis mit den Zielen und Absichten des Klinikers empfinden kann (also mit dessen Beobachtungen über gewisse unpassende oder auffallende Verhaltensmerkmale) und wenn die Art, wie der Patient sein Verhalten während der Sitzung erklärt, mit der Realitätsprüfung des Therapeuten kongruent ist. Ist dem nicht so, dann ist die Fähigkeit zur Realitätsprüfung verlorengegangen.

Ein Beispiel: Die Patientin schaut die Therapeutin während der Sitzung nicht an, ihre Wangenmuskeln zucken, und sie sieht aus, als ob sie gerade etwas verschweige. Die Therapeutin bringt das, was sie im Gesicht der Patientin beobachtet hat, zur Sprache. Die Patientin bestätigt diese Beobachtung und fügt hinzu, sie sei tatsächlich gerade eben sehr nervös gewesen, weil sie der Therapeutin nicht erzählen wollte, daß sie am Vortag getrunken habe.

Ein anderes Kriterium zur Prüfung des Realitätsbezugs ist die Fähigkeit zur Differenzierung zwischen Belebtem und Unbelebtem. Ein Kind, das sich auf ein Phantasiespiel einläßt und gleich darauf unmittelbar zur Normalität des Alltags übergehen kann, zeigt damit seinen Realitätsbezug. Ein Kind spielt zum Beispiel, es sei eine Königin. Es sitzt auf dem Thron und hat sich mit Puppen umgeben, die seine Diener und Dienerinnen sind. Da sagt die Therapeutin: »Unsere Zeit ist um«, und das Kind beendet das Spiel, geht zur Mutter, die im Wartezimmer sitzt, und fragt: »Gehen wir jetzt zu McDonald's?«

Erfassen struktureller Merkmale: psychologische Tests

Die Anwendung aktueller theoretischer Konzepte auf traditionelle psychologische Testverfahren erbrachte Informationen über die diagnostisch verwendbaren Eigenschaften von projektiven Tests. Werden psychologische Tests im Rahmen eines detaillierten diagnostischen Interviews eingesetzt, dann ergeben sich Hinweise auf bestimmte Wesensmerkmale, die auf das Vorliegen einer Persönlichkeitsstörung und deren Schweregrad schließen lassen.

Zu den wahrscheinlich nützlichsten projektiven Tests gehören der Rorschach-Test, der Thematische Apperzeptionstest (TAT) und ähnlich konstruierte Tests sowie der Satzergänzungstest. Bei jedem dieser Tests stellt man den Kindern eine Aufgabe, deren Erfüllung mehr über ihre Persönlichkeitsmerkmale aussagt als direkte Fragen nach den Gedanken, Gefühlen und Erfahrungen des Kindes. Vor allem der Rorschach-Test erweist sich als außerordentlich erfolgreich bei dem Versuch, pathologische Verhaltensweisen ans Licht zu bringen; die Ergebnisse können mit denen von unauffälligen Populationen schon ab dem 5. Lebensjahr verglichen werden. Der Test wendet sich insbesondere an kognitive, affektive, interpersonale sowie die Vorstellungswelt betreffende Aspekte des Verhaltens des Kindes.

Im folgenden führen wir Material an, das auf klinischer Forschungstätigkeit sowie auf vorläufigen Forschungsergebnissen einer Studie über Kinder mit narzißtischen Persönlichkeitsstörungen (Bardenstein, 1998) beruht.

Testverhalten

Das Verhalten des Kindes in der Testsituation liefert Informationen über die Entwicklung seiner Persönlichkeit. Aus den Reaktionen des Kindes auf die Versuche des Interviewers, sein Verhalten zu manipulieren, aus der Gegenübertragung, die durch das Verhalten des Kindes bewirkt wird, sowie aus der Art und Weise, wie es mit dem Test fertigwird, lassen sich wichtige Informationen über die Funktionsfähigkeit seiner Persönlichkeit gewinnen.

Man kann davon ausgehen, daß alle Kinder zu Beginn der Testsituation ängstlich sind.

Die erste Begegnung mit einem Kind kann demnach einen Hinweis auf sein Ängstlichkeitsniveau und seine Methoden des Umgangs damit erbringen. Manche Kinder trennen sich leicht von ihren Eltern und gehen eifrig vom Wartezimmer zum Testraum. Dazu gehören die Kinder, die darauf bedacht sind, den Psychologen und ihre Eltern zu beeindrucken und/oder ihre eigene hohe – vielleicht überhöhte – Selbsteinschätzung zu bestätigen, ebenso die Kinder, die versuchen, alles richtig zu machen, damit niemand auf den Gedanken kommt, mit ihnen könne irgend etwas nicht stimmen, außerdem die Kinder, die mehr Vertrauen haben und verstehen, daß die bevorstehende Evaluation ihnen auch etwas bringt, etwa Unterstützung in der Schule oder ein besseres Selbst-Verständnis, was für sie und für ihre Eltern hilfreich sein könnte.

Andere Kinder wiederum können nur hoffen, wegen schlechter (oder auch guter) Leistungen nicht zerbrochen, angegriffen oder verlassen zu werden. Dazu gehören die Kinder, deren Persönlichkeitsstruktur Borderline-Züge sowie einen zeitweiligen psychotischen Verlust an Distanz zum Testmaterial aufweist, was wir als Hinweis auf eine Abweichung bei der Fähigkeit zur Realitätsprüfung verstehen können. Die Ängstlichkeit dieser Kinder ist deutlich spürbar.

Ein sechsjähriges Mädchen mit signifikanten Lernschwierigkeiten, einer entwicklungsbedingten Sprachstörung und Konzentrationsstörungen verschwand gelegentlich bei den kognitiven Tests unter dem Tisch. Als ihr die Rorschachkarte VI gezeigt wurde (die im allgemeinen phallische und aggressive Assoziationen hervorruft), enthüllte sie, daß die merkwürdigen Handbewegungen, die sie von Zeit zu Zeit ausführte, dem Testpsychologen Angst einjagen sollten. Sie fürchtete sich vor dem Spielzeughubschrauber, denn »manchmal kommen Schüsse aus den Antennen«. Obwohl ihr klar zu sein schien, daß da »nur so getan wird, als ob man schießt«, zeigten sich ihre Denkschwierigkeiten in der Art, wie sie belebte und unbelebte Dinge vermischte. Sie versteckte sich unter dem Tisch, weil sie Angst hatte, der Testpsychologe wolle sie umbringen, doch konnte dieses Verhalten in ein Versteckspiel umgewandelt werden, auf das sie bereitwillig einging. Sie war leicht zum Lachen zu bringen, zeigte Lust am Spielen und kehrte dann zurück in die Testsituation. Auf diese Weise erwarb sie eine überdauernde Methode für den Umgang mit ihrer Wut, die sie immer auf den Psychologen projizierte, wenn dieser ihr schwieriges Testmaterial vorlegte. Jedesmal wenn sie Angst bekam, verschwand sie unter dem Tisch, dann machte sie daraus ein Versteckspiel und konnte anschließend mit der Arbeit fortfahren.

Manche stationär aufgenommene Kinder kann man auf andere Weise erreichen. So zeigte sich beispielsweise ein Mädchen im Grundschulalter verschreckt über den Rorschach-Test. Zu Karte II sagte sie: »Das ist ein Mädchen, nein, es ist kein Mädchen. Blut, Blut. Das ist eine Qualle.« Karte III war »ein Hummer. Weißt du, was der macht? Blut. Ist das Blut?« Karte IV, die manchmal phallische Assoziationen bewirkt, wurde kommentiert mit »Nimm das auch von hier weg.« Sie rannte in einen anderen Teil des Raums, holte ein Stethoskop und fragte – ihr Realitätsbezug war unterbrochen –: »Bist du Dr. L.?« (ihr Therapeut). Dann lief sie aus dem Büro und kam mit »ihrer« Pflegerin zurück. Während die Pflegerin etwas entfernt an der Seite saß, ließ sie sich weiter testen. Karte V war eine »Fledermaus«, eine sehr gute und häufig gegebene Antwort. Mit zusätzlicher Hilfestellung war sie also imstande, wieder leistungsfähig zu werden und ihren Realitätsbezug wiederherzustellen.

Größere Kinder mit intakteren Funktionen wie etwa Kinder mit narzißtischen Teilen neigen dazu, Kommentare über den Test oder den Testpsychologen abzugeben. (»Das ist kinderleicht«, »das kann jeder«, »Wie lange machen Sie das schon?«). Kinder mit Bedürfnissen der ödipalen Stufe fragen gern, ob sie ihre Sache gut machen und ob sie besser sind als andere Kinder. Manche agieren auch ihr Bedürfnis nach Wettbewerb aus und versuchen, die Situation selbst in die Hand zu nehmen, indem sie die Anweisungen ergänzen oder schon antworten, bevor der Psychologe ausgeredet hat. Das Bedürfnis, eine gute Leistung zu erbringen, zeigt sich bei manchen Kindern auch in dem Versuch zu schummeln: Sie versuchen, hinter den Schirm zu schauen, wo der Psychologe die Teile für den WISC-III (Wechsler Intelligence Scale for Children, 3. Aufl.; dt. Hamburger-Wechsler-Intelligenztest für Kinder, revidierte Fassung HAWIK-R) zurechtlegt.

Kognitive Tests

Bei strukturierten Intelligenztests zeigen schizophrene Patienten Beeinträchtigungen durch Material aus dem Primärprozeß und geben Antworten, die auf eine Denkstörung hinweisen. Borderline-Patienten, und zwar Erwachsene (Berg, 1983; Gartner et al., 1989) und Kinder (Leichtman und Shapiro, 1980a; Leichtman, 1988) können ebenfalls bei den Antworten eine mäßig schwere Denkstörung zeigen. Wir können davon ausgehen, daß bei den meisten nicht-stationären Patienten die Psychopathologie um so stärker ausgeprägt ist, je stärker die Beeinträchtigungen bei den strukturierten Tests auftreten. Falsche Antworten sind oft das Vehikel, mit dem der störende Konflikt ausgedrückt wird (Berg, 1983); ein Kind liefert viel Material durch seine beiläufigen Bemerkungen und durch sein Verhalten.

Die Persönlichkeitsstruktur eines Kindes kann sowohl den Inhalt der Antworten beeinflussen als auch die Art der Reaktionen auf die Anforderungen des strukturierten Intelligenztests.

- ☐ Ein 10jähriges depressives Mädchen, das im Rorschach-Test keine menschlichen Figuren erkennen konnte, sondern statt dessen auf allen Karten nur »zerquetschte« nicht-menschliche Figuren sah, hörte beim HAWIK-Wort-Test nicht »fable« (Fabel), sondern »feeble« (schwach) und definierte den Begriff folgendermaßen: »Ein neugeborenes Kalb kann noch nicht gut laufen, das ist schwach.«
- ☐ Ein 10jähriger narzißtischer Junge mit zahlreichen somatischen Beschwerden erklärte eine Sequenz des HAWIK-R-Bilder-Tests so: »Da schlägt ein Kind mit einer Bank auf den Vater ein, und die Leute im Hintergrund klatschen Beifall.« Derselbe Junge definierte »hazardous« (tollkühn) als »dangerous« (gefährlich): »Du bist in Gefahr, du bist eine Gefahr für alle, auch für dich selbst.«
- ☐ Ein 14jähriger depressiver, narzißtischer Junge, der seine Grandiosität demonstrierte, definierte »prevent« (verhindern) so: »Aufgehalten werden, wenn du etwas tun willst, vielleicht einen Schalter umlegen, um die Welt in die Luft zu sprengen.«
- ☐ Ein 7jähriger depressiver, masochistischer Junge, dessen Ungezogenheiten offenbar strafende und attackierende Reaktionen bei anderen hervorrufen sollten (als wolle er dafür sorgen, daß er nicht glücklich sein könne), definierte »nail« (Nagel) als »etwas, das deine Finger schützt«.
- ☐ Ein 12jähriger narzißtischer Junge mit Borderline-Störung, dessen Antwort auf die erste Rorschachkarte lautete: »Zwei Leute versuchen, eine Ameise auseinanderzureißen« und der in ständigem Kampf mit seinem Spaltungs- und Fragmentierungstendenzen lag, definierte »nail« (Nagel) als »etwas, das etwas anderes zusammenhält«.

Von den beiden zuletzt zitierten Kindern war keines in der Lage, die einfache und allgemein übliche Antwort zu geben: »Ein Nagel ist ein Ding, auf das man mit einem Hammer schlägt.«

Die Beeinträchtigungen beschränken sich nicht auf die verbalen IQ-Untertests. Den Mosaiktest des HAWIK-R kommentierte ein 9jähriger Junge spontan mit den Worten: »Hey, ich hätte nicht gedacht, daß am Himmel Blut sein könnte«, als er ein Muster aus weißen und roten Steinen nachlegte. Ebenso gab er an, daß die ersten Items des HAWIK-Subtests »Figurenlegen«, bei denen er Puzzle-Teile zu einem Mädchen zusammensetzen sollte, »unheimlich aussehen«. Auf die Frage, was denn daran unheimlich sei, antwortete er: »Weil die Arme und Beine abgehackt sind und der Kopf im Kreis herumfliegt.« Die Kastrationsangst, die sich in dieser Antwort widerspiegelt, zeigte sich auch im Satzwiederholungstest, mit dem die Spracherfassung getestet wird und bei dem das Kind einen Satz nachsprechen soll, der ihm vorgelesen wird. Als man diesem Jungen einen Satz vorlas, in dem das Wort »Vater« vorkam, der »seinen Sohn verhaut«, wollte er den Satz nicht nachsprechen, sondern sagte: »Ich weiß nicht, was das ist: verhauen.« Die Verleugnung trat hier so stark und deutlich zutage, daß es nicht verwunderlich war, daß die Lernfähigkeit des Kindes beeinträchtigt war und daß er wegen schulischer Schwierigkeiten an uns überwiesen worden war.

Die in den hier zitierten Beispielen enthaltenen Informationen stellen allein keine Basis für eine Diagnose dar. Sie illustrieren jedoch, wie kognitive Funktionen durch emotionale Faktoren beeinflußt werden können und wie kognitive Tests zusätzliche Informationen liefern, die das Vertrauen in die Validität und Reliabilität der Ergebnisse projektiver Tests erhöhen. Darüber hinaus ermöglichen sie, bei manchen Kindern Schlußfolgerungen auf die massiven Auswirkungen der Persönlichkeitsstörung zu ziehen, die so viele Funktionen der betroffenen Kinder auf Dauer nachteilig beeinflussen.

Projektive Tests

Mit projektiven Tests wie dem Rorschach-Test, dem TAT (Thematischer Apperzeptionstest) und dem Mann-Zeichen-Test werden vor allem folgende Bereiche der Persönlichkeit untersucht: Realitätsprüfung, Denkstörungen, affektive Erfahrungen und affektiver Ausdruck, Selbst- und Fremdrepräsentation, Beziehungsfähigkeit, Abwehrmechanismen, Sublimierungsfähigkeiten, Entwicklungsstufe, Triebstruktur und die Reaktionsfähigkeit auf situative Anforderungen.

In diesem Abschnitt werden wir uns mit den Informationen befassen, die man mit Hilfe des Rorschach-Tests gewinnen kann. Man darf vermuten, daß ein Kind an diese Aufgabe wie an jede andere herangeht; deshalb kann man erwarten, daß das Kind seine üblichen Bewältigungsmechanismen zeigt. Das Standard-Rorschachverfahren kann ab dem 5. Lebensjahr verwendet werden, ebenso die grundlegenden Bewertungsverfahren und die Interpretation der Antworten (Leichtman, 1988). Ab diesem Alter ist dem Kind klar, daß die Rorschachkarten keine Bilder sind, sondern irgend etwas darstellen und daß sie ihre Antwort so erklären müssen, daß der Tester sie versteht; Phantasie-Antworten sind hier die Ausnahme.

Wir können den Rorschach-Test als eine Wahrnehmungs- und Kognitionsaufgabe betrachten, mit der man feststellen kann, wie ein Mensch Mehrdeutigkeit strukturiert und ordnet (Erdberg, 1990). Die formalen Bewertungsverfahren sind ein Versuch, die Art dieser Strukturen zu quantifizieren und zu analysieren. Bewertet werden die Anzahl der Antworten und der Teil der Karte, der interpretiert wird (ganze Karte, großes Detail, kleines Detail). Die Antworten werden auch im Hinblick auf konsensuelle Genauigkeit (Form), Farbe und Schattierung der Karten bewertet sowie im Blick auf die Tendenz, Bewegungen von Menschen und/oder Tieren zu erkennen. Diese Elemente sind bei Erwachsenen stabil; die nicht stabilen deuten auf Situationsvariablen und fluktuieren wahrscheinlich im Lauf der Jahre (Weiner, 1986b). Bei Kindern gibt es weniger Test/Retest-Stabilität als bei Erwachsenen, doch J. Exner (1995) berichtet, daß diese Stabilität mit dem Alter zunimmt. Dieses Muster gleicht den Längsschnittbeschreibungen eines wiederholt dargebotenen Intelligenztests (Kagan und Moss, 1962b). In der Art der Strukturierung spiegelt sich das Problemlöseverhalten eines Menschen, und statistische Inferenzen in diesem Bereich sind im allgemeinen präziser als Inferenzen beim thematischen Inhalt der Antworten (Weiner, 1986).

Realitätsprüfung

Das Niveau der Formantworten (F+ Prozent, F– Prozent) bezieht sich darauf, wie gut die Antwort die Tintenkleckskonfiguration erfaßt und wird als Indikator für die Realitätsprüfung und für die Fähigkeit des Kindes genommen, die Welt in der allgemein verbindlichen Art und Weise wahrzunehmen. Kann der Psychologe sehen, was das Kind sieht, wenn das Kind ihm die Antwort erklärt? Entspricht die Antwort des Kindes dem, was andere, gleichaltrige Kinder sehen?

Diese Variable ist außerordentlich stabil. So erbringt beispielsweise wiederholtes Testen den gleichen Formlevel (Exner und Weiner, 1995). Demnach weist ein niedriger Formlevel bei einem Grundschulkind auf eine gestörte Fähigkeit zur Realitätsprüfung hin, und eine ungenaue und vage Wahrnehmung sollte nicht nur der Tatsache zugeschrieben werden, daß es sich um ein Kind handelt. Dieser Befund ist konsistent mit dem anderen, daß bei Kindern über 7 Jahre keine unvollständigen Assoziationen auftreten (Caplan und Sherman, 1990). Im Stadium der konkreten Operationen (Inhelder und Piaget, 1958) haben Kinder offenbar ein genaues Bild von der Welt, und Abweichungen von dieser konventionellen und realistischen Sichtweise sind pathologisch.

Denkstörung

Aus dem Rorschach-Test lassen sich mehrere Hinweise auf Denkstörungen ableiten (Rappaport et al., 1968), ebenso deren unterschiedlicher Ausprägungsgrad (Exner und Weiner, 1995). Sie beziehen sich auf Verbalisierungen, logische Inferenzen und verschiedene Kombinationen der Tintenkleckse. Stellt man Antworten von Erwachsenen den Antworten von Kindern gegenüber (Exner, 1995), dann wird deutlich, daß die gestörte Wahrnehmung und die unangemessenen Begründungen in jedem Alter erkennbar sind.

Abweichende Verbalisierungen können beispielsweise Neologismen sein (»Eine Frau mit einer *verqualten* Miene«; Exner, 1993) oder Redundanzen (»Ein Paar von zwei Vögeln«; Exner, 1993). Gelegentlich werden unangemessene Sätze formuliert (»Eine Art Käfer, aber ich habe noch nie so einen gesehen, *übrigens auch sonst niemand*«; Exner und Weiner, 1995, S. 167) oder auch Material, das mit der Situation nichts zu tun hat (»Das sieht aus wie eine Landkarte, *damit kenne ich mich aus, denn ich bin viel herumgereist. Eine Landkarte, auf der Licht und Dunkelheit verzeichnet sind*«; Exner, 1993, S.167).

Nicht zusammenpassende Kombinationen bewirken unrealistische Beziehungen zwischen den wahrgenommenen Objekten und schreiben ihnen unangemessene Aktivitäten zu. Dadurch kommt es – je nach Schwere der Störung – zu einer stärkeren oder schwächeren Verletzung der Identität und der Grenzen des Objekts (Blatt und Ritzler, 1974). Widersprüchliche, nicht kongruente Kombinationen verdichten Details der Bilder oder die Bilder selbst und verschmelzen sie zu einem einzigen Objekt (»Ein Schmetterling, der die Hände ausstreckt«; Exner, 1993, S. 168). Ein 9jähriger Junge in ambulanter Behandlung kommentierte Karte I so: »Eine Fledermaus, die die Hände hochhebt.«

Bei *fabulierten Kombinationen* werden immer zwei oder mehr Objekte in dem Tintenklecks gesehen, die in eine unwahrscheinliche Beziehung zueinander gesetzt werden (»Zwei Ameisen kämpfen um einen Baseball-Schläger«; Exner, 1993, S. 168). Ein 12jähriges stationär aufgenommenes Mädchen antwortete auf Karte VIII: »Sieht aus wie zwei Tiere auf einem Hügel. Ein Kopf. Sieht aus wie zwei Tiere, die jemandem auf den Kopf klettern, seinen Hut meine ich.« Ein 6jähriger ambulant behandelter Junge beschrieb Karte X als »Zwei rosa Würmer schütteln sich die Hände.«

In Exners Studie werden auch *Transparenzen* beschrieben (»Hier ist ein Mann, und man kann sein Herz pumpen sehen«; S.168). Ein siebenjähriger ambulanter Patient beschrieb Karte VII als »das Innere einer Kröte. Weil es braun ist und weil Kröten braun sind.«

Die merkwürdigsten Antworten im Rorschach-Test sind *Kontaminationen* (Verschmelzungen und Verdichtungen), die meist von schizophrenen Patienten gegeben werden. Hier verschmelzen zwei oder mehrere Wahrnehmungsinhalte zu einer einzigen Antwort, die sich auf einen speziellen, disparaten Teil des Tintenkleckses bezieht. Das Ergebnis ist ein Bild, in dem die Wahrnehmungen miteinander verschmelzen und das keine einzelnen Wahrnehmungsinhalte aufweist. Man könnte sagen, daß hier die Identität des Wahrgenommenen zerstört wird (»Das muß ein Hundevogel sein, denn es hat einen Körper wie ein Hund und eine Nase wie ein Vogel«; Exner, 1993, S. 168). Ein 12jähriges Mädchen (stationär) kommentierte Karte III so: »Sieht aus wie zwei Tiermenschen. Sieht aus wie Affen, wie Leute, wie Tiere, beides eben, die sind eben Tiermenschen.« Ein 7jähriger ambulanter Patient reagierte auf Karte VIII so: »Ich hab' eine gute Idee, was das sein könnte. Für mich sieht es aus wie ein Vogelfisch. Das hier sieht aus wie der Vogelteil und das wie der Fischteil.« Ein 10jähriger stationärer Patient war so bestürzt über sein gestörtes Denken und seine vergeblichen Versuche, gesund zu werden, daß seine Fähigkeiten zum logischen Denken und seine allgemeinen Funktionen sich noch weiter verschlechterten; darin zeigte sich auch seine Einstellung zu sich selbst. Als Antwort auf Karte VI gab er an: »Ein Ameisenlöwe. Ich meine ein Löwenmonster. Alles ausradieren! [Er ist offensichtlich erregt und sehr bestürzt]. Ich sehe eigentlich nur ein Stück Scheiße, das auf irgendwas draufliegt.«

Mehrere Kategorien von Antworten spiegeln ein gestörtes Denken und sind ein Hinweis auf schwache logische Fähigkeiten und Inferenzen. Exner (1995) verwendet den Begriff *autistische Logik*, um eine Art von unverbundenem Denken zu beschreiben, bei der die Erläuterungen der Testperson auf der Größe oder der Lage des Kleckses basieren oder auf der Anzahl von Objekten, die in der Antwort erwähnt werden. (»Das Grüne hier muß Salat sein, weil es neben dem Kaninchen liegt; Exner und Weiner, 1995, S. 169). Bei der *Konfabulation* beruht die ganze Antwort nur auf einem kleinen Teil des Tintenkleckses. Auch wenn die Antwort nicht zu dem ganzen Klecks paßt, wird er dennoch mit einbezogen, und die Testperson scheint sich darüber nicht klar zu sein und versucht auch nicht, die Antwort zu rechtfertigen (»Eine Klaue, ein Hummer«; Exner, 1993, S.171). Ein 10jähriges Mädchen (stationär) erklärte zu Karte I: »Ein Schaf, weil das Ohr so aussieht.« Beim Fabulieren wird die Antwort affektiv aufgeladen, und zwar in einer Weise, die der Tintenklecks nicht nahelegt. Eine 10jährige ambulante Patientin beschrieb Karte III als »eine wütende Frau«.

Analyse des Entwicklungsniveaus und projektives Testen

Im Rorschach-Test stoßen wir auf viele Antworten, die auf psychische Prozesse hinweisen, die bei Kindern und Erwachsenen ähnlich verlaufen, doch müssen sie der Entwicklungsstufe entsprechend interpretiert werden. Betrachten wir einmal die Reaktionen auf die Farbe des Tintenkleckses: Die Verwendung von Farben spiegelt den Umgang mit Emotionen und emotionalen Erfahrungen. Sehr junge Kinder mögen vielleicht nur die Farbe benennen. Geschieht das bei älteren Kindern (»Das ist Blut, es ist rot«), dann weist dieses Verhalten auf ein Defizit im Umgang mit Emotionen hin. Antworten, bei denen der Wahrnehmungsinhalt primär von der Farbe (Fb) bestimmt und die Form (F) als sekundär erlebt wird, deuten auf weniger eingeschränkten, jedoch flacheren Gefühlsausdruck hin (»Das ist ein Blatt, wegen der Farbe«: diese Antwort wird als FbF bewertet). Stärkere emotionale Kontrolle und tiefere Emotionen zeigen sich in Antworten, in denen sowohl die Form als auch die Farbe des Wahrnehmungsobjekts bei der Beschreibung Verwendung finden, die Form jedoch primär ist (»ein Schmetterling, weil es die Form eines Schmetterlings hat und rot ist.« = FFb). Wie nicht anders zu erwarten, kommen von gesunden Erwachsenen mindestens doppelt so viele FFb-Antworten wie FbF-Antworten. Für Kinder gilt das Gegenteil: Normalerweise geben sie mehr FbF-Antworten als FFb-Antworten. Gibt ein Kind mehr FFb- als FbF-Antworten, wobei es das normale Antwortmuster von Erwachsenen repliziert, dann liegt eine Tendenz zu gehemmter Emotionalität vor. Erwachsene empfinden solche Kinder vermutlich als angenehm und reif, doch mit Gleichaltrigen kommen diese Kinder nicht gut zurecht.

Auf die gleiche Weise können auch Antworten analysiert werden, die sich auf Bewegungen bzw. Handlungen von Menschen oder Tieren beziehen. Manchmal wird ein Mensch in einer Rorschachkarte gesehen, dem jedoch keine Bewegung zugeordnet wird, manchmal wird die Figur aktiv (springen, kämpfen, Begrüßung mit erhobenen Händen) oder passiv (schlafen) gesehen. Antworten, die sich auf sich bewegende Tiere beziehen (als BF bewertet) lauten etwa: »Ein Biber klettert auf einen Berg«; Bewegungen von Menschen (»Zwei Leute, die Essen kochen«, Bewertungsschlüssel: B=Bewegung) verweisen auf zahlreiche positive Züge bei der Ausnutzung der eigenen inneren Ressourcen wie beispielsweise Intellekt, Impulskontrolle und den Einsatz von Phantasie; diese Faktoren bedingen bedachtsamere und kreativere Reaktionen. Fehlen solche Antworten, dann ist dies ein Anlaß zur Besorgnis, und wenn darüber hinaus der Bereich der Form bei den B-Antworten nur gering ausgeprägt ist (B-), dann kann das durchaus ein Hinweis auf unbefriedigende zwischenmenschliche Beziehungen sein; dieses

Bild finden wir mit größerer Wahrscheinlichkeit bei Schizophrenen (Exner und Weiner, 1995). Die Zahl der B-Antworten, die bei Erwachsenen höher ist als bei Kindern, steigt im Verlauf der Kindheit an, dagegen werden Antworten, die Bewegungen von Tieren enthalten, mit dem Alter der Kinder seltener; wir nehmen an, daß hier eine weniger gut organisierte Vorstellung impliziert ist als bei den B-Antworten.

Schwartz und Eagle (1986) vertreten die Ansicht, daß Kinder erst ab dem 12. Lebensjahr Antworten geben, bei denen B und BF gleich häufig auftreten. Exner und Weiner (1995) berichtet über ähnliche Trends bei Prä-Adoleszenten: Er fand bei ihnen mehr BF- als B-Antworten. Campo (1988) berichtet, daß die Wahrscheinlichkeit für eine Anzahl ernstzunehmender Störungen um so größer ist, wenn Kinder in der Präpubertät mehr B-Antworten geben als BF. Ihrer Meinung nach ist es ein Zeichen schlechter Anpassung, wenn ein Kind sich der Abwehrmechanismen der Erwachsenen bedient; das Ergebnis kann ein Mangel an Flexibilität im Umgang mit Veränderungen sowie eine verfrühte Verfestigung der Charakterstruktur sein.

Projektives Material und Persönlichkeitsstruktur

Der Rorschach- und andere projektive Tests erfassen Persönlichkeitsprozesse; sie sind nicht dafür konzipiert, *DSM-IV*-Diagnosekategorien zu erfassen. Man sollte sie deshalb nicht dazu verwenden, einzelne, spezifische Hinweise für eine Achse-I- oder Achse-II-Diagnose zu suchen, weder bei Kindern noch bei Erwachsenen. Sie sind jedoch gut geeignet, viele der komplexen Charakteristika aufzuzeigen, die eine Persönlichkeitsstörung beschreiben, und aus dem Verhalten beim Rorschach-Test entsprechende Elemente zu erschließen; dies wurde für die Diagnose von Schizophrenie, Depression und Verhaltensstörung getan (Weiner, 1995b). In Verbindung mit den Ergebnissen der anderen projektiven Tests und denen der strukturierten kognitiven Tests können wir – dank der zahlreichen Hinweise, die sich durch die Fülle der Rorschach-Reaktionen ergeben – zuverlässige Aussagen über die Persönlichkeitsstruktur einer Testperson machen.

Kognitive Funktionsfähigkeit, Flexibilität und Widerstand

Kindern mit einer Persönlichkeitsstörung fällt es schwer, Einzelheiten genau wahrzunehmen; das gilt sowohl für ihre äußere Umwelt als auch für ihre innere Befindlichkeit. Mit ihrer verdrehten Sicht der Welt, an die sie sich klammern, halten sie ihre Ansichten und Einstellungen aufrecht; sie bannt die Angst und bewahrt die Kinder vor dem Gefühl des Überwältigtwerdens. Anzeichen von gestörter Realitätsprüfung, rigide Einstellungen und eine generell vereinfachte Schwarzweiß-Interpretation treten in projektivem Material häufig deutlich zutage. In Exners *Comprehensive System for the Rorschach* (1986) gehören zu den einschlägigen Strukturvariablen signifikant hohe Lambda-Werte (Übersimplifikation von Stimuli und Vermeidung von Nuancen und Komplexität), hohe X- oder Xu-Prozentsätze (verzerrte oder idiosynkratische Wahrnehmung) sowie ein signifikant diskrepantes Verhältnis der aktiven zu den passiven Bewegungen (rigide, unflexible Geisteshaltung). Auch in der Wiedergabe des Inhalts zeigt sich diese eingeschränkte Spontaneität: Es fehlen Reichhaltigkeit und Tiefe. Häufig absorbiert eine bestimmte Kategorie, beispielsweise Monster oder andere böswillige Kreaturen, die Aufmerksamkeit des Kindes. Verbales Material aus dem Rorschach, dem TAT oder dem Satzergänzungstest ist häufig knapp gehalten und oberflächlich; das Kind bemüht sich, nur solche Informationen zu geben, die sicher und konkret sind und nichts über Gedanken und Gefühle verraten.

Affekt

Bei persönlichkeitsgestörten Kindern ist die emotionale Entwicklung verkümmert, weil ihr beschränktes Repertoire an Fähigkeiten für den Umgang mit anderen ihnen keine wachstumsfördernden emotionalen Austauschmöglichkeiten bietet. Sie wollen emotionale Erfahrungen lieber kontrollieren und für sich behalten, weil sie den möglicherweise destabilisierenden Effekt auf ihre rigiden und deshalb fragilen Abwehrmechanismen und Ressourcen fürchten. Diese emotionale Verengung kommt im projektiven Material deutlich zum Ausdruck, und zwar darin, daß die Erwähnung eines intensiven Gefühls vermieden wird (minimaler Farbinhalt), ebenso auch in dem enggefaßten Bereich der Gefühlsbeschreibungen, der geringen Anzahl Antworten auf Karten mit dominierender Farbe (fehlende Bereitschaft, Affekte zu verarbeiten) sowie in der nicht kindgemäßen pseudoreifen Hemmung, spontane affektive Erfahrungen zu machen, die sich in der höheren Quote von Form-Antworten gegenüber Farb-Antworten zeigt.

Aggression, Wut und Gefühle der Entfremdung äußern sich sowohl in den strukturellen Merkmalen des Rorschach-Tests (erhöhte Quote von Raum-Antworten) als auch im Inhalt der Antworten (Themen: kämpfen, wegschleppen, verschlingen und essen). Bei der Untersuchung narzißtischer Kinder tauchten in den Rorschach-Protokollen der meisten Kinder oral aggressive Kreaturen wie etwa Drachen auf oder Figuren mit Waffen, Hörnern, Stacheln oder Gift. Ebenso gab es Hinweise auf eine sadistisch-lustvolle Ausbeutung anderer, ein

Merkmal narzißtischer und antisozialer Persönlichkeiten; schwächere Objekte waren der Gnade von stärkeren, bösen Figuren oder Kräften ausgeliefert. Die affektive Einstellung des Kindes zeigt sich darin, ob es sich mit dem Opfer oder dem Täter identifiziert. Statt angesichts solcher Bilder Kummer, Betroffenheit oder Unbehagen zum Ausdruck zu bringen, ist das narzißtische und/oder antisoziale Kind darüber belustigt.

Die affektive Verengung wird auch bei der Beschreibung der Aktivitäten zwischen den einzelnen Objekten der Rorschachkarte deutlich. Wird keine aggressive Interaktion beschrieben, dann ist sie bestenfalls gleichgerichtet, das heißt, es gibt keine Beteiligung und auch keinen wechselseitigen Austausch.

Interpersonales Verhalten – Selbst- und Fremdrepräsentanz

Die affektive Verengung und das Fehlen von Bezogenheit zeichnet sich auch in den Merkmalsclustern des Rorschach ab, die wir Coping Deficit Index (CDI) nennen. Positive CDI-Werte stellen wir bei Menschen fest, die unbeholfen oder bei interpersonalen Beziehungen chaotisch oder uneffektiv sind. Sie verfügen nicht über die notwendigen emotionalen Ressourcen und die Flexibilität, um den Anforderungen zwischenmenschlicher Beziehungen Genüge zu tun. Kinder mit einer Charakterstörung zeigen einen rigiden und enggefaßten Copingstil, der die Entwicklung intimer, unterstützender und wechselseitig befriedigender Beziehungen behindert. Da sie ganz allgemein eine verzerrte Wahrnehmung der Realität haben, die zu Fehlinterpretationen führt, beeinflußt diese Verzerrung auch ihre Wahrnehmung anderer Menschen und deren Handlungsmotive. Im Rorschach-Test überwiegen die quasi-menschlichen Figuren (z. B. Geister oder Feen), und bei menschlichen Figuren stehen Einzelheiten für die Gesamtfigur. Die Unfähigkeit, den eigenen Gefühlszustand und den anderer Menschen präzise wahrzunehmen, beeinträchtigt die Fähigkeit zur Empathie und das Verständnis für andere Menschen. Es kommt zu einer Schwarzweiß-Sicht ohne Feinabstufungen und zur Polarisierung der Menschen in gute und schlechte Karikaturen. Kinder mit einer Charakterstörung projizieren häufig ihre eigenen inakzeptablen Defizite, ihre Aggression und ihre Bedürftigkeit auf andere. Diese Kinder haben beim Rorschach ebenfalls positive Werte beim Hypervigilance Index (HVI). Das Hauptmerkmal des HVI ist ein konstanter Zustand innerer Bereitschaft und Wachsamkeit gegenüber Übergriffen von außen. Der eigene Bereich wird eifersüchtig bewacht, und die Motive anderer Menschen sind automatisch suspekt. Dieses Thema taucht auch im Inhalt der projektiven Geschichten und im Material des Satzergänzungstests auf.

Selbstwahrnehmung: Identität

Da die Erfahrungen mit anderen Menschen, die emotionale Anpassung und die kognitiven Funktionen insgesamt alle dahingehend organisiert sind, die unangepaßte Charakterstruktur aufrechtzuerhalten, wird die Erfahrung mit dem eigenen Selbst davon natürlich nicht ausgenommen. Ohne eine genaue Interpretation der Erfahrungen, ohne eine breite Palette an Gefühlen zur Wahrnehmung anderer und zu einer Reaktion auf sie bringt sich das Kind, ohne es zu wissen, um ein genaues, ausgewogenes und realitätskonformes Selbstbild.

Das Ergebnis eines solchermaßen verarmten Selbstbilds mit seinem ständigen Gefühl der Unzulänglichkeit im Vergleich zu anderen nimmt im projektiven Material unterschiedliche Formen an. Strukturell gesehen ist der Rorschach Egocentricity Index – ein Maß für die Konzentration auf das eigene Selbst – signifikant niedriger als erwartet. Verbreitet ist eine Erfahrung mit dem eigenen Selbst, die sich in morbiden Inhalten spiegelt, wo Dinge beschädigt, zerstört oder auseinandergenommen werden. Auch die höhere Quote an teil- oder pseudomenschlichen Wahrnehmungsinhalten im Rorschach-Test ist ein Hinweis darauf, daß die Selbstrepräsentation vermutlich auf Phantasien basiert und nicht die für diese Altersstufe zu erwartende Reife zeigt.

Manche Kinder mit Persönlichkeitsstörungen, vor allem mit antisozialen oder narzißtischen Störungen, versuchen, ihr schwach ausgeprägtes Selbstwertgefühl dadurch zu stützen, daß sie ihre guten Eigenschaften stark hervorheben, während sie alle negativen Eigenschaften externalisieren und auf andere projizieren. Bei einer Rorschach-Untersuchung mit narzißtischen Kindern ergab sich, daß die Zahl der Spiegelungen (Spiegelbilder oder im Wasser gespiegelte Gegenstände) höher war als bei der unauffälligen Vergleichspopulation. Im Rorschach-Test sind Spiegelungen empirisch korreliert mit einem aufgeblähten Selbstwertgefühl und, damit einhergehend, der Notwendigkeit, dieses aufgeblähte Selbst durch die Verleugnung von Mängeln und Defiziten zu bewahren und zu schützen. Paradoxerweise war der Egocentricity Index immer noch niedrig, obwohl die Anzahl der Spiegelungen in die Bewertung einging. Das Selbstgefühl der narzißtischen Kinder färbte auch den Inhalt: Grandiose, geschönte und idealisierte Bilder zeigten sich bei der Mehrzahl der Kinder, jedoch auch beschädigte Idole kamen häufig vor, etwa »Batman mit Löchern in den Flügeln«.

Auch der Satzergänzungstest liefert reichhaltiges Material zum Thema Selbst und Selbstwert. Viele Items erfordern Selbstreflexion, eine schwierige Aufgabe für Kinder mit verkümmertem Selbstbild. Manche Items wie etwa »Das Schlimmste, was ich je getan habe, war...« oder »Der größte Fehler, den ich je gemacht habe, war...« sind für diese Kinder besonders schwierig, weil ihnen im allgemeinen die Fähigkeit zur Selbstkritik fehlt. Ein antisozialer Junge antwortete, das Schlimmste, was er je getan habe, sei ein Tritt an den Kopf eines Fußballgegners während eines Spiels gewesen. Er fügte hinzu, der Junge habe das aber verdient, denn »er war zur falschen Zeit am falschen Ort«. Ein narzißtisches Kind antwortete: »Der größte Fehler, den ich je gemacht habe, war der, hierherzukommen und mit blöden Psychologen zu reden!« Solche Kinder geben lieber konventionell-oberflächliche oder konkrete Antworten, entweder um sich zu verteidigen oder weil sie sich selbst nicht gut genug kennen, um etwas Aussagekräftiges zu formulieren.

Wie nicht anders zu erwarten, sind bei Aufgaben, bei denen Geschichten erzählt werden müssen, Selbst- und Fremdbild ebenfalls oberflächlich. Im TAT und im KAT (Thematischer Apperzeptionstest für Kinder) decken die Geschichten Beziehungsparadigmen auf, die mit der Persönlichkeitsstörung des Kindes konsistent sind. Eine narzißtische Patientin beschrieb Figuren, die normalerweise als Mutter und Tochter erkannt werden, als eine Mutter mit ihrer Schwester, als ob sie ihrer Mutter den ihr zustehenden Platz wegnehmen und sie auf ihren eigenen Status herabsetzen wollte. Auch Machtbeziehungen, Besitzkontrolle und Herrschaft über die Kräfte des Bösen gehören zu den behandelten Themen, in denen das verkümmerte Selbst sichtbar wird.

Im Hinblick auf kognitive Reife liefert der Mann-Zeichen-Test Material, das die empirischen und klinischen Befunde bestätigt. Die wenig substantielle Welt des Selbst und der Objekte zeigt sich in Figuren, denen Unterscheidungsmerkmale fehlen, wie etwa geschlechtsspezifische Details, oder in mechanisch gezeichneten Figuren. Ein Patient zeichnete seine Familie zunächst als eine Sequenz von Köpfen, dann die Körper und die Glieder, zuletzt die Gesichtszüge. Seine Zeichnung wirkte wie Fließbandarbeit. Schlecht gezeichnete Figuren mit verschwenderisch verteiltem Schmuck, sorgfältigen Verzierungen oder anderen Verschönerungen erinnern dagegen an den Versuch, ein Minderwertigkeitsgefühl zu kompensieren.

Zusammenfassend kann man sagen, daß kognitive und affektive Aspekte sowie Aspekte des Selbst und der Beziehungsfähigkeit sehr deutlich im projektiven Material persönlichkeitsgestörter Kinder auftauchen. Zeichen mangelnder Flexibilität, ungenaue Wahrnehmung, unsichere emotionale Funktionen, Defizite im Beziehungsverhalten sowie ein schwaches, mangelhaftes Selbst werden sowohl im strukturellen als auch im inhaltlichen Bereich des Rorschach-Tests deutlich, ebenso in Tests, zu deren Aufgaben es gehört, Figuren zu zeichnen, Geschichten zu erzählen und unvollständige Sätze zu ergänzen. Diese Bemerkungen sollten als vorläufige Befunde gewertet werden, die durch die weitere Forschung evaluiert werden müssen. Das klinische wie auch das Forschungsmaterial sind konsistent mit den Theorien zu dieser Population; sie sind richtungsweisend für das Erkennen und Erfassen möglicher Persönlichkeitsstörungen bei Kindern.

3. Kapitel
Die neurotische Persönlichkeitsstruktur

Einführung

Die Persönlichkeitsstörungen, die im Neurose-Cluster zusammengefaßt sind, gehören zu den mildesten Störungen im Diagnosespektrum; bei dieser Art von Störung ist die Funktionsfähigkeit der Persönlichkeit nur geringfügig eingeschränkt. Bevor wir uns jedoch genauer mit den Besonderheiten dieser Störung befassen, wollen wir zwei Themen ansprechen, die im Zusammenhang mit dem Konzept des Neurose-Clusters und seiner Anwendung auf Kinder und Jugendliche stehen.

Zunächst gilt es zu unterscheiden, was das Symptom und was die Persönlichkeit ist. In der Literatur über Angststörungen wird beispielsweise die Angst als isoliertes Symptom gesehen, das beobachtet und behandelt wird. Es wird nur selten in Betracht gezogen, daß eine spezifische Angst in eine allgemein schlecht angepaßte Struktur zusammenhängender Persönlichkeitsfaktoren eingebettet sein könnte. Es fehlt ein umfassendes System zur Evaluation von Persönlichkeit, mit dessen Hilfe festgestellt werden könnte, ob das vorliegende Symptom tatsächlich ein isoliertes oder situationsbedingtes Phänomen ist oder ob es zu einer Matrix von rigidem Verhalten gehört; das ist eine signifikante Schwäche, die deutlich wird, wenn man sich mit dem Thema Forschung, Diagnose und Behandlung von Störungen bei Kindern auseinandersetzt.

Das zweite Thema betrifft die Tatsache, daß wir keine eindeutigen Aussagen darüber machen können, was wir im Rahmen einer normalen Entwicklung erwarten können, und dem, was eine atypische Variante darstellt.

Patienten, bei denen eine der vier neurotischen Persönlichkeitsstörungen – hysterische, zwanghafte, vermeidende und selbstschädigende (früher »masochistische«) Persönlichkeitsstörung – identifiziert wurde, sind sich in ihrer Charakterstruktur ähnlich. Deren Kennzeichen ist ein integriertes Selbstgefühl, das positive und negative Faktoren einschließt, ebenso die Fähigkeit, andere Menschen in ähnlich realistischer Weise wahrzunehmen, Angst auszuhalten, Impulskontrolle sowie ein integriertes, allerdings hartes Über-Ich (Gewissen) und die Befähigung, Beziehungen zu anderen aufzubauen, die nicht nur oberflächlich sind, sondern jedem Menschen seine Eigenart und Einzigartigkeit zugestehen können.

Stone (1993 a) weist darauf hin, daß alle vier Störungen noch eine weitere Gemeinsamkeit aufweisen, nämlich die Hemmung, sozial akzeptierte Impulse durchzusetzen. Dazu können Wut, Ärger, sexuelle und aggressive Gefühle gehören, die gegenüber anderen, wenn überhaupt, nur zögernd zum Ausdruck gebracht werden. Stone charakterisiert diese Hemmung als »ich-dystone Störung«, die, obwohl das Symptom in die Persönlichkeitsstruktur integriert ist, zu subjektivem Leiden führt. Der neurotische Patient neigt dazu, sich selbst Vorwürfe zu machen, wenn er auf Schwierigkeiten stößt, auch wenn es dafür in der Realität keine Grundlage gibt. Im Gegensatz dazu neigen Patienten mit narzißtischer, dissozialer und Borderline-Störung dazu, Tadel und Vorwürfe zu externalisieren.

Der neurotisch gestörte Mensch wird mit größerer Wahrscheinlichkeit therapeutische Hilfe suchen und besser auf die Behandlung ansprechen.

Hysterische (und histrionische) Persönlichkeitsstörungen

Definition

In der *DSM-IV*-Systematik ist die hysterische Persönlichkeit nicht als Kategorie aufgeführt, doch wir betrachten sie innerhalb der neurotischen Struktur als das Gegenstück zur histrionischen Persönlichkeit (die der Borderline-Organisation zugerechnet wird) und die das *DSM-IV* als »ein tiefgreifendes Muster übermäßiger Emotionalität oder Strebens nach Aufmerksamkeit« beschreibt. »Der Beginn liegt im frühen Erwachsenenalter, und die Störung zeigt sich in verschiedenen Situationen» (S. 743) und ist gekennzeichnet durch mindestens fünf der folgenden Kriterien:

- Der Patient fühlt sich unwohl in Situationen, in denen er nicht im Mittelpunkt der Aufmerksamkeit steht.
- Die Interaktion mit anderen ist oft durch ein unangemessen sexuell verführerisches oder provokantes Verhalten charakterisiert.
- Der Patient zeigt einen rasch wechselnden und oberflächlichen Gefühlsausdruck.
- Der Patient setzt durchweg seine körperliche Erscheinung ein, um die Aufmerksamkeit auf sich zu lenken.

- ☐ Der Patient hat einen übertrieben impressionistischen, wenig detaillierten Sprachstil.
- ☐ Der Patient neigt zu Selbstinszenierung, Theatralik und übertriebenem Gefühlsausdruck.
- ☐ Der Patient ist suggestibel, d. h. leicht beeinflußbar durch andere Personen oder Situationen.
- ☐ Der Patient interpretiert Beziehungen als verbindlicher, als sie tatsächlich sind.

Die Intensität dieser Merkmale und der Grad der Identitätsintegration sowie der Selbst- und Objektentwicklung (Horowitz, 1977) definieren ein Kontinuum, das der Schwere der Persönlichkeitsstörung entspricht. Die hysterische Persönlichkeit ist eine mildere Form der neurotischen Persönlichkeitsstruktur, während die histrionische Persönlichkeit die extreme Form darstellt und neben der gleichfalls Borderline-strukturierten narzißtischen, dissozialen und Borderline-Persönlichkeit zur Borderline-Organisation (O. Kernberg, 1992; Akhtar, 1992) gehört.

Die Inzidenz von hysterischen und histrionischen Persönlichkeitsstörungen bei Kindern und Jugendlichen ist nicht bekannt. In der Literatur über Kindheit finden sich auch nur wenige Hinweise (Metcalf, 1991).

Jeannie – eine Jugendliche mit hysterischer Persönlichkeitsstörung

Jeannie war 15, als sie einem der Autoren zur Behandlung überwiesen wurde. Zu Beginn sprachen sowohl Jeannie als auch ihre Eltern über ihre chronische Unzufriedenheit mit sich selbst, über ihre Spannung und ihre Wut sowie über ihre negative und überkritische Einstellung sich selbst gegenüber; zu diesen Gefühlen gehörte auch ein tiefer Groll gegen ihren Bruder, »der alles besser kann als ich«.

Jeannie war insgesamt eine durchaus gute Schülerin. Beim Theaterspielen, im Fremdsprachenunterricht und im Sport erbrachte sie ausgezeichnete Leistungen. Sie war das zweite von vier Geschwistern; ihre Eltern hatten beide das College besucht. Jeannie hatte viel Sehnsucht nach ihrem leiblichen Vater, den sie als kleines Kind durch die Scheidung ihrer Eltern verlor. Ihre Mutter hatte sich einige Jahre später wieder verheiratet, und Jeannie war ihrem Stiefvater gegenüber voll tiefer Ressentiments, ebenso gegenüber den Kindern aus dieser zweiten Ehe ihrer Mutter, einem Mädchen und einem Jungen, die 5 und 7 Jahre jünger waren als sie.

Jeannies Entwicklung: ein Überblick

Schwangerschaft und Geburt verliefen komplikationslos. Zur Zeit ihrer Geburt war die Ehe ihrer Eltern zerrüttet, und es kam zu heftigen Szenen. Ihre Mutter schildert Jeannie als gesundes, kräftiges und unkompliziertes Baby, das durch differenziertes Schreien sehr gut auf seine Bedürfnisse aufmerksam machte.

Jeannies Entwicklung vollzog sich innerhalb der Norm. Als sie zu sprechen begann, sprach sie deutlich; sie lernte früh lesen, indem sie sich selbst die Lautschrift beibrachte.

Weder in der Vorschule noch in der Grundschule gab es irgendwelche Probleme. Bei Eintritt in die Adoleszenz begann sie sich von ihrer Mutter zu distanzieren, und ihre Beziehungen zu Gleichaltrigen verschlechterten sich. Sie trat in Konkurrenz zu ihren Altersgenossen und Geschwistern und beklagte sich häufig darüber, von den Eltern im Vergleich zu den Brüdern zurückgesetzt zu werden. Obwohl sie insgesamt über eine gute Affektkontrolle zu verfügen schien, bekam sie heftige Wutanfälle, wenn etwas nicht nach ihrem Kopf ging.

Als Teenager war Jeannie streng, konventionell und prüde. Obwohl sie sich gelegentlich gern zur Schau stellte, indem sie im Bikini auf der Dachterrasse Sonnenbäder nahm oder enganliegende Sachen trug, regte sie sich auf, wenn die Jungen Bemerkungen über ihr Aussehen machten. Sie hatte einen Freund, den sie »eben wie einen Freund gern hatte«. Sie mochte es, wenn er sie in den Arm nahm, wies aber jeden anderen Ausdruck von Zuneigung zurück. Sie beklagte sich, er wolle sie nur »befummeln«, und machte sich Sorgen um ihren Ruf, der vielleicht ruiniert werden könnte, wenn sie »fest« mit ihm ginge.

Jeannies Beschreibung ihrer beiden Elternpaare war ziemlich allgemein gehalten und wenig spezifisch; am wenigsten deutlich war die Gestalt ihres Vaters. Sie hatte ständig Schwierigkeiten mit ihrer Familie und kam weder mit ihrer Mutter und ihrem Stiefvater noch mit ihrem Vater und ihrer Stiefmutter gut zurecht. In letzter Zeit hatte sie das Gefühl, keine engen Freunde zu haben.

Es fiel auf, daß sich Jeannie trotz ihres attraktiven Äußeren und ihrer gut entwickelten sekundären weiblichen Merkmale asexuell und wie eingefroren verhielt. Sie hatte sich in der Gewalt, sprach mit einer gewissen Bedachtsamkeit, wobei ihre Sprechweise dazu diente, viele Gedanken, die ihr beim Reden kommen mochten, zu unterdrücken. Darüber hinaus wählte sie verallgemeinernde Worte, die nicht spezifisch beschreibend waren.

Das folgende Material stammt aus den psychoanalytischen Sitzungen, die stattfanden, nachdem Jeannie zu einer intensiven, einsichtsorientierten psychoanalytischen Psychotherapie zu uns gekommen war. Es zeigt viele Merkmale einer hysterischen Persönlichkeitsstörung. Jeannies Kommentare unterstreichen ihr Gefühl der Frustration und ihre Enttäuschung über ihre Mutter und erklären ihre daraus resultierende Bedürftigkeit.

Die Faktoren, die zu Jeannies Gefühl beitrugen, die Mutter sei nicht verfügbar, müssen genauer erklärt werden. In Jeannies Fall bedeutete »die Mutter entbehren müssen«, daß die Mutter aufgrund ihrer Eheschwierigkeiten und der Scheidung emotional nicht ständig verfügbar war. Darüber hinaus zog die Mutter Jeannies Halbgeschwister vor. Dazu kam noch, daß wir es hier mit einer besonderen Art der Deprivation zu tun hatten, die darin bestand, daß die Mutter dazu neigte, die Beziehung zu ihrem Kind narzißtisch zu gestalten. Die Mutter erwartete von Jeannie, diese solle unter den gleichen psychosomatischen Beschwerden leiden wie sie selbst. Da die Mutter viele von Jeannies Kümmernissen zu antizipieren pflegte, wurde Jeannie bald völlig von ihrer Mutter abhängig, wenn sie ihre Gefühle ergründen wollte.

Somatisierungstendenzen

Nach einem spannungsgeladenen Besuch bei ihrem Vater und ihrer Stiefmutter begann Jeannie derart gelassen unangenehme Details zu berichten, daß der Therapeut – angesichts des Inhalts des Gesagten – überrascht war.

> »Auf der Rückfahrt fing mein Magen an, sich umzudrehen. Und ich hatte auch überall Flecken und Pickel, was sonst kaum einmal vorkommt – Magen, Herzbrennen, ziemlich heftig. Mein ganzes Gesicht war wie aufgebrochen, und ich fraß wie verrückt. Ich spüre auch Spannung im Kopf, leichte Kopfschmerzen, schreckliche, pochende Schmerzen im linken Auge. Es wurde besser, und dann wurde es schlimmer. Ich habe auch immer Spannungskopfschmerzen, wenn ich hier bin [in der Sitzung], und es geht weg, wenn ich hier rausgehe.«

Sexuelle Hemmungen und Schuldgefühle

Die Patientin brachte massive Hemmungen und Schuldgefühle zum Ausdruck wegen der sexuellen Gefühle, die sie sowohl gegenüber ihrem Freund als auch in der therapeutischen Situation empfand. Diese Gefühle wurden unterdrückt, und sie hatte während der Sitzung eine dissoziative Erfahrung.

Sie berichtete von ihren Ferien und sagte: »Da sind ein paar Dinge passiert, über die ich nicht gerne nachdenke. Tom und ich gingen in unseren sexuellen

Experimenten etwas weiter, und das bedaure ich. Ich mag gar nicht daran denken.« Jeannie sagte, ihr Freund sei darüber sehr glücklich, sie dagegen bedaure das und sei völlig durcheinander. Sie sprach über das Petting mit ihrem Freund, daß sie es genossen habe, aber auch Angst vor Kontrollverlust habe. Dann begann sie einen Traum zu beschreiben:

»Es war ganz seltsam und beunruhigend. Da waren auch noch andere Leute. Sie und ich waren in der Bücherei, und ich wartete darauf, daß Sie hereinkommen. Sie waren mit einem anderen Patienten in einem anderen Raum. Ich begann, im Raum herumzuschnüffeln. Mitten im Zimmer lag ein großes blaues Buch – ein Nachschlagewerk für Ärzte. Ich suchte nach Medikamenten für den Magen. Ich wollte eigentlich ... statt dessen entdeckte ich, daß es ein Buch über Krankheiten war. Wir versuchten herauszufinden, worin meine Krankheit bestand. Es war sehr merkwürdig. Sie blätterten die Seiten um und lasen mir die Symptome vor – exzessives Essen, Schlaflosigkeit –, und es klang so, wie Sie es immer sagen. Da stand ein hellbrauner Stuhl. Wir suchten nach meiner Krankheit. Die Symptome, die meinen Zustand beschrieben, waren gräßlich.«

Jeannie konnte erkennen, daß es eine Verbindung zwischen den sexuellen Erfahrungen mit ihrem Freund und ihrer Angst vor Bestrafung gab, die in der Angst vor der schrecklichen Krankheit in ihrem Traum zum Ausdruck kam.

Jeannies dissoziativer Zustand

Jeannie beschrieb, welche Probleme sie beim Petting mit ihrem Freund hatte, und sagte dann:

»Komisch, ich wußte nicht, was ich von unseren Sitzungen halten sollte. Letztes Mal fühlte ich mich, als wäre ich in Trance. Ich hatte das Gefühl, ich hätte mir in Trance selber zugehört. Als ich wieder da war, war ich verwirrt und verlegen, wußte nicht recht, was Sie wohl dazu sagen würden. Ich fühlte mich immer noch ein bißchen wie im Weltraum – und ängstlich. Während ich sprach, überfiel mich eine Welle starker Gefühle, ich war ganz durcheinander, war das wie eine Empfindung? Es kam so plötzlich, eine Riesenwelle kam heftig über mich. Ich wollte lachen und weinen, vor allem im Kopf, glaube ich. Wie meine Vorstellung von etwas, das sehr weit und leer ist – ganz sonderbar und schwer zu beschreiben. Als Sie [während ich den Traum beschrieb] dieses Buch durchgeblättert haben, um herauszufinden, welche Krankheit ich habe, da fühlte ich mich sehr sonderbar, schwindelig und schwach, so als ob ich weinen müßte. Ich war in Trance, aber ich habe weitergeredet; als ich den Traum zu Ende erzählt hatte, habe ich immer weiter geredet. Habe ich mir das alles ausgedacht...?«

Die Therapeutin fragte, ob das so ähnlich sei wie bei der Sache mit Tom, die sie auch nicht beschreiben könne. Jeannie sagte, ja, es sei so ähnlich, es gehe ihr gar nicht gut damit.

»Ich fühlte mich wie seekrank. Und gleichzeitig bedaure ich es auch, denn jetzt hat er eine Kontrolle über mich, die er vorher nicht hatte. Ich habe einen Groll gegen Männer ganz allgemein. Mir war auch so, als würde ich ohnmächtig. Das wäre gut, denn dann würde ich nicht die Kontrolle verlieren oder sonstwas machen. Er schmuste und knutschte eine ganze Weile, aber dann wollte er mich zum Höhepunkt bringen. Hätte ich ihm gesagt, wie es mir geht, dann hätte er mehr Macht über mich gehabt, als mir lieb ist. Ich mochte ihm nicht das Gefühl geben, daß er mir mehr bedeutet, als er mir tatsächlich bedeutet, denn dann würde er sich toll fühlen. Er sollte auch nicht glauben, er sei so toll für mich. Er sollte sich vorstellen, daß das alles von mir ausgeht. Ich merke, ich kann das jetzt nicht lösen, aber irgendwie macht das auch nichts. Ich habe jetzt Kopfschmerzen gekriegt, mein Kopf fühlt sich an, als wolle er zerspringen, so wie wenn ich hier weggehe. Ich glaube, es wird mir leid tun, dieses Thema angeschnitten zu haben.«

Jeannies kognitiver Stil zeigt sich in dem Fragment einer Beschreibung ihrer subjektiven Erfahrungen in den Sitzungen, die sie einige Wochen später gibt:

»Ich bin die ganze Zeit ziemlich angespannt. Ich habe auch das Gefühl, daß ich nie begreife, wovon gesprochen wird [und das trotz der Tatsache, daß sie eine sehr gute Schülerin ist]. Bei manchen Menschen bin ich entspannter, aber ich muß dafür sorgen, daß die Leute mich mögen. Mit Freunden ist es manchmal schwieriger. Da ist es wichtiger, daß sie mich als angenehm erleben. (Seufzer) Normalerweise ist es so, daß ich mich fast die ganze Zeit wie eine Fälschung fühle. Manchmal denke ich, Freunde mögen einen für das, was man wirklich ist, aber die Person, die ich vorgebe zu sein, die gibt es nicht.

Alles, was ich anfange, verpufft irgendwie, und in der Schule tue ich auch nicht mehr viel. Mein ältester Bruder, der hat seine Interessen über Jahre hinweg beibehalten, und jetzt ist er ein guter Saxophonspieler.

Ich habe alles in mir, aber ich glaube, ich kann gar nichts damit anfangen. Ich weiß, ich habe alle möglichen guten Anlagen, aber ich lese nicht genug. Ich denke nicht genug. Ich könnte eine gute Musikerin sein. Aber ich habe nichts mit meinen Talenten gemacht. Das ist, als hätte man sie gar nicht.«

Im Verlauf der Behandlung kam Jeannie in Kontakt mit ihrer Depression und mit dem diffusen Gefühl, daß ihr etwas fehlt, mit der tiefverwurzelten Wahrnehmung, daß sie als Mädchen ein unvollständiges Geschöpf ist. Sie stellte sich auch ihrem Gefühl des Neids auf Männer.

Tina: ein Kind mit hysterischer Persönlichkeitsstörung

Der Fall der sechsjährigen Tina hat trotz des großen Altersunterschieds einige überraschende Ähnlichkeiten mit der hysterischen Persönlichkeit, wie sie in Jeannies Fall beschrieben wurde.

Tinas Eltern suchten die Therapeutin auf, weil sie das Gefühl hatten, ihre Tochter brauche therapeutische Behandlung. Tina hatte auf die Geburt ihres zwei Jahre jüngeren Bruders extrem negativ reagiert. Sie fühlte sich von seiner Anwesenheit erdrückt, sie foppte und ärgerte ihn. Als sie zum erstenmal sah, wie ihr kleiner Bruder gewickelt wurde, rief sie von der Türschwelle aus: »Was ist das denn?« Ihre Funktionsfähigkeit hatte sich insgesamt verschlechtert. Sie verlangte, daß man Dinge für sie erledigte oder ihr gab, was sie verlangte, und ganz gleich, wieviel ihre Eltern für sie taten, Tina hatte nie den Eindruck, es sei ausreichend.

Mit anderen Kindern kam sie nicht gut zurecht. Sie nahm zwar Kontakt auf, doch kurze Zeit später gelang es ihr immer, alle Kinder aus ihrer Altersgruppe gegen sich aufzubringen. Mit acht Mädchen aus ihrer Klasse war das so gewesen, und niemand wollte mehr neben ihr sitzen. Die Lehrerin mußte ein Kind überreden, sich neben sie zu setzen, doch dieses Kind begann bald, Tina zu hassen.

Es war etwas Getriebenes in Tina. Zu Beginn konnte sie sehr nett zu anderen Kindern sein, doch dann ließ sie sie bald spüren, daß sie alles besser könne und daß die Kinder dumm seien. Oft sagte sie zu einem Kind, das etwas gegen ihren Willen tat: »Das ist nicht richtig, du Dummkopf.« Es war wie ein Zwang in ihr, andere Kinder zu reizen. Sie weigerte sich, ihre Spielsachen mit anderen zu teilen. Sie wünschte sich so sehr, Freunde zu haben, aber die Kinder lehnten sie ab. Ihr einziger Freund war ein Junge, der ihre provokative Art aushielt, weil es ihm anscheinend nichts ausmachte. Ihrem Bruder gegenüber verhielt sie sich außerordentlich feindselig. Sie reizte ihn, und wenn er seine

Freunde mit nach Hause brachte, stachelte sie diese auf, sich gegen ihren Bruder zu stellen: »Seht ihr den kleinen Jungen da? Den lassen wir nicht rein, den wollen wir verhauen.« Obgleich sie sich ihren Eltern gegenüber besser benahm, wenn ihr Bruder nicht dabei war, blieb ihr Benehmen doch weiterhin sehr unerfreulich. In letzter Zeit war es noch schlechter geworden.

In der Schule war sie gut im Lesen, doch ihr Pult war einziges Chaos, und sie verlor ständig ihre Stifte. Sie hatte keinerlei Verantwortungsgefühl. Obgleich sie gelegentlich ein bißchen Kreativität an den Tag legte, gab sie sich doch keinerlei Mühe und galt in der Klasse als schwankend in ihren Leistungen. Ständig verlor sie irgend etwas: die Bücher aus der Schulbibliothek, ihr Milchgeld oder ihr Notizbuch. Als sie noch in den Kindergarten ging, hatten die Erzieherinnen Tina als prächtiges, kreatives Mädchen geschildert, das allerdings anderen Kindern gegenüber ein bißchen schüchtern sei. Doch gegen Ende der Kindergartenzeit begann sie sich zurückzuziehen, so als ob irgend etwas sie belaste.

In den Konsultationsgesprächen berichteten die Eltern wiederholt, Tina sei nie zufrieden. Ihre orale Bedürftigkeit verdarb ihr sogar an ihrem Geburtstag die Stimmung, weil sie glaubte, nicht genug zu bekommen oder nur gleich viel wie die anderen. Sie aß gierig. Sie füllte ihren Teller auf, auch wenn dieser noch lange nicht leer war.

Vorgeschichte: Schwangerschaft und Geburt waren nach Aussage der Eltern normal verlaufen. Bei der Geburt wog Tina 3100 g. Sie war ein prächtiges Baby, sie war aktiv und reagierte gut. Sie wurde zwei Monate lang gestillt, doch nahm sie nicht genug zu. In ihrem ersten Lebensjahr wurde sie alle vier Stunden gefüttert.

Tinas Sprachentwicklung kam früh, und mit zwei Jahren konnte sie bereits längere Sätze sprechen und ein Gespräch führen.

Im Verlauf der diagnostischen Evaluation zeichnete sie sich selbst wesentlich größer als ihre Eltern und vor allem größer als ihren Bruder. Für ihre Zeichnung nahm sie zwei große Blätter und zeichnete sich selbst fast 50 cm hoch. Ihren Bruder dagegen zeichnete sie als fragmentarisches Strichmännchen ohne Arme und Hände und nur ungefähr 5 cm groß.

Beide Eltern waren berufstätig. Als die Therapeutin Tina kennenlernte, war sie durchschnittlich groß, hatte große blaue Augen und honigblondes Haar. Sie kleidete sich wenig attraktiv und bewegte sich so, daß sie keine Aufmerksamkeit auf sich zog. Sie ließ die Schultern trübselig hängen. Um sie lag eine Aura von Leiden, die die Therapeutin an eine Miniatur-Madonna denken ließ. Häufig schleifte sie beim Betreten des Raums einen langen bunten Schal hinter sich her. Sie legte ihn sich um und sah dann aus wie eine Salondame mit Stola. Sie war praktisch in allen Bereichen ihres Lebens unglücklich.

Gegen Ende ihres ersten Behandlungsjahrs malte Tina einmal eine Blume. Dann malte sie noch eine Blume, und nach und nach verwandelte sich diese Blume in ein unordentliches, bräunliches Gebilde. Mit einer dritten Blume verfuhr sie ebenso. Dann begann sie ihre Hände und Ellbogen anzumalen. An diesem Punkt kommentierte die Therapeutin ihr Tun und sagte, Tina finde sich vielleicht manchmal selbst gut – so wie die hübsche Blume –, aber vielleicht denke sie dann daran, daß sie etwas getan habe, mit dem sie sich schlecht und liederlich vorkam, so wie das braune Zeug, mit dem sie sich vollgeschmiert hatte.

Tina hatte es bislang konsequent vermieden, über Masturbation zu sprechen. Jetzt, an diesem Punkt, erwähnte die Therapeutin dieses vermiedene Thema und sagte, vielleicht sei da etwas, das macht, daß sie sich so schmutzig und so schlecht fühlt, vielleicht so etwas wie mit ihrem Geschlechtsteil spielen, sich reiben oder sich berühren. Nina schaute die Therapeutin erstaunt an und sagte: »Nein, ich tue das nie. Mein Bruder macht das, er zieht feste an seinem Penis und tut sich weh. Das macht er die ganze Zeit, sogar im Konzert.« Sie fügte hinzu: »Ich gucke echt gern dabei zu.« Die Therapeutin wies darauf hin, daß Tina ihr nie etwas davon gesagt habe – vielleicht, weil sie glaubte, das sei etwas sehr Böses, das man nicht tun und über das man auch nicht sprechen dürfe. Tina erwiderte, daß in der Schule niemand so etwas tue. »Wenn ich zur Toilette gehe, dann mache ich es, und es tut sehr weh, es tut echt weh. Ich bin die einzige in der Schule, die das macht.« Dann sprachen Tina und die Therapeutin darüber, wie schwierig das sein mußte, und weil sie ja nicht wüßte, ob andere Jungen oder Mädchen das auch machten, würde sie sich noch schlechter vorkommen.

Daraufhin begann Tina, sich mit Hilfe eines Taschenspiegels, den die Therapeutin in ihrem Büro hatte, sich ein Clownsgesicht zu malen. Sie malte sich einen großen roten Mund und schmierte dann wieder braune Farbe über ihr ganzes Gesicht; damit brachte sie zum Ausdruck, daß sie sich wegen ihres Masturbierens für schmutzig hielt.

Sie begann ein Buch zum Thema »Wie entsteht ein Kind?« zu lesen. Mit beträchtlichem Interesse betrachtete sie die Zeichnungen von Blumen und Hundebabys, aber als die Beispiele von Menschen handelten, klappte sie das Buch eilig zu und sagte, das wisse sie alles schon, weil sie es im Fernsehen gesehen habe. Als sie sah, wie der Hahn auf der Henne hockte, sagte sie ungläubig: »Aber so können die das doch nicht machen«. Dann fügte sie hinzu, sie wisse nicht, wie das bei Menschen sei, denn sie hatte es nicht gesehen. In der Fernsehshow war eine richtige Frau gewesen. Die hatte ein Adoptivkind. Aber sie, Tina, sei kein Adoptivkind. Sie drückte die universelle Angstphantasie vor dem zerstörerischen Penis aus, daher kam ihre Verleugnung des Geschlechtsaktes.

Ihre jeweils spezifische Beziehung zum Vater (verführerisch) und zur Mutter (abhängig) zeigte sich im Ritual des Gute-Nacht-Sagens. Tina hatte eine spezielle Art, ihren Eltern Gute Nacht zu sagen. Ihren Vater küßte sie auf den Mund, bei ihrer Mutter klagte sie über Schmerzen und Nöte. Sie selbst äußerte dazu, daß sie sich gern mit ihrer Mutter unterhalte, ihrem Vater aber nichts zu erzählen habe. In dem Maße, wie ihre Autonomie zunahm, ließ sie diese Rituale fallen und war mehr mit Gleichaltrigen und mit einem Freund beschäftigt. Sie bearbeitete ihre Angst vor Neid auf Jungen, ihre ödipale Rivalität mit ihrer Mutter, ebenso auch ihre Konflikte und Schuldgefühle wegen ihrer masturbatorischen Aktivitäten.

Pat – ein achtjähriges Mädchen mit histrionischer Persönlichkeit und narzißtischen Zügen

Pat wurde im Alter von 8 Jahren für eine Evaluation ihrer emotionalen und kognitiven Funktionen überwiesen; dabei wurden der HAWIK-R, die Achenbach Child Behavior Checklist, der Rorschach-Test, der Mann-Zeichen-Test, der Satzergänzungstest sowie der TAT verwendet. Die psychologischen Tests erbrachten das deutliche Bild eines Kindes, dessen histrionische Persönlichkeit mit den narzißtischen Zügen sie in den Bereich der schwereren Fälle des hysterischen Spektrums verwiesen.

Pat befindet sich zur Zeit in Behandlung. Ihr Therapeut beschreibt sie als eine Patientin, die eine ständige Herausforderung darstellt. Sie zeigt ihre Gefühle nicht und läßt sich nicht leicht auf irgend etwas ein. Pats Eltern und ihre Stiefmutter machen sich Sorgen wegen Pats Pseudo-Frühreife: Sie führt sich auf wie eine Erwachsene und will alles tun, was die Erwachsenen tun. Sie fühlt sich berechtigt, die Spiele, Aktivitäten und Gespräche anderer zu kontrollieren und zu manipulieren; sie ist manchmal aufdringlich, und sie möchte entscheiden, was ihre Mutter anziehen darf. Ihre geschiedene Mutter hat ein Verhältnis mit einem Mann, auf das Pat mit eifersüchtiger Feindseligkeit reagiert. Pat möchte auch einen Freund haben. Ein weiterer Grund zur Sorge ist die Tatsache, daß Pat keinerlei Rücksicht auf andere nimmt, sowie ihre scheinbare Gleichgültigkeit gegenüber Strafen für ihr ungezogenes Verhalten: Sie lernt nicht aus ihren Fehlern und zeigt auch keine Schuldgefühle. Schließlich sei noch erwähnt, daß Pat, wenn sie trostbedürftig ist, am Daumen lutscht und ihren »Boppel«, ein Stück Stoff von einem Kleid ihrer Mutter, haben will.

Zuerst war Pat ohne Zögern umgänglich und gesprächig. Sie zeigte dem Testleiter, was sie in ihrem Rucksack hatte, und schwatzte mit künstlich hoher Stimme drauflos. Sie teilte mit, daß ihr Name ihr nicht gefiel und daß sie lieber Mary oder Karen genannt würde. Wurde sie nach Problemen oder Schwierigkeiten gefragt, die sie in ihrem Leben hätte, dann beklagte sie sich über andere Menschen, die zu ihrem Umfeld gehörten.

Sie behauptete, daß Peter, der Freund ihrer Mutter, sie »auf Hawaii gewürgt« hätte, als er ihr nicht erlaubte, sich ein Kleenex zu holen; ähnliche Ressentiments zeigte sie, als sie berichtete, daß er ihrer Mutter Blumen zum Geburtstag geschickt hatte, ihr selbst aber nicht. Pat fügte hinzu, sie hätte von einem Mädchen gehört, das mit ihrem Stiefvater Geschlechtsverkehr hätte, und brachte ihre Eifersucht darüber zum Ausdruck, daß ihre Mutter mit Peter Geschlechtsverkehr hatte; sie sagte, sie wünsche sich auch einen Freund und wolle auch mit ihm Geschlechtsverkehr haben. Auf die Frage, ob sie denn wisse, was »Geschlechtsverkehr« bedeute, erwiderte sie, das sei »zu eklig«, als daß man darüber sprechen könne. Sie behauptete, alles wäre besser, wenn sie schon ein Teenager wäre und ein eigenes Auto hätte; sie beklagte sich auch, Peter sei zu gemein und zu grob. Die ganze Zeit, während sie sprach, stützte sie sich mit den Füßen am Stuhl ab, lutschte am Daumen und drückte den »Boppel« an sich, den sie aus dem Rucksack genommen hatte.

Bei den kognitiven Tests zeigte sich Pat kooperativ, doch auf die weniger eindeutigen projektiven Tests, bei denen persönliche Gedanken und Gefühle gefragt waren, reagierte sie mit wachsender Irritation. Als sie sich offensichtlich vom Testmaterial bedroht fühlte, begann sie, den Testleiter offen abzuwerten, und drückte in ihrem Verhalten Widerstand aus. Bei einem der projektiven Tests spielte sie mit einem Softball und machte auch weiter, nachdem sie aufgefordert worden war, das zu unterlassen; erst als sie mit dem Ball eine Uhr umgeworfen hatte, hörte sie auf, zeigte sich jedoch nicht betroffen von dem, was sie getan hatte.

Bei der dritten und letzten Sitzung war Pat abweisend; sie verlangte, an der Auswertungssitzung teilzunehmen. Gleichzeitig behauptete sie, sie wolle nie wieder herkommen und den Testleiter nie wieder sehen. Als man ihr dieses Verhalten spiegelte, speziell ihre Schwierigkeiten mit Fragen darüber, wie sie sich selbst erlebte, bestand ihre Reaktion darin, noch ärgerlicher zu werden und in trotziges Schweigen zu versinken. Trotz dieser Schwierigkeiten hatte die Patientin signifikante Aspekte ihres Persönlichkeitsstils, ihrer Verarbeitungsmöglichkeiten, ihrer Defizite und ihrer Probleme vermittelt.

Mutter, Vater und Stiefmutter füllten unabhängig voneinander die Achenbach Child Behavior Checklist (CBCL) aus. Die drei daraus resultierenden Profile zeigten eine deutliche Übereinstimmung mit den Kriterien einer Borderline-Pathologie im Delinquent Behavior Index. Lügen, Schummeln, fehlende Schuldgefühle und ständiges Nachdenken über alles, was mit Sexualität zusammenhängt, gehörten zu den angekreuzten Items. Der Vater verwies auch auf aggressives Verhalten auf klinischem Borderline-Niveau. Generell beschrieb die Mutter Pat in sämtlichen anderen Skalen hinweg als genau durchschnittlich, während Vater und Stiefmutter sie als ein zurückgezogenes, mißtrauisches Kind mit sozialen Problemen und dem Bedürfnis, perfekt zu sein, beschrieben.

Pats kompletter IQ-Wert von 122 (Verbalteil: 128; Handlungsteil: 111) plazierte sie im oberen Teil der Skala. Bei einem Test über abstraktes Denken erreichte sie die höchstmögliche Punktzahl; ebenso zeigte sie ein hohes Niveau in den Bereichen »Allgemeines Verständnis« und »Allgemeines Wissen«. Erstaunlicherweise erreichte sie ihren niedrigsten Wert in einem Wortschatz-Test, dem Untertest, der am häufigsten mit allgemeiner Intelligenz korreliert. Dieser Befund verweist darauf, daß die Fähigkeiten der Patientin, Gedanken auszudrücken, nicht so gut entwickelt sind wie ihre Denkfähigkeit (was auf einen kognitiven Nivellierer-Stil schließen läßt).

Beim Bildergänzungstest – einer Aufgabe, die die Fähigkeit zur Unterscheidung zwischen wichtigen und unwichtigen Details erfordert – war Pats Durchschnittswert angesichts ihres durchgehend hohen intellektuellen Niveaus besonders auffällig. Beim Versuch, Probleme zu lösen, läßt sie Einzelheiten aus oder interpretiert sie falsch; der Grund dafür mag zumindest teilweise in ihrer Art liegen, wie sie an Probleme herangeht: Selbst wenn sie darauf hingewiesen wurde, daß bei jedem Bild etwas Wichtiges fehle, zog sie es vor, darauf zu bestehen, daß nichts fehlt, als zuzugeben, daß sie nicht wußte, was fehlt. Nachdem sie mehrere richtige Antworten gegeben hatte, fragte sie plötzlich: »Fehlt bei allen diesen Bildern etwas?« Bei einem anderen Test, zu dem auch das Zusammenlegen eines Puzzles gehörte, setzte sie die Teile falsch zusammen und erklärte dann, daß das Teil, das sich nicht einfügen ließ, »nicht dazugehört«.

Statt Schwierigkeiten einzugestehen oder sich mehr Mühe zu geben, entschied die Patientin, daß der Testleiter entweder unrecht hatte oder versuchte, sie auszutricksen. Nachdem sie eine Reihe von Labyrinthen vervollständigt hatte, bemerkte sie: »Die Dinger haben versucht, mich auszutricksen, und sie haben's geschafft«, wobei sie konsequent ihre eigenen impulsiven Fehler übersah, ebenso wie die Probleme, die sie bei der zielorientierten Planung ihres Vorgehens hatte. Pats Fähigkeit, eine Aufgabe zu erfassen und zu lösen, wird mehr durch diese Einstellung beeinträchtigt als durch ein Aufmerksamkeitsdefizit. Auf dem Freedom from Distractibility Index erreichte Pat einen Wert von 124, also deutlich über dem Durchschnitt von 100.

Selbst in dem hochstrukturierten objektiven Testmaterial des Intelligenztests zeigten sich deutlich zwei Faktoren des Persönlichkeits- und Denkstils der Patientin. Bei zwei Gelegenheiten versuchte sie, die Regeln zu unterlaufen, indem sie fragte: »Kann ich das eben noch fertigmachen?«, als die Zeit für die Kodierungsaufgabe verstrichen war (sie nahm mit deutlichem Unwillen zur Kenntnis, daß das Zeitlimit unverändert blieb); als die Zeit verstrichen war, änderte sie die Reihenfolge der Karten wieder, die sie gerade geordnet hatte.

Das Gefühl, daß Regeln für sie nicht gelten, wurde auch in einer der Geschichten deutlich, die sie erzählte, als es um das Bilderlegen ging. In der konventionellen Antwort geht es um einen Jungen, der von seiner Mutter gebeten wird, einen Baum zu pflanzen; bei dieser Tätigkeit findet er einen Wurm und verschwindet, um angeln zu gehen. Entgegen ihrer sonstigen Gewohnheit, delinquente Gedanken nicht hervorzuheben, entschied Pat hier, daß der Junge zuerst angeln geht, dann aber heimkommt und seiner Mutter hilft. Ähnlich verhielt sie sich, als sie gefragt wurde, was man tun muß, wenn man eine Brieftasche in einem Laden findet. Sie wiederholt immer wieder: »Und nimm nicht das Geld heraus«, als ob sie diese Entscheidung gegen andere Impulse verstärken müßte.

Gelegentlich zeigte Pat Beispiele von verdrehtem Denken. Beim kognitiven Test brachte sie nur ein einziges derartiges Beispiel: Was macht der Magen? Sie antwortete: »Er zerkleinert dein Essen... oh-oh, nicht die Gesundheit! Wenn er verdaut, geht es in den Magen und dann in die Drüsen.« Als sie befragt wurde, war sie unsicher, was Drüsen eigentlich seien. Weitere Beispiele ergaben sich, als die Tests zunehmend unstrukturierter und doppeldeutiger wurden. Pats Rorschach-Reaktionen wiesen auf massive Denkstörungen hin, vor allem wenn man ihre präzise Wahrnehmung und deren Interpretation in Betracht zieht.

Neben dieser Denkstörung zeigten sich in Pats Rorschach-Antworten Hinweise auf massive interpersonale Schwierigkeiten, tiefgreifende emotionale Beeinträchtigungen und eine Haltung übermäßiger Anspannung. Die Patientin war ständig auf der Hut vor böswilligen Motiven und Mächten in ihrer Umgebung. Die Kernpersönlichkeit, die ihren emotionalen, kognitiven und interpersonalen Erfahrungen die affektive Färbung verlieh, war ein fragiles, beschädigtes Selbst, das um jeden Preis gestützt und mit narzißtischen Abwehrstrategien geschützt werden mußte.

Pats Fähigkeit, eine Situation genau zu interpretieren, ist zeitweise sehr eingeschränkt, vor allem im Bereich interpersonaler Beziehungen. Da sie anderen mißtraut, besteht ihr primärer Problemlösestil darin, niemanden außer sich selbst um Rat zu fragen; sie ist behindert durch ihre Unfähigkeit, interne oder externe Signale korrekt zu lesen oder ihre Eindrücke mit Hilfe eines anderen

Menschen zu überprüfen. Darüber hinaus versucht sie, bei ihren Beschlüssen Emotionen zu vermeiden und nicht mit einzubeziehen. Gefühle werden in einem für ihr Alter untypischen Ausmaß an der Peripherie gehalten. Hat sie sich einmal entschieden, dann behält sie ihre Ansicht (ob richtig oder falsch) stur bei und ist nicht imstande, ihre Ansicht zu ändern oder die Dinge aus der Perspektive anderer Menschen zu sehen.

Pat kann die Realität signifikant verzerren. Der Rorschach-Test enthält zahlreiche Beispiele für willkürliche, inkongruente Kombinationen, die mit Denkstörungen assoziiert werden. Ihr erster Wahrnehmungsinhalt war beispielsweise ein furchterregender Mann mit Hörnern und »Gewehren, die schießen, in seinem Kopf«. Dieses gemeinsame Auftreten von Belebtem und Unbelebtem in einem einzelnen Objekt weist auf eine Nichtbeachtung konventioneller Grenzen hin sowie auf eine Vertrautheit mit bizarren Phantasien. In der folgenden Antwort zeigt sich die kognitive Verwirrung: »Das könnte Ohio sein..., nein, egal... die ganze Welt... die Vereinigten Staaten... Ist Florida die Vereinigten Staaten? Aber das ist nicht Florida, Sie können das ausstreichen.«

Legt man Pat einen strukturierten Intelligenztest vor, dann kann sie eine völlig intakte Vorführung bieten. Sie achtet auf Konventionen, und bis zu dem Augenblick, wo sie durch eine für sie inakzeptable Anforderung unter Druck gerät, kann sie durchaus angemessene Antworten geben. Sie spürt es, wenn sie sich bedroht fühlen könnte (wenn sie z. B. zur Ordnung gerufen oder kritisiert wird, nicht mehr im Mittelpunkt steht oder ihre Bedürfnisse nicht sofort erfüllt werden). Dann wird sie mit großer Wahrscheinlichkeit wütend, aufsässig und ablehnend, wodurch ihre Fähigkeit, andere und sich selbst genau wahrzunehmen, noch weiter schwindet.

Aus dem Inhalt des Rorschach-Tests sowie aus den anderen projektiven Tests, aber auch aus Pats Reaktionen auf die Testsituation geht deutlich hervor, daß die Patientin mehr Verwirrung und weniger Struktur zeigt, wenn es um ihre Affekte geht. Ihre Bedürfnisse werden zu ihrer Realität. Als sie zum Beispiel gefragt wurde, wieso der Tintenklecks wie eine Eistüte aussehe, gab sie zur Antwort: »Weil ich jetzt Appetit auf Eis habe!« Die Patientin fühlte sich von der Testsituation zunehmend gestört, sie bezeichnete den Rorschach abfällig als »langweilig« und drückte die Hoffnung aus, bald damit fertig zu sein, damit sie nicht mehr herkommen müsse und endlich ein bißchen Spaß haben könne.

Pats Wut und Abwertung verbergen nur unvollkommen, wie verletzlich, inkompetent und erfolglos sie sich fühlt, sobald sie die Ebene der Wahrnehmung verläßt. Sie kämpft mit einer Mischung aus Angst und Leere, die sie dadurch zu füllen versucht, daß sie von anderen fordert und verlangt, was sie braucht; dabei beobachtet sie ihre Abhängigkeit voll Argwohn (z. B. ihren Wunsch, erwachsen zu sein und nichts mehr von ihren Eltern zu brauchen). Bilder von Nahrungsmitteln werden mit ihren Abhängigkeitsbedürfnissen assoziiert: In einer Antwort beschrieb sie eine große Schüssel voll Eis, das über den Behälter hinausquoll; in einer anderen Antwort einen Mann mit »einer großen Blase« [sic]... Er hat alle diese Sachen, die Babys raussaugen können.« Beim Satzergänzungstest sagte sie: *Wenn ich esse,* »will ich mehr.«

Pat will unbedingt diejenige sein, die alles unter Kontrolle hat; ist das nicht der Fall, dann spürt sie unerträglichen Neid und Haß, wie sich in ihrer Haltung gegenüber der Beziehung ihrer Mutter zu Peter zeigt. In einer treffenden Antwort, die ein Licht auf ihre Gefühle wirft, beschrieb sie »ein Tier mit einem Haufen Antennen, und das ist in einem Riesenkäfig, und da drin sind Flammen und Rauch wie bei einem Feuer«. Das Thema Antennen und deren Bezug zum Thema Wachsamkeit wird überlagert von einem zutiefst gefährdeten Charakter, der jenseits aller Hilfe von außen in sich gefangen ist: Pats fragiles und verstörtes Selbst ist gefangen und muß um jeden Preis verborgen und bewacht werden. Viele ihrer intellektuellen Ressourcen dienen diesem Bestreben.

Ihre Selbstwahrnehmung ist durch Extreme gekennzeichnet. Ihre Selbstachtung ist auffallend gering; die Patientin grübelt über ihre Fehler und Mängel nach. In einem Bild »Ein Käfer im Smoking« beschreibt sie ein häßliches Geschöpf in eleganter Ausstaffierung – doch ihre letzte Rorschach-Antwort, in der sie eine Frau mit Büstenhalter in königlichen Gewändern beschreibt, die die Quasten herumschwenkt, ist voll Grandiosität und hat die Qualität einer narzißtischen Abwehr.

Pats Antworten beim Satzergänzungstest spiegeln sowohl die grandiose Abwehr als auch das Gefühl der Beeinträchtigung, der Ursache von Pats Not und Konflikten, die dann externalisiert werden. Sie äußert den Wunsch, Model zu werden – doch sie beschreibt ihren Vater als skeptisch bezüglich ihrer Möglichkeiten, dies zu erreichen.

Sie blockt ab bei Items wie *Wenn ich über meinen Körper nachdenke* (»Ich weiß nicht... Ich denke nicht darüber nach«); und *Wenn ich in den Spiegel schaue* (»Wenn ich mich da sehe... ich... Ich weiß nicht... ich mache eigentlich gar nichts«); *Meine Hände* (»sind fett... meine Finger sind fett... ich mag sie nicht«).

Jegliche Aufforderung, sich selbstkritisch zu sehen, wird mit dem Mittel der Abwertung anderer beiseite geschoben: *Mein größter Fehler war,* »daß ich mit Psychologen spreche... das ist doof... Warum bin ich nicht wie die anderen? Die Pillen nützen gar nichts. Sie sind doof und verschwenden meine

Zeit.« *Das Schlimmste an mir ist,* »daß ich Pillen nehmen und zu Psychologen gehen muß.« Die Phantasie, sehr reich und mächtig zu sein, dient dazu, das Selbstgefühl zu verstärken. Als Pat aufgefordert wird, zu sagen, wen sie bewundert, kann sie sich nicht für einen Menschen entscheiden: *Ich möchte sein wie* »als ob ich Zauberkräfte hätte... dann könnte ich die Leute fliegen lassen oder verschwinden lassen.« *Was ich mir mehr als alles in der Welt wünsche,* »ist, reich zu sein und Sklaven zu haben.«

Die Haltung hat tiefgreifende Implikationen für Pats interpersonale Beziehungen. Sie bleibt emotional verschlossen, und es ist schwierig, ihr näherzukommen; sie legt eine ständige Wachsamkeit an den Tag und fordert für sich das Recht auf besondere Behandlung. Ihre Bedürftigkeit ist so dringlich, daß sie Regeln unterläuft oder nicht beachtet oder sie insgesamt falsch interpretiert; sie braucht externe Kontrolle und Aufmerksamkeit, weil sie Selbstkritik in Form von Schuldgefühlen oder Gewissensbissen nicht erträgt oder nicht spüren kann. Gelingt es ihr nicht, auf einen anderen Menschen Eindruck zu machen, reagiert sie mit völliger Ablehnung *(Ich mag keine Leute, die mich nicht mögen),* eine Haltung, die auch in ihren abfälligen Äußerungen über Peter zum Ausdruck kommt. Pats mangelnde Fähigkeit, andere positiv zu beurteilen, zeigte sich auch in ihrem Zögern bei der Ergänzung des Satzes: *Die anderen Kinder in der Schule sind...* Sie erklärte ihr Zögern damit, daß der Testleiter, wenn sie sagte, die anderen seien lustig, daraus schließen könnte, sie selbst sei nicht lustig. Anderen Komplimente zu machen könnte sie selbst im Vergleich schlecht dastehen lassen.

Eine Synthese der hier aufgeführten Befunde führt zu dem Ergebnis, daß in der Persönlichkeit der Patientin chronisch fehlangepaßte Persönlichkeitsmerkmale sowie kognitive Defizite vorliegen, die auf eine histrionische und narzißtische Persönlichkeitsstörung hinweisen. Diagnostisch gesehen erfüllt Pat die Kriterien für beide Störungen, was in ihrem ständigen Bedürfnis zum Ausdruck kommt, ihr Selbst gegen Kritik durch andere oder vor an sie gestellten Forderungen zu schützen, ebenso auch in ihrem nie nachlassenden Bedürfnis, etwas zu bekommen, ihrem Neid auf andere, die das haben, was ihr fehlt, ihrer Unfähigkeit, ihr eigenes Handeln kritisch zu beurteilen, weshalb sie Tadel und Verantwortung für ihre Handlungen auf andere verlagert, und nicht zuletzt in ihrem dringender Wunsch, von anderen bewundert und versorgt zu werden. Um diese Bedürfnisse zu befriedigen, fühlt sie sich berechtigt, ohne Schuldgefühle Verhaltensregeln zu brechen und Grenzen nicht zu beachten.

Wie brüchig ihr Selbst ist, läßt sich aus der Intensität ihrer Versuche ableiten, Kontrolle auszuüben, ebenso auch aus ihrem regressiven Verhalten (Daumenlutschen, »Boppel«). Durch Kontrolle, Abwertung und Distanzierung versucht sie die Phantasie von dem perfekten, mißhandelten Kind aufrechtzuerhalten, das es verdient, seine Bedürfnisse ohne Zögern erfüllt zu bekommen. Pats kognitive Fähigkeiten werden dahingehend umgelenkt, daß sie die Dinge so sieht, wie sie sie sehen will, und zwar bis hin zur Realitätsverzerrung. Entsprechend anfällig ist sie für gestörtes, unangemessenes Denken, das sich verfestigt.

Da enge Beziehungen befrachtet sind mit Neid, Frustration, emotionalen Reaktionen, möglicher Kritik oder Forderungen von anderen an sie, läßt sich Pat nur sehr zögernd auf eine wechselseitige Beziehung ein. Sie hat ein Gefühl chronischer Leere und unterhalb ihrer Wahrnehmung die nagende Überzeugung, minderwertig zu sein. Ihre Abwehrmechanismen sind nicht nur ein Schutz, sie verhindern auch die Möglichkeit, ein realitätsgerechtes, integriertes Selbst- und Fremdbild zu entwickeln; ihre Fähigkeit, Empathie und Gewissensbisse zu zeigen und Liebe zu erwidern, wird ständig behindert. Es muß damit gerechnet werden, daß im Lauf der Zeit Symptome von Depression, Reizbarkeit und Angst auftreten werden.

Vergleichende Perspektiven und Differentialdiagnose

Die Klassifizierung der kindlichen hysterischen Persönlichkeit auf einer Skala von »gering« bis »schwer« stimmt überein mit der allgemeinen Klassifizierung der von O. Kernberg (1976) beschriebenen Charakterorganisation auf hohem bzw. niedrigem Niveau, ebenso – auf einer spezifischen Ebene – mit der von Easser und Lesser (1965) beschriebenen hoch-hysterischen bzw. gering-hysterischen Persönlichkeit und dem »guten« bzw. »schlechten« Hysteriker, den Zetzel (1968) beschreibt.

Die hysterisch-neurotische Persönlichkeit, Zetzels »guter Hysteriker« umfaßt ein gut integriertes, jedoch strenges und strafendes Über-Ich, eine gut integrierte Ich-Identität, ein stabiles Selbstkonzept sowie eine stabile Repräsentanz der Welt. Die exzessiven Abwehrhandlungen gegen unbewußte Konflikte konzentrieren sich auf Verdrängung. Die typischen Verarbeitungs- und Abwehrverhaltensweisen sind weitgehend inhibitorisch und phobisch, können aber auch Reaktionsbildungen auf unterdrückte Instinktbedürfnisse sein. Es gibt wenig oder gar keine Hinweise darauf, daß die Abwehrmerkmale von Sexualität oder Aggression infiltriert sein könnten. Zwar wird das Ego durch die exzessive Verwendung neurotischer Abwehrmechanismen eingeengt, doch ist dadurch die soziale Anpassungsfähigkeit des Patienten nicht ernsthaft beeinträchtigt.

Die hysterische Persönlichkeit hat relativ tiefgehende und stabile Objektbeziehungen, kann Schuld und Trauer empfinden und verfügt über eine breite Palette affektiver Reaktionen. Die Sexual- und/oder Aggressions-Triebabkömmlinge sind partiell inhibiert. Deutlich vorherrschend sind jedoch die infantile Genitalphase und ödipale Konflikte; es gibt keine pathologische Verdichtung genitaler Bestrebungen mit prägenitalen (oralen und analen) aggressiven Impulsen (die später vorherrschen), wie es für die Kategorie der Persönlichkeitsstörungen bei einer Borderline-Organisation typisch ist (Abraham, 1920; Easser und Lesser, 1965).

Charakteristische Merkmale treten in einer Häufigkeit auf, die hinreichende Evidenz für eine klinisch-beschreibende oder Augenschein-Validität bietet. Bei Kindern und Jugendlichen zeigen sich Geschlechtsunterschiede (Blacker und Tupin, 1991).

Geschlechtsunterschiede

Jungen

Jungen verhalten sich pseudo-maskulin, hypermaskulin oder spielen den Macho. Ihre Affekte bleiben oberflächlich, Gefühle werden verleugnet. Exhibitionistische Tendenzen zeigen sich in risikobereitem Verhalten. Sie benutzen Sexualität, um ihre Abhängigkeitsbedürfnisse zu erfüllen. Charakteristisch für ihr Sexualverhalten sind Promiskuität und vorzeitige Ejakulation.

Mädchen

Mädchen geben sich pseudo-feminin und scheinbar inkompetent. Ihre subtile Passivität wirkt indirekt manipulativ; sie neigen zu emotionalen Überreaktionen. Ihr Exhibitionismus drückt sich in verführerischem Verhalten und auffälliger Kleidung aus, wobei sie sich von der dadurch bewirkten Reaktion überrascht geben. Sexualität dient dazu, den Partner zu kontrollieren und eine Abhängigkeit – in der Frigidität vorherrscht – zu erzwingen.

Verhaltensmuster der hysterischen Persönlichkeit

Horowitz (1977) unterscheidet bei der hysterischen Persönlichkeit des Erwachsenen langfristige, mittelfristige und kurzfristige Muster, deren jeweilige Auftretensdauer in Wochen, Stunden oder Minuten gemessen werden kann.

Langfristige Muster (über Wochen beobachtet): Beziehungen zu anderen Menschen können impulsiv oder repetitiv-stereotyp sein. Häufig sind sie gekennzeichnet durch bestimmte Interaktionsmuster, beispielsweise ein Täter-

Opfer-, ein Eltern-Kind- oder ein Vergewaltigungs-Retter-Muster. Die hysterische Persönlichkeit lebt in einem Kartenhaus aus Phantasien, spielt oder karikiert Rollen und führt ein bewegtes und vielleicht dramatisches Leben. Sie hat das existentielle Gefühl, daß die Realität nicht wirklich real ist. Das Selbst wird häufig als nicht kontrollierbar und nicht verantwortlich erlebt.

Mittelfristige Muster (über Stunden beobachtet): Die hysterische Persönlichkeit zeigt ein aufmerksamkeitssuchendes Verhalten; dazu kann die Forderung nach Aufmerksamkeit gehören; Charme, Lebhaftigkeit und Sex-Appeal werden ebenso eingesetzt wie kindhaftes Verhalten, Passivität oder Schwäche. Häufige Stimmungs- und Antriebsschwankungen, Erregbarkeit und Gefühlsüberschwang werden ebenfalls beobachtet, daneben auch unbeständige Einstellungen und leichte Beeinflußbarkeit.

Kurzfristige Muster (über Minuten beobachtet): Zum Informationsverarbeitungsstil gehören eine umfassende Aufmerksamkeit, unklare, gehemmte oder unvollständige Darlegungen von Ideen und Gefühlen; gelegentlich fehlen Einzelheiten, oder es ist unklar, an wen sich die Aussagen richten. Nonverbale Kommunikation wird nicht mehr in Worte oder bewußte Bedeutung übersetzt; die Assoziationen sind richtungslos oder unvollständig, beim Nachdenken über problematische Inhalte kommt es zu gedanklichen Kurzschlüssen.

Um die richtige Behandlungsmethode wählen zu können, muß man unbedingt zwischen der hysterischen Persönlichkeit und der Konversionshysterie differenzieren. Rangell (1959) definiert *Konversion* als den Ausdruck verbotener Wünsche in Form von symbolischen Handlungen oder durch Körpersprache; *Konversion* kann jedoch auch in fast jedem Alter oder Entwicklungsstadium und bei fast jeder pathologischen Konfiguration der Persönlichkeit einen Fluchtweg vor lebensbedrohlichem Streß bieten. Je kränker ein Patient ist – und zwar nach Maßgabe seiner Objektbeziehungen, seiner primitiven Abwehrmechanismen, seiner frühen Fixierungen und seiner problematischen Ego-Reife und Ego-Integration mit dessen synthetisierenden Funktionen –, desto eklatanter und infantiler sind seine Konversionssymptome.

Die Beziehung zwischen einer symptomatischen Hysterie und dem Typus der hysterischen Persönlichkeit ist nicht eindeutig. Die Berichte über offene Hysterie, die sich in der diesbezüglichen Literatur finden, wurden nicht in Bezug zum Persönlichkeitsstil gesetzt. Robbins (1966) zeigt beispielsweise auf, daß Mädchen, bei denen in der Kindheit eine Hysterie diagnostiziert worden war, als Erwachsene kaum mehr anfällig dafür waren, an Hysterie zu erkranken, als Mädchen ohne Kindheitshysterie. Von den Jungen mit Kindheitshysterie zeigte kein einziger als Erwachsener Symptome von Hysterie. Diese Untersuchung bezieht sich jedoch nicht auf die Achse-II-Diagnose der hysterischen Persönlichkeit.

Entwicklung der Psychopathologie

Zunächst wollen wir die Rolle der Veranlagung bei der Persönlichkeitsbildung, insbesondere bei der Herausbildung hysterischer Züge betrachten. Anschließend werden wir die Einflüsse früher Interaktionen mit der Familie und mit Betreuungspersonen sowie das kulturelle Umfeld ansprechen. Korner (1967) verweist darauf, wie schwierig es ist, deutliche Verbindungen zwischen dem Verhalten des Neugeborenen und seinem späteren Verhalten herzustellen. Das ist nicht überraschend, wenn man bedenkt, daß Entwicklung sich ständig zu immer größerer Komplexität hin ausdifferenziert, wodurch – ganz abgesehen von dem sich ständig ändernden Verhaltenskontext – zeitstabile Muster überlagert werden. Trotzdem verweist Korners Beschreibung individueller Unterschiede auf gewisse prädispositionale Verbindungen zu späteren hysterischen Merkmalen.

Die Erfahrung von Kontrollverlust, egozentrisches Verhalten (das Verlangen nach Aufmerksamkeit), rasche Stimmungs- und Antriebswechsel, Erregbarkeit und episodischer Gefühlsüberschwang, inkonsistente Einstellungen und eine umfassende Wachsamkeit, dazu eine Kommunikation, bei der Einzelheiten oder ein deutlicher Adressat fehlen – Gardner und Moriarty (1968) nennen sie »Nivellierer« –, alle diese Merkmale stehen sehr wahrscheinlich in Verbindung mit Korners Veranlagungsfaktoren.

Individuelle Unterschiede in den Reaktionen auf externe Stimuli

Babys unterscheiden sich in Wahrnehmungsstil und Abwehr. Manche Babys reagieren auf akustische Stimulation mit einem breiten Reaktionsrepertoire, während andere nur eine einzige Reaktion zeigen oder mit dem ganzen Körper reagieren. Diese unterschiedlichen Reaktionsmodi könnten nach Ansicht von Korner der sensomotorische Vorläufer eines späteren »Nivellierungsmodus in der Wahrnehmung« (Gardner und Moriarty, 1968) und gewisser repressiver Tendenzen sein. Gardner und Mitarbeiter fanden, daß »Nivellierer« im Gegensatz zu »Akzentuierern« mehr Schwierigkeiten haben, in verschiedenen sensorischen Modalitäten ähnliche Stimuli als unterschiedlich wahrzunehmen; dadurch werden die Lernfähigkeit und das Erinnerungsvermögen beeinträchtigt. Bei späteren Beobachtungen von Kindern zwischen 9 und 13 Jahren stellten Gardner und Mitarbeiter fest, daß der Wahrnehmungsstil ziemlich zeitstabil ist und Geschlechtsunterschiede aufweist: tendenziell sind Mädchen eher Nivellierer, während es für Jungen eher typisch ist, Akzentuierer zu sein. (Anzumerken ist hier die implizite Korrelation mit dem *DSM-IV*-Kriterium des außerordentlich beeindruckenden (bombastischem) Gesprächsstils, bei dem Einzelheiten fehlen.)

Die Reaktionen des Säuglings auf multiple und miteinander konkurrierende Stimuli stehen möglicherweise in Beziehung zu einer Prädisposition zur hysterischen Persönlichkeit. Bei ophthalmologischen Untersuchungen saugen manche Babys heftiger, andere hören völlig auf zu saugen. Diese Variable könnte mit späteren Tendenzen des hysterischen Kindes zusammenhängen, Spannung motorisch oder durch Übersprungsverhalten zu reduzieren. Vielleicht handelt es sich dabei um ein erstes Anzeichen eines Bedürfnisses nach Abwehr oder um eine Neigung, den psychischen Apparat von massiver Stimulation überschwemmen zu lassen. (Diese Gedanken stehen in Übereinstimmung mit den kollektiven *DSM-IV*-Kriterien des Sich-in-Szene-Setzens, des theatralischen Verhaltens und des übersteigerten Ausdrucks von Gefühlen.)

Unterscheidbarkeit der Befindlichkeiten. Manche Babys bringen ihre Gefühle von Lust oder Unlust stärker und deutlicher zum Ausdruck als andere. Dieser Charakterzug mancher Kinder ermöglicht es deren Müttern, die Signale des Kindes besser zu erkennen und darauf zu reagieren. Man könnte darüber spekulieren, ob ein Kind, wenn die Mutter nicht reagiert, seine Signale verstärken und übertreiben muß, um sich mitzuteilen und dadurch das Gefühl von Frustration und Deprivation zu vermeiden. Die Tendenz, vieles zu dramatisieren, könnte hier ihren Ursprung haben.

Konsistente Modi der oralen Exploration. Beobachtungen an Neugeborenen haben gezeigt, daß es individuelle Unterschiede in der Art der oralen Erkundung gibt. Manche Kinder saugen oder spielen mit der Zunge, andere dagegen kauen eher auf der Brustwarze herum; manche Kinder lassen einen Teil der Milch aus dem Mund fließen, manche erbrechen die Nahrung, andere dagegen erbrechen fast nie. In Anlehnung an Erikson (1959) könnte man von unterschiedlichen Modi der Nahrungsaufnahme sprechen: Sie kann primär einverleibend, zurückhaltend, ausscheidend oder eindringend erfolgen. Es drängt sich die Frage auf, ob diese frühe Entscheidung des Kindes für einen bestimmten Modus ein Hinweis auf eine individuelle und überdauernde Triebqualität ist, die im Verlauf der späteren Entwicklung zum Ausdruck kommt. Findet ein Transfer dieses frühen Modus in spätere psychosexuelle Zustände statt und beeinflußt das Festhalten an einem bestimmten Modus der Nahrungsaufnahme die Entwicklung der Persönlichkeit? Steht etwa der ausscheidende Modus in einem Zusammenhang mit den Dissoziationstendenzen des Hysterikers? Oder gibt es eine Beziehung zwischen dem einverleibenden Modus und der Oralität, der Bedürftigkeit und dem Penisneid dieser Patienten?

Ein anderer Aspekt dieses Festhaltens an einem bestimmten Modus ist die Selbst-Konsistenz, also die Fähigkeit, auf einen Stimulus immer in gleicher Weise zu reagieren, wodurch die Reaktion vorhersagbar wird. (Unsere diesbezügliche Hypothese lautet, daß dies eine äußerst wichtige Variable sein könnte, denn dadurch kann die Mutter leichter die Bedürfnisse des Kindes erkennen.) Nicht-Vorhersagbarkeit könnte ein Ergebnis der fluktuierenden Stärke interner Stimuli beim Zusammenprall mit dem Verhalten sein. Die hysterische Persönlichkeit zeigt plötzliche und abrupte Verhaltens- und Stimmungswechsel in Form von sich verlagernden Affekten, und der Ursprung dieses Verhaltens könnte, zumindest teilweise, sehr wohl in diesem speziellen Faktor der Selbst-Konsistenz liegen (vgl. die im *DSM-IV* erwähnten rasch wechselnden und flachen Emotionen).

Erregungsgipfel. Ebenfalls heuristisch interessant ist die Frage, auf welchem Niveau die Reaktion des Kleinkindes auf einen Stimulus ihren Höhepunkt erreicht (Brazelton, 1973). Das Kind zeigt möglicherweise zunächst eine Reaktion auf niedriger Schwelle und steigert sich zu einem immer höheren Erregungsniveau bis hin zum Schreien. Diese hochgetriebene Erregung kann in einen Zustand des Weinens und Schreiens münden, in dem sich das Kind weder trösten noch beruhigen läßt. Hier könnte eine Prädisposition für heftige affektive Reaktionen vorliegen, die an die histrionischen und affektiven Ausbrüche der hysterischen Persönlichkeit denken läßt.

Der Zusammenhang zwischen Kindheitsmodi, kognitiver Kontrolle und Abwehr

Korner (1967) postulierte eine Kontinuität zwischen den frühkindlichen Verarbeitungsmodi von Stimuli und späteren kognitiven Stilen bzw. kognitiven Kontrollmechanismen, wie sie von Gardner und Mitarbeitern (1968) angenommen wurde. Gardner seinerseits verknüpfte kognitive Kontrolle mit Abwehr. Er und eine Mitarbeiter fanden nämlich eine deutliche Korrelation zwischen kognitiver Kontrolle und Abwehrmechanismen. Ein Großteil ihrer Befunde, ebenso wie die von Horowitz (1977) belegt, daß die Grundlagen der kognitiven Kontrolle sich früher herausstrukturieren als die Abwehrmechanismen. Untersuchungen über die Variationen in der Art und Weise, wie Neugeborene auf interne und externe Körperstimuli reagieren, könnten demnach klarstellen, was dem Aufbau der Abwehrmechanismen vorausgeht.

In Gardners Studie nahmen Mittelschicht-Kinder aus dem Mittleren Westen der USA an verschiedenen Querschnitts- und Langzeituntersuchungen teil, die klinische Interviews, psychologische Tests und einige experimentelle Tests zur Erfassung kognitiver Strukturen umfaßten. Anhand der Ergebnisse der klinischen Tests fanden Gardner und seine Kollegen, daß die Merkmale der Ich-Organisation bei jüngeren Kindern (Durchschnittsalter 9,6 Jahre) ebenso deutlich definiert waren wie bei den älteren Kindern (Durchschnittsalter 13,4 Jahre). Diese Befunde legen den Gedanken nahe, daß auch bei normalen Kindern die Abwehrmechanismen bereits gezielter angewandt werden, als man vorher angenommen hatte.

Des weiteren fand man in der Studie heraus, daß Kinder, die »Nivellierer« waren, also Kinder, deren Fähigkeit zur Unterscheidung ähnlicher Stimuli weniger gut entwickelt war, auch bei der Realitätsprüfung ungenau waren und daß es im Rahmen der klinischen Testsituation relativ häufig zu sporadischem Abbruch der Kontrolle kam. Die Befunde verweisen auch darauf, daß es bei der Fähigkeit, Erfahrungen auszusprechen, deutliche Unterschiede zwischen Jungen und Mädchen gibt, wobei die Jungen sich besser artikulieren (Gardner et al., 1968). Diese Fähigkeit zur Artikulation steht in Verbindung mit einer relativ begrenzten Verdrängung und relativ hohen Werten beim Verbaltest des HAWIK. Kinder mit niedrigen Werten im Verbalteil – häufiger Mädchen als Jungen – reagierten schneller und bereitwilliger auf die Tintenkleckse, und ihre Antworten bezogen sich teilweise auf kleinere Ausschnitte des Tintenkleckses; sie setzten auch Verdrängung stärker ein. Das Ausmaß der Feldartikulation (Verständlichkeit, Deutlichkeit) steht in umgekehrtem Verhältnis zum Grad der Verdrängung und entspricht den Befunden anderer Autoren, ebenso wie die Überlegenheit der Jungen über die Mädchen bei den Aufgaben zur kognitiven Kontrolle, bei denen man sich unter erschwerten Bedingungen ausdrücken muß.*

Mehrere Untersuchungen zu individuellen Unterschieden in der frühen Kindheit und in der Latenzperiode machen deutlich, daß wahrscheinlich spezifische Anlagefaktoren zur Ausbildung der hysterischen Persönlichkeit beitragen.

---

* Dieses allgemeine Verhaltensmuster zeigte sich deutlicher bei katholischen als bei protestantischen Kindern. Beres (1969) unterstreicht, daß Charakterpathologien im Rahmen der jeweiligen Kultur erfaßt werden müssen; wie wichtig das ist, wird hier sehr deutlich: Kinder, die offener, kooperativ und weniger gehemmt waren und allgemeine Verdrängungsmechanismen weniger oft verwendeten, waren häufiger Protestanten als Katholiken. Das wirft eine interessante Implikation auf, daß nämlich in überwiegend katholischen Ländern oder in katholischen Subkulturen die Inzidenz der klassischen Formen von hysterischer Neurose höher ist als in protestantischen Ländern und Subkulturen.

Kulturelle, psychodynamische und interpersonale Faktoren

Möglicherweise verstärken manche kulturspezifische Praktiken die Symptomatik und den Charakter der Hysterie. Als weitere Determinante können auch Geschlechtsstereotype hinzutreten, die die Beziehungen zwischen den Geschlechtern berühren oder die tolerante bzw. intolerante Einstellung zur Sexualität betreffen (O. Kernberg, 1992), sowie die Attribution von Geschlechtsrollen (wenn beispielsweise von Mädchen Unterwürfigkeit, Abhängigkeit oder Schüchternheit erwartet wird).

Metcalf (1977) hat die beste Systematik der Bandbreite psychodynamischer Faktoren erarbeitet, die das Kind beeinflussen. Im folgenden führen wir einen Teil der von ihm gefundenen Faktoren auf:

Mutter-Kind-Bindung. Die unstillbare Suche des Hysterikers nach Aufmerksamkeit mag zum Teil von der Erfahrung der »Ungewißheit« herrühren, die das Ergebnis eines partiell frustrierenden Bindungsverhaltens ist. Die partielle Frustration hat die paradoxe Wirkung, das Verhalten des Kindes zu verstärken, statt es zu löschen. Inkonsistentes Verhalten der Betreuungsperson verstärkt den Effekt auf das Kind, was sich im Fall von unsicherer Mutter-Kind-Bindung zeigt, wenn das Kind eine ambivalent-resistente Haltung entwickelt (Main, 1993).

Reaktion auf Krankheit. Abse (1974) führt aus, daß die Eltern eines hysterischen Kindes häufig nachlässig sind, solange das Kind gesund ist; ist es jedoch krank oder hat Kummer, dann legen sie eine (reumütig) schuldbewußte Aufmerksamkeit an den Tag. Belohnung und Führung können dann ausschließlich oder am besten von den Eltern geliefert werden. Obgleich solche Eltern ihr Kind ermuntern, andere Menschen kennenzulernen und mit ihnen zu interagieren, signalisieren sie doch insgeheim, daß sie selbst die verläßlichste Quelle der benötigten Unterstützung sind und daß sie die beste Führung und Befriedigung zu bieten haben.

Unterdrückung von Wut und selbstbewußtem Verhalten. Sperling (1973) beschreibt, wie manche Mütter nicht gestatten, daß Wut, Selbstbewußtsein oder Ängstlichkeit bei ihren Kindern zum Ausdruck kommen. Statt dessen ermutigen sie das Kind zu einer abhängigen und passiven Haltung.

Unangemessene Sexualisierung der Eltern-Kind-Beziehung. Wenn Eltern eine erotisierte Beziehung zu einem Kind entwickeln und es dadurch körperlich in einem künstlichen Kind-Zustand halten, dann schränken sie dadurch das Explorationsverhalten des Kindes ein.

Metcalf (1977) hat als erster ein Spektrum von hysterischen Persönlichkeitstypen vorgeschlagen, ausgehend vom Typ »Kind mit Neigung zur Hysterie«, einer Variante der normalen Persönlichkeit. Laut Metcalf erlebt man Kinder mit hysterischer Persönlichkeit anfänglich als aufgeschlossen, charmant und von einnehmendem Wesen, später als sehr irritierend, aufdringlich, impulsiv und egoistisch. Ihre Reaktionen sind dramatisch und heftig, dabei jedoch oberflächlich; vor allem passen sie jedoch ihr Verhalten so an, daß ihre Wirkung auf den Erwachsenen, den sie zur Befriedigung ihrer Bedürfnisse brauchen, immer erhalten bleibt. Einer der bemerkenswertesten Charakterzüge dieser Kinder ist ihre geradezu unheimliche Sensitivität, mit der sie die Stimmung und die unausgesprochenen Gedanken der Erwachsenen erspüren, zu denen sie in einer Beziehung stehen.

Sexualverhalten

In der Kindheit ist die Sexualität der hysterischen Persönlichkeit nur vorgetäuscht. Die weiblich-verführerischen Charakterzüge sind nur oberflächlich sexuell gefärbt; in Wirklichkeit drückt sich darin die Identifikation mit dem verführerischen Elternteil aus und ist ein Mittel, Liebe zu erlangen oder zu behalten, oder bietet die Möglichkeit, eine feindselige Manipulation durchzuführen. Das Kind kommt leicht in einen Zustand der Übererregung und neigt zu Wutausbrüchen.

In der frühen Kindheit wendet sich die hysterische Persönlichkeit dem Vater als Betreuungsperson zu, meist infolge einer in der Beziehung zur Mutter erlebten Frustration oder Deprivation. Im Kontext eines ehelichen Konflikts zwischen den Eltern wird aus dieser Verbindung mit dem Vater das übertriebene Ausagieren einer normalen ödipalen Beziehung. Vater und Mutter fördern mitunter gemeinsam die sexuell getönte Beziehung zwischen Vater und Tochter und damit gleichzeitig deren Ergebenheit und Bedürftigkeit.

Lernfähigkeit

Die meisten Kinder mit einer hysterischen Persönlichkeitsstörung haben Defizite in ihrer kognitiven Entwicklung und sind dadurch unweigerlich in ihrem Lernvermögen eingeschränkt. Da sie von einer erotisierten Beziehung zu einem Erwachsenen absorbiert sind, bleibt ihnen nur wenig Kapazität für die Beherrschung von Lernvorgängen (Metcalf, 1977). Darüber hinaus erreichen die Informationen keine tieferen Schichten, und zwar deshalb, weil ihr genereller Widerstand gegen Informationen und ihr egozentrisches Denken die Informationsaufnahme behindern (Gardner und Moriarty, 1968).

Abwehrmechanismen

Kinder mit einer milden Form der Hysterie bedienen sich der normalen bis neurotischen Abwehr (Identifikation mit der Mutter, Unterdrückung der Wahrnehmumg des sexuellen Elements im eigenen Verhalten, Reaktionsbildung und Intellektualisierung im Umgang mit selbstbewußten Impulsen und Wut über Frustrationen). »Ich weiß nicht« ist mit einiger Wahrscheinlichkeit die erste Antwort auf eine Frage, ganz gleich, welches Thema angeschnitten wird. Diese Antwort gibt das Kind nicht nur, um sich selbst nicht zu belasten, sie entspricht auch häufig den Tatsachen, denn Erinnerungen sind diesen Kindern oft nicht zugänglich oder vage und von persönlichen Eindrücken geprägt. Stark gestörte und unreife Kinder (Kinder, die innerhalb des Hysterie-Spektrums am Pol der histrionischen Persönlichkeit stehen) verwenden auch die primitivsten Abwehrmechanismen, wozu auch Spaltung oder Dissoziation gehören, ebenso Projektion, Somatisierung, passive Aggression und Rückzug in eine Phantasiewelt.

Behandlung

Am besten eignet sich eine psychoanalytische Behandlung oder auch eine expressive psychoanalytische Therapie, um die Konfliktthemen Abhängigkeit und sexuelle Hemmung aufgrund der Schuldgefühle wegen inzestuöser Wünsche zu bearbeiten. Ziel der Behandlung ist es auch, Gefühle von Rivalität und Neid und deren Einfluß auf Freundschaften und Liebesbeziehungen anzusprechen.

Gelegentlich kann nur ein Behandlungsversuch zu einer Differenzierung zwischen dem stärker gestörten Kind, mit seinen frühen Abwehrmechanismen und der intensiven elterlichen Stimulierung, und dem weniger gestörten Kind führen, zu dessen Abwehr die Verdrängung gehört und das vieles hinter den Symptomen verbirgt. Es ist zwar durchaus möglich, das Kind, das mehr auf der neurotischen Seite des Spektrums steht, allein zu behandeln und dabei Erfolg zu haben, doch für die schwereren Fälle ist Familientherapie gemeinsam mit den Eltern ein gewichtiger Faktor für ein positives Ergebnis.

Die Techniken der psychoanalytischen Psychotherapie, die für Kinder mit Borderline-Persönlichkeitsorganisation entwickelt wurden, lassen sich auch auf Kinder mit hysterischen Charakterzügen anwenden. Mit Hilfe dieser Techniken soll ein zusammenhängendes und stabiles Selbst integriert werden, die primitiven Abwehrmechanismen sollen aufgelöst werden, und an Beziehungen zu Gleichaltrigen wird aktiv gearbeitet. Sind diese Ziele erreicht, dann kann die Arbeit an den sexuellen Konflikten und den narzißtischen Abwehrmechanismen beginnen, wie es im Kapitel über die narzißtische Persönlichkeitsstörung (S. 200) dargelegt wird.

Die vermeidend-selbstunsichere Persönlichkeitsstörung

Definition

Entsprechend dem *DSM-IV* ist das Hauptmerkmal der vermeidend-selbstunsicheren Persönlichkeitsstörung ein tiefgreifendes Muster von sozialer Gehemmtheit, Insuffizienzgefühlen und Überempfindlichkeit gegenüber negativer Beurteilung. Der Beginn liegt im frühen Erwachsenenalter, und die Störung zeigt sich in verschiedenen Situationen. Zu den Diagnosekriterien gehören:

- Schulische oder berufliche Aktivitäten, die engere zwischenmenschliche Kontakte mit sich bringen, werden aus Angst vor Kritik, Mißbilligung oder Zurückweisung vermieden.
- Zögern bei der Annahme oder Ablehnung einer beruflichen Beförderung oder beim Eingehen neuer Freundschaften aus Angst vor kritischer Beurteilung oder vor Ablehnung durch andere Menschen.
- Die Überzeugung, daß andere Menschen kritisch und ablehnend eingestellt sind, sowie das Bedürfnis nach Schutz und Fürsorge, nach wiederholt angebotener Unterstützung und der Zusicherung kritikloser Akzeptanz.
- Menschen mit vermeidend-selbstunsicherer Persönlichkeitsstörung sind zurückhaltend, haben Schwierigkeiten, über sich selbst zu sprechen, und halten intime Gefühle zurück aus Angst, bloßgestellt, beschämt oder lächerlich gemacht zu werden.
- Ihre Wahrnehmungsschwelle für Kritik oder Enttäuschung ist niedrig.
- Sie halten sich für gesellschaftlich unbeholfen, persönlich unattraktiv oder anderen unterlegen.
- Sie gehen sehr ungern persönliche Risiken ein (sowohl körperlicher als auch gesellschaftlicher Art) und lassen sich nicht gern auf neue Aktivitäten ein.

Das *DSM-IV* merkt an, daß die vermeidend-selbstunsichere Persönlichkeitsstörung sowohl bei Männern als auch bei Frauen auftritt und innerhalb der

Gesamtpopulation eine Prävalenz von 0,5 bis 1,0 Prozent hat. Das *DSM-IV* verweist darauf, daß diese Diagnose bei Kindern und Jugendlichen mit großer Vorsicht gestellt werden muß, weil Schüchternheit und Vermeidungsverhalten entwicklungsbedingt normal sein können. Trotzdem legt das *DSM-IV* den Beginn ins Kleinkindalter oder in die Kindheit, wo das vermeidende Verhalten mit »Scheu, Isolation, Angst vor fremden Menschen und neuen Situationen« (*DSM-IV*, S. 749) beginnt.

Die vermeidend-selbstunsichere Persönlichkeitsstörung bei Kindern

Die umfassende Literatur über Vermeidungsverhalten von der Kindheit an und im gesamten Erwachsenenleben sieht darin im allgemeinen eher einen einzelnen Charakterzug als eine Persönlichkeitsstörung. Einige Studien fanden vermeidend-selbstunsichere Persönlichkeitsstörungen bei Jugendlichen, doch umfaßte die Stichprobe auch Erwachsene; dadurch konnten keine genauere Unterscheidungen zwischen den Altersgruppen getroffen werden (Llopis Sala und Gomez Beneyto, 1994; Rodriguez Torres und Del Porto, 1995; Naziroglu et al., 1996). Man fand eine höhere Prävalenz bei Kindern und Jugendlichen mit anderen physischen oder psychischen Auffälligkeiten als bei sogenannten »normalen« Gleichaltrigen; so war beispielsweise unter Anorexie- und Bulimiepatienten der Anteil höher als unter normalen übergewichtigen Menschen, die auf Diät waren (Keck und Fiebert, 1986). Last (1989) differenzierte Angststörungen in der Kindheit in Trennungs-, Vermeidungs- und Überängstlichkeitsstörungen, doch betrachtete sie das Vermeidungsverhalten nicht als Teil einer allgemeinen Persönlichkeitsorganisation. Statt dessen behandelte sie die im *DSM-III* enthaltenen drei Kategorien als eine Störung, die sich im jeweiligen Fokus der Angst unterschieden.

Die Entstehung der vermeidenden Persönlichkeitsstörung wird in der Entwicklungsforschung auch in Verbindung mit dem Faktor Temperament/Veranlagung diskutiert. Matheny (1989) berichtete in der Beschreibung seiner Langzeitstudie mit 130 Zwillingspaaren zwischen 12 und 30 Monaten, daß seine Ergebnisse »Veranlagungsmerkmale« aufweisen: In ungewohnten oder unerwarteten Situationen geraten manche Kinder außer Fassung, manche sind schüchtern, andere reagieren mit Rückzug. Strauss (1990) führte ebenfalls eine Langzeitstudie über Angststörungen in der Kindheit durch und fand drei Subtypen, die sich mittels einer Differentialdiagnose unterscheiden lassen: Trennungsangst, Überängstlichkeit und Vermeidung. Die Studie zeigte auf, daß sich bei Erwachsenen mit Angststörungen sowohl eine Kontinuität als auch eine Diskontinuität von Vermeidungsverhalten in der Kindheit nachweisen läßt. Auf der Grundlage einer Langzeitstudie mit Kindern zwischen 4 Monaten und 2 Jahren fanden Kagan und Snidman (1991), daß die ursprüngliche Disposition, ob ein Kind auf Dinge, die ihm nicht vertraut sind, mit Annäherungs- oder Vermeidungsverhalten reagiert, relativ zeitstabil ist.

Wie lange die Vermeidung beibehalten wird, hängt davon ab, wie stark sie anfänglich war. Hamilton und King (1991) unterzogen Kinder zwischen 2 und 11 Jahren, die unter Hundephobie litten, dem Behavioral Avoidance Test, um einen Ausgangswert zu erhalten, und wiederholten den Test eine Woche später. Eine Behandlung fand nicht statt. Bei Kindern mit relativ geringer Angst kam es zu einer leichten Besserung, was den Schluß nahelegt, daß Kinder mit tiefersitzender Angst diese nicht spontan verlieren. Die Schwere der Angst kann ein möglicher Hinweis auf eine darunterliegende Persönlichkeitsstörung sein, die eine Spontanremission verhindert.

Ebata und Moos (1994) untersuchten 259 Jugendliche zwischen 12 und 18 Jahren und fanden Korrelationen zwischen einem vermeidenden Verarbeitungsstil und einer größeren Empfindlichkeit gegenüber Streßfaktoren sowie mehr chronische Stressoren und mehr negative Lebensereignisse im vorangegangenen Jahr. Ein Vermeidungsstil im abgelaufenen Jahr war auch ein Prädiktor für diesen Stil im darauffolgenden Jahr.

Manche Forscher finden keinen Nachweis dafür, daß es, unabhängig von entwicklungsbedingten Veränderungen, unterschiedliche Formen von Vermeidung oder Vermeidungsverhalten gibt. Francis und Mitarbeiter (1992) untersuchten Kinder zwischen 6 und 17 Jahren, um herauszufinden, ob vermeidend-selbstunsichere Persönlichkeitsstörungen und soziale Ängstlichkeit tatsächlich zwei verschiedene Störungen sind. Francis und D'Elia (1994) überprüften die vorhandenen empirischen Daten mit der Fragestellung, ob man bei Kindern mit der Diagnose vermeidend-selbstunsichere Persönlichkeitsstörung, die auch signifikante soziale Ängstlichkeit zeigen, tatsächlich von einer distinkten vermeidend-selbstunsicheren Persönlichkeitsstörung sprechen kann. In Familien mit Kindern zwischen 7 und 16 Jahren untersuchten Kahlbaugh und Haviland (1986) im Rahmen einer Familien-Interaktionsaufgabe nonverbales und Vermeidungsverhalten. Die Ergebnisse weisen auf starke Vermeidung in der frühen Adoleszenz in Form von Scham und starke Vermeidung bei älteren Jugendlichen in Form von Verachtung hin. Insgesamt stützten die Daten die These, daß die zunehmende Stärke der Vermeidung in Zusammenhang mit dem Lebensalter steht.

Die widersprüchlichen Befunde in der Literatur sind wahrscheinlich auf das Fehlen eines verbindlichen Konzepts über Vermeidungsverhalten zurückzuführen, auf die Frage nämlich, ob es sich dabei um einen Zustand oder um ein Merkmal handelt, ob Vermeidung vom Alter, von der jeweiligen Situation und Streßfaktoren in der Umgebung abhängt oder nicht, ob es sich um ein Symptom handelt, das auf einer Skala zwischen »normal« und »pathologisch« eingeordnet werden kann und ob es einen Zusammenhang zwischen Vermeidung und anderen Aspekten der Persönlichkeit gibt oder nicht. Unserer Meinung nach läßt sich die Diagnose »Vermeidend-selbstunsichere Persönlichkeitsstörung« durchaus auf Kinder und Jugendliche anwenden und kann auch von situations- oder entwicklungsbedingtem Vermeidungsverhalten differenziert werden.

Die *DSM-IV*-Definition ist ohne weiteres auf vergleichbare Faktoren in der Kindheit übertragbar. Kinder mit einer vermeidend-selbstunsicheren Persönlichkeitsstörung erkennt man daran, daß sie schulische oder außerschulische Aktivitäten vermeiden (etwa nicht am Theaterspiel teilnehmen oder sich aus Angst vor Kritik, Mißbilligung oder Ablehnung keiner Sportmannschaft anschließen). Freundschaften und Beziehungen zu Gleichaltrigen stehen unter einem negativen Aspekt, weil diese Kinder nur dann bereit sind, sich auf andere einzulassen, wenn sie bedingungslos akzeptiert werden. Genau wie Erwachsene mit dieser Symptomatik verzehren sich diese Kinder in der Angst, was wohl ihre Kameraden denken, und sie erwarten ständig, kritisiert oder zurückgewiesen zu werden. Sie tendieren dazu, ihre Emotionen zu beschränken, und geben lakonische Antworten aus Angst, das Falsche oder etwas Dummes zu sagen und sich lächerlich zu machen. Müssen sie die Schule oder den Klassenraum wechseln oder bekommen einen neuen Banknachbarn, dann wirkt sich das besonders hemmend auf sie aus, weil sie überzeugt sind, unzulänglich zu sein. An einem Spiel teilzunehmen oder ein öffentliches Amt in der Schule zu übernehmen ist für sie eine Aufgabe, der sie sich nicht gewachsen fühlen.

Differentialdiagnose

Die Differentialdiagnose erfordert die Anwendung der *DSM-IV*-Kriterien für die vermeidend-selbstunsichere Persönlichkeitsstörung. Ist das Vermeidungsverhalten des Kindes überdauernd und wird es in verschiedenen Lebensphasen oder sogar über ein Jahr hinweg gezeigt? Ist dieses Verhalten rigide, unflexibel und schlecht an die jeweilige Situation angepaßt? Wird das Kind durch dieses Verhalten daran gehindert, Situationen mit Herausforderungscharakter zu bewältigen und darüber hinauszuwachsen?

Vermeidungsverhalten beobachten wir bei Kindern, die veranlagungsmäßig schüchtern sind, denen es an Selbstvertrauen bezüglich ihrer Leistung oder sozialer Akzeptanz fehlt. Das schüchterne Kind taut nur langsam auf, doch kann es mit einer Situation fertigwerden, wenn man ihm Zeit läßt, es unterstützt und mehr Vertrautheit herstellt. Einem schüchternen Kind fehlt es an Erfahrungen, doch führt das nicht notwendigerweise zu der grundsätzlichen Überzeugung von der eigenen Schutzbedürftigkeit, die für das Kind mit vermeidend-selbstunsicherer Persönlichkeitsstörung typisch ist.

Auf klinischer Ebene muß das Vermeidungsverhalten von der schizoiden Persönlichkeitsstörung unterschieden werden, bei der sich mehr soziale Isolation in Verbindung mit emotionaler Beschränkung und eine Vorliebe für Alleingänge zeigen, jedoch nicht aus Angst vor Zurückweisung, sondern aus fehlendem Interesse und fehlender Lust an sozialen Interaktionen. Kinder und Jugendliche mit paranoider Symptomatik zeigen in sozialen Situationen auch Angst und Vermeidung, jedoch in einem anderen Kontext: Andere Menschen sind Gegenstand von Argwohn und Mißtrauen; vorherrschend ist potentielle Feindseligkeit.

Unter dem Konzept der vermeidend-selbstunsicheren Persönlichkeitsstörung bei Kindern könnte man auch soziale Ängste und Aspekte von Trennungsängsten subsumieren. Zur Differentialdiagnose zwischen vermeidend-selbstunsicherer Persönlichkeitsstörung und dem generalisierten Typus der sozialen Phobie verweist das *DSM-IV* auf die zahlreichen Überschneidungen zwischen den beiden Störungsbildern: Sie könnten alternative Konzeptualisierungen der gleichen oder ähnlicher Zustände darstellen (S. 740).

Es bestehen jedoch signifikante Unterschiede in der Art der sozialen Interaktion mit anderen. Um sich auf andere Menschen einlassen zu können, braucht der Mensch mit vermeidend-selbstunsicherer Persönlichkeitsstörung die absolute Gewißheit, daß der andere sich stützend, versorgend und unkritisch verhält. Ein Mensch mit generalisierter sozialer Phobie hat automatisch Angst vor sozialen Situationen, in denen er in Verlegenheit geraten könnte; ein Mensch mit vermeidend-selbstunsicherer Persönlichkeitsstörung dagegen zeigt eine hohe Wachsamkeit gegenüber möglicher Kritik oder Ablehnung. Er sucht nach subtilen oder kaum wahrnehmbaren Signalen von Mißbilligung, und diese Fehlinterpretation der sozialen Signale anderer Menschen unterscheidet sich von der generalisierten Überzeugung (oder dem Glauben), daß in gewissen sozialen Situationen Kritik, Zurückweisung oder Demütigung erlebt werden können.

Beidel und Turner (1997) führen in ihrer umfassenden Studie zur generalisierten sozialen Phobie und deren Beziehung zur vermeidend-selbstunsicheren Persönlichkeitsstörung aus, daß ein Beginn der sozialen Phobie vor dem elften Lebensjahr als Prädiktor für ein Weiterbestehen dieser Störung im Erwachsenenalter gelten kann. Nach Durchsicht der Literatur kommen sie zu dem Schluß, daß bei Menschen mit generalisierter sozialer Phobie – im Gegensatz zu Menschen mit vermeidend-selbstunsicherer Persönlichkeitsstörung – die Symptome von Schüchternheit und Scheu schwerer sind und häufiger auftreten; außerdem ist der soziale Stil ihrer Familie geprägt von sozialer Isolierung, stärkerem Neurotizismus und größerer Introversion. Die Autoren interpretieren ihre Daten dahingehend, daß der frühere Beginn der Störung und die stärkere Ausprägung einen qualitativen Unterschied zwischen der generalisierten sozialen Phobie und spezifischen Phobie-Unterkategorien aufweisen.

Beidel und Turner führen an, daß die generalisierte soziale Phobie eine chronische soziale Unzulänglichkeit darstellt, die in Zusammenhang mit einer vermeidend-selbstunsicheren Persönlichkeitsstörung steht. Sie berichten, daß etwa 22 Prozent der Erwachsenen mit der Diagnose generalisierte soziale Phobie ebenfalls den Kriterien für eine vermeidend-selbstunsichere Persönlichkeitsstörung entsprechen (Turner et al., 1991). Anders als Menschen mit spezifischer sozialer Phobie fehlen den Menschen mit generalisierter sozialer Phobie bestimmte soziale Kompetenzen, etwa die, ein Gespräch weiterzuführen, anderen zuzuhören oder soziale Signale wahrzunehmen. Es fällt ihnen schwer, ihre sozialen Aktivitäten aktiv zu planen. Diese Defizite deuten darauf hin, daß »bei ihnen die sozialen Interaktionen unterentwickelt sind«. Wird eine Komorbidität von vermeidend-selbstunsicherer Persönlichkeitsstörung mit sozialer Phobie diagnostiziert, dann weist das klinische Bild bezüglich der phobischen Symptomatik der generellen Maße für Angst, Depression und sozialer Funktionsfähigkeit auf eine stärker ausgeprägte Störung hin.

Wegen der Implikationen für die Behandlung ist die Unterscheidung zwischen einer Phobie und einer Persönlichkeitsstörung ein wichtiger Punkt. Ein Patient mit vermeidend-selbstunsicherer Persönlichkeitsstörung führt den Nachweis für seine Überzeugung, daß andere Menschen Kritik signalisieren, mit größerer Intensität und unternimmt aktive Versuche, sich der Beruhigung und der Unterstützung durch andere Menschen zu vergewissern. Beidel und Turner merken an, daß gewisse Aspekte der vermeidend-selbstunsicheren Persönlichkeitsstörung auch den Kriterien für eine zwanghafte Persönlichkeitsstörung entsprechen; dazu gehören Perfektionismus, übertriebene Gewissenhaftigkeit, Rigidität und Probleme im Umgang mit anderen Menschen. Ein Patient mit einer generalisierten sozialen Phobie würde aufgrund seiner irrationalen Überzeugungen anderen Menschen einfach aus dem Weg gehen. Beidel und Turner bestätigen beispielsweise, daß Patienten mit einer vermeidend-selbstunsicheren Persönlichkeitsstörung auf eine intensive Behandlung mit

Vorstellungsübungen oder in-vivo-Erfahrungen nicht gut ansprechen; sie empfehlen statt dessen andere Behandlungsmethoden, die sich mehr auf die Entwicklung sozialer Kompetenzen konzentrieren.

Die vermeidend-selbstunsichere Persönlichkeitsstörung hat auch gemeinsame Merkmale mit der generalisierten Angststörung (dazu gehören auch Überängstlichkeitsstörungen in der Kindheit) einschließlich ängstlicher Erwartungen und der affektiven Erfahrung, sich Sorgen über die eigene Kompetenz oder die Qualität der eigenen Leistung zu machen. Bei der Unterscheidung zwischen diesen beiden Störungsbildern wird deutlich, daß die generalisierte Angststörung relativ unspezifisch ist, es fehlt die zentrale Angst vor der kritischen Wahrnehmung anderer Menschen, ebenso fehlen die Versuche, diese Angst durch soziale Vermeidung oder durch Drängen auf Beweise von Wohlwollen zu kontrollieren. Sorgen um die Sicherheit von Angehörigen, um finanzielle Sicherheit oder mögliche größere Reparaturen am Haus oder am Auto sind kein Charakteristikum einer vermeidend-selbstunsicheren Persönlichkeitsstörung.

Selektiver Mutismus (früher »elektiver Mutismus«), eine Störung, deren Kennzeichen eine ständige Unfähigkeit ist, in bestimmten sozialen Situationen zu sprechen, wird ebenfalls mit exzessiver Schüchternheit, Angst vor Verlegenheit in Gesellschaft anderer Menschen, Rückzug und sozialer Vereinsamung in Verbindung gebracht. Diese Störung tritt selten auf; laut *DSM-IV* wird sie bei weniger als 1 Prozent der Menschen festgestellt, die eine psychotherapeutische Praxis aufsuchen. Von der vermeidend-selbstunsicheren Persönlichkeitsstörung ist diese Störung durch die spezielle Art der Weigerung zu sprechen zu unterscheiden, ebenso dadurch, daß die anderen Persönlichkeitsmerkmale fehlen, die die vermeidend-selbstunsichere Persönlichkeitsstörung charakterisieren.

Ein Kind mit vermeidend-selbstunsicherer Persönlichkeitsstörung unterscheidet sich von unauffälligen Gleichaltrigen dadurch, daß ihm nie die Fähigkeiten oder die Ressourcen zur Verfügung stehen, mit denen es sein Gleichgewicht wieder finden könnte; folglich gelingt es ihm nie, eine angsterzeugende Situation zu bewältigen. Davon sind sämtliche Aspekte der Persönlichkeit betroffen. Weder die Hemmung des emotionalen Ausdrucks noch das Muster der Vermeidung neuer Aktivitäten sind mit der Entwicklungsnorm konsistent. Kinder mit einer vermeidend-selbstunsicheren Persönlichkeitsstörung leben – anders als ihre stabileren Kameraden – ständig mit Gefühlen der Unzulänglichkeit, die unvereinbar sind mit dem entwicklungsbedingt normalen Narzißmus, zu dem ein zukunftsorientierter Optimismus, Vertrauen in die eigenen Fähigkeiten und das Gefühl der sozialen Erwünschtheit gehören.

Kinder mit einer vermeidend-selbstunsicheren Persönlichkeitsstörung ziehen sich immer wieder aus der Gesellschaft anderer Kinder zurück, sie weichen neuen Gelegenheiten zur Erprobung ihrer Kraft aus und vermeiden auch ihre eigene Gefühlswelt. Nur so können sie sich sicher fühlen vor der Bedrohung, die es für sie bedeutet, Risiken einzugehen oder sich auf andere einzulassen. Dieses Verhalten führt bei diesen Kindern häufig zu einer Komorbidität mit Depression.

Die vermeidend-selbstunsichere Persönlichkeitsstörung bei Erwachsenen – ein Vergleich

Die Diskontinuität zwischen Kindern und Erwachsenen mit einer vermeidend-selbstunsicheren Persönlichkeitsstörung ist nicht sehr ausgeprägt. Natürlich ist ein Kind in seinem Status als Schulkind in anderer Weise betroffen als ein Arbeiter mit pathologischem Zögern vor neuen Arbeitssituationen oder Wechsel des Arbeitsplatzes. Die Beziehungen zu Gleichaltrigen, die Aufnahme neuer Aktivitäten, die emotionale Zurückhaltung und das Selbstkonzept zeigen sich vermutlich in ähnlicher Form. Der negative Effekt der Störung auf die sozialen Interaktionen verhindert bei Erwachsenen die Aufnahme von beständigen intimen Beziehungen, doch läßt sich dieser Fall auf Kinder nicht anwenden.

Entwicklung der Psychopathologie

Die Entwicklung von Schüchternheit, Vermeidungsreaktionen, Problemen mit Übergangssituationen und Vorsicht gegenüber neuen Stimuli beginnt mit der Geburt aufgrund genetischer und konstitutioneller Faktoren. Kagan und Snidman (1991) untersuchten Kinder zwischen 10 Monaten und 10 Jahren und stellten fest, daß bei manchen Kindern ein deutlich umschriebenes Syndrom von Anklammern und extremer Schüchternheit in der frühen Kindheit in späteren Entwicklungsphasen in Form von gehemmtem Verhalten gegenüber Fremden auftrat. Kagan und Snidman berichten, daß dieses Verhalten, auch wenn es durch die Entwicklung modifiziert wurde, als ein Prozeß identifiziert werden konnte, der sich über verschiedene Entwicklungsphasen hinweg manifestierte.

Mit 3 Jahren zeigen Kinder Angst vor körperlichem Schmerz, fürchten sich vor dem Verlust der elterlichen Liebe, haben Angst, anders zu sein oder mit manchen Dingen nicht fertigzuwerden. Schaefer und Millman (1994) zählen zu den typischen Anzeichen von Ängstlichkeit folgende Verhaltensweisen: Unruhe, Weinen, Schreien, Hin- und Herlaufen, zwanghaftes Denken, Schlaflosigkeit, Alpträume, Appetitlosigkeit, Schwitzen, »Schmetterlinge im Bauch«, Übelkeit, Atemnot und Tics. Sie unterscheiden zwischen dem normal-ängstlichen und dem überängstlichen Kind. Die normale Angst tritt typischerweise zwischen dem 2. und dem 6. Lebensjahr auf und zeigt sich in der schwach ausgebildeten Fähigkeit, zwischen Wirklichkeit und Phantasie zu unterscheiden. Beim gleichaltrigen überängstlichen Kind ist das Verhalten rigider und weniger flexibel. Diese Kinder sind weniger beliebt, weniger einfallsreich, unentschieden und vorsichtig und lassen sich leichter beeinflussen. Ihre Persönlichkeit ist durch ein schlechtes Selbstbild, größere Abhängigkeit von Erwachsenen und niedrigere Werte bei Intelligenz- und Leistungstests gekennzeichnet. Obgleich die Autoren den Begriff »Persönlichkeitsstörung« nicht verwenden, entsprechen doch die aufgeführten Merkmale denen einer vermeidend-selbstunsicheren Persönlichkeitsstörung. Kinder mit körperlichen oder kognitiven Defiziten scheinen anfälliger dafür zu sein, weil sie sich der Tatsache bewußt sind, anders und vielleicht auch weniger leistungsfähig zu sein als andere Kinder.

Die familiäre Umwelt des Kindes trägt zur weiteren Ausbildung des Vermeidungsverhaltens bei, und zwar durch die Interaktion zwischen der Mutter und dem Säugling, durch gewisse Familienmerkmale, Streßfaktoren, die auf die Familie einwirken, sowie Traumata, die das Kind in den ersten beiden Lebensjahren erleidet. Stone (1993b) hat beobachtet, daß Umwelteinflüsse nicht nur großes Gewicht bei der Entwicklung einer vermeidend-selbstunsicheren Persönlichkeitsstörung haben, sondern bereits allein dafür ausreichend sein können. Kinder können darauf »programmiert« werden, Personen und Situationen zu fürchten und zu meiden, die von anderen Menschen als harmlos betrachtet werden. Ein ängstlicher und vermeidender Elternteil übt wahrscheinlich einen Generationseinfluß auf das Kind aus. Stone hat auch noch andere verursachende Umweltfaktoren untersucht und zählt dazu traumatisierende Muster wie beispielsweise körperliche Gewalt von seiten der Eltern, Inzest und sexuelle Übergriffe in der Kindheit. Schaefer und Millman (1994) rechnen auch elterliche Kritik, Perfektionismus und Vernachlässigung dazu, ebenso die Erfahrung des Kindes, als inniger Vertrauter eines Erwachsenen behandelt zu werden.

Die Merkmale der vermeidenden Persönlichkeit sind selbstverstärkend, weil das Vermeiden von beängstigenden Situationen zu unmittelbarer Erleichterung führt, wodurch das Verhalten verstärkt und perpetuiert wird.

Behandlung

Die Behandlung von vermeidend-selbstunsicheren Persönlichkeitsstörungen umfaßt sowohl kognitive als auch behaviorale Interventionsmethoden: Training sozialer Kompetenz, Darbietung angsterregender Situationen, Erweiterung der Problemlösefähigkeiten mit dem Ziel, das Vermeidungsverhalten durch neue Bewältigungsmechanismen zu ersetzen, sowie Umgang mit Angst in gefürchteten Situationen. Für Beidel und Turner (1997) gehört zu den Behandlungszielen auch die Fähigkeit, eine gewisse Unsicherheit im Blick auf die Handlungen anderer Menschen in sozialen Interaktionen akzeptieren zu können. Sie drängen bei Kinderärzten in Kliniken darauf, daß auch jüngeren Patienten die therapeutischen Hintergründe für die Konfrontation mit der angsterregenden Situation verständlich gemacht und als eine Möglichkeit zur Überwindung von Ängsten angeboten wird.

Beim psychoanalytischen Vorgehen werden die Konflikte exploriert, die zu dem Problemverhalten führen, beispielsweise unbewußte ödipale und prä-ödipale Ängste, von der Mutter getrennt zu werden, Konflikte mit Aggressionen und unbewußten destruktiven oder aggressiven Phantasien und Impulsen oder die Rivalität mit dem Vater, wenn man im Wettstreit um die Mutter erfolgreich ist. Wird die Funktion der Vermeidung exploriert, dann zeigt sich manchmal ein dahinterliegendes grandioses Selbstbild, das der Patient verbergen und verschweigen muß aus Angst, es könne sonst die anderen überwältigen. Ebenso können Verlegenheit und Hemmung von sexuellen oder exhibitionistischen Impulsen auf die Notwendigkeit hinweisen, ein potentiell tödliches Sich-Exponieren zu vermeiden und wachsam zu sein.

Eine medikamentöse Intervention dämpft die Überreaktion des betroffenen Kindes und ermöglicht ihm dadurch, die Angst besser auszuhalten und die Behandlung besser für sich zu nutzen.

Klinisches Fallbeispiel

Der 13jährige Tom kam zu uns, um wegen seiner ständigen Vermeidungshaltung gegenüber anderen, insbesondere gleichaltrigen Jungen begutachtet zu werden. Auffallend waren sein gehemmtes Verhalten bei Sportveranstaltungen, seine ruhige, reaktionslose Beziehung zu seiner Familie und seine ständige Sorge, seine Kleidung könnte von anderen kritisiert werden. Tom erklärte, er halte sich beim Basketball zurück, weil die anderen nicht denken sollten, er sei ein Angeber; er befürchtete, sie würden sich über ihn lustig machen, wenn er den Korb nicht traf, während sie doch glaubten, daß er das von sich selbst erwarte.

Tom zeigte sich in seinen Gefühlen eingeschränkt, doch konnte er sich eingestehen, daß seine Vermeidungshaltung und seine Sorge, als nicht in die Gruppe passend wahrgenommen zu werden, Kummer bereiteten. Seine Mutter berichtete von ihrer eigenen Furchtsamkeit, Vermeidungshaltung und sozialer Isolation, während der Vater von seiner Arbeit absorbiert wurde und für Tom weder physisch noch emotional erreichbar war. Da Tom nichts von seiner inneren Gedanken- und Gefühlswelt preisgab, fühlte er sich in der Interaktion mit anderen verloren; er wünschte sich verzweifelt, erfolgreich und akzeptiert zu sein, war jedoch überzeugt, daß er in den Augen der anderen keinerlei Beachtung wert war. Tom fand auch, daß sein Leben nicht in dieser Weise weitergehen sollte, und stand dem Gedanken an eine Behandlung positiv gegenüber.

Ein kurzes psychologisches Screening mit dem Rorschach, dem Thematischen Apperzeptionstest und der Achenbach Child Behavior Checklist (CBCL) erbrachte konsistente Persönlichkeitsmerkmale, die die Diagnose einer vermeidend-selbstunsicheren Persönlichkeitsstörung stützten. Die CBCL, die mißt, wie Eltern das Kind wahrnehmen, zeigte geringe somatische Beschwerden sowie Rückzugstendenzen und Heimlichtuerei. Der Angst/Depressions-Index lag auf dem pathologischen Niveau der Borderline-Störung und umfaßte Symptome wie das Gefühl von Wertlosigkeit, von Unsicherheit, Angst und Unzulänglichkeit. Das Rorschachprofil erbrachte positive Werte auf dem Coping Deficit Index, der mit chronisch unzulänglichen und ineffizienten Reaktionen in interpersonalen Situationen assoziiert wird.

Toms Antworten auf den Rorschach-Test zeigten sinnbildlich einen Teenager am Rand der Gesellschaft, der zwar alles beobachtet, selbst aber nicht teilnimmt. Die Zeichen seiner sozialen Isolierung, seine Realitätsverzerrung, seine unreife und auf Phantasien basierende Selbst- und Fremdrepräsentation sowie seine Unfähigkeit, sich in irgendeiner Weise – aggressiv oder kooperativ – emotional auf andere einzulassen, war mit den zu erwartenden Implikationen der vermeidend-selbstunsicheren Persönlichkeitsstörung konsistent. Exemplarisch war die kognitive Untermauerung seiner auf simplifizierende Schwarzweiß-Malerei verengten Wahrnehmung. Er zeigte auch eine Neigung, seine Welt nur flüchtig und planlos zu überprüfen und Schlußfolgerungen zu ziehen, die mit aller Wahrscheinlichkeit ungenau und für andere nicht nachvollziehbar waren. Tom konnte mühelos die Welt so umkonstruieren, daß sie seinen vorgefaßten Erwartungen entsprach und ihn veranlaßte, auf die immer gleiche vermeidende Weise zu reagieren.

Wir besprachen die Testergebnisse mit Tom, der daraufhin beschloß, er würde gern allein an diesen Themen arbeiten. Es war ihm klar, daß er mehr

Risiken eingehen und sich weniger um die Meinung anderer kümmern sollte. Er war damit einverstanden, nach ein paar Monaten wiederzukommen, falls er keine Fortschritte machen sollte. Dieser Abschluß kann nicht überraschen, denn das Thema Behandlungsbeginn ist für Kinder und Jugendliche, die wie Tom an einer vermeidend-selbstunsicheren Persönlichkeitsstörung leiden, ein Hemmnis, das es ihnen ironischerweise unmöglich macht, die Situation aufzusuchen, wo sie möglicherweise Hilfe finden könnten.

Die zwanghafte Persönlichkeitsstörung

Definition

Das *DSM-IV* definiert die zwanghafte Persönlichkeitsstörung als »die starke Beschäftigung mit Ordnung, Perfektion sowie psychischer und zwischenmenschlicher Kontrolle, dies auf Kosten von Flexibilität, Aufgeschlossenheit und Effizienz« (S. 755). Obgleich das *DSM-IV* anmerkt, daß sich dieses Verhaltensmuster im frühen Erwachsenenalter entwickelt, wird weder der Ursprung dieser Persönlichkeitsstörung erwähnt, noch wird auf einen Beginn der Störung in der Kindheit verwiesen. Das *DSM-IV* zählt folgende Diagnosekriterien auf:

- beschäftigt sich übermäßig mit Details, Regeln, Listen, Ordnung, Organisation oder Plänen, so daß der wesentliche Gesichtspunkt der Aktivität dabei verlorengeht;
- zeigt einen Perfektionismus, der die Aufgabenerfüllung behindert;
- verschreibt sich übermäßig der Arbeit und Produktivität unter Ausschluß von Freizeitaktivitäten und Freundschaften und
- ist übermäßig gewissenhaft, skrupulös und rigide in Fragen von Moral, Ethik und Werten (nicht auf kulturelle oder religiöse Orientierung zurückzuführen) (*DSM-IV*, S. 759).

Beschreibung

Die Persönlichkeitsmerkmale sind häufig ich-synton. Patienten mit zwanghafter Persönlichkeitsstörung fühlen sich mit ihren Charakterzügen wohl und verachten die Oberflächlichkeit und Impulsivität anderer Menschen. Ihre Redeweise ist gestelzt, und sie neigen zu einer rigiden Haltung in Fragen der Moral; können sie ihre Umgebung nicht kontrollieren, geraten sie leicht in

Erregung. In ihrem emotionalen Ausdruck suchen sie einen Mittelweg zwischen der Vermeidung von Wut und dem Unbehagen, das sie beim emotionalen Austausch empfinden. Empathie sowie die Akzeptanz der Gesichtspunkte anderer Menschen fallen ihnen schwer. Ihre Unfähigkeit, Kompromisse einzugehen, und ihr nachdrückliches Beharren auf »der richtigen Art und Weise«, wie etwas getan werden muß, entfremdet sie anderen Menschen. Entscheidungen treffen und Prioritäten setzen sind langwierige und mühsame Prozesse.

Die zwanghafte Persönlichkeitsstörung bei Kindern

Bei der klinischen Beobachtung der exzessiven Kontrolle und der Aggressionshemmung stellte es sich heraus, daß es sich bei diesen Merkmalen um die kompensatorische Abwehr von sadistischen Gedanken und Vorstellungen handelt. Grobe Aggression, begleitet von Lustgefühlen, äußert sich häufig im Spiel und in den Träumen von Kindern mit zwanghafter Persönlichkeitsstörung und steht in starkem Kontrast zu ihrem gehemmten Verhalten in der Öffentlichkeit. Diese sadistischen Züge lösen wiederum noch mehr Ängste aus und verstärken das Bedürfnis, über andere eine omnipotente Kontrolle auszuüben und in zwischenmenschlichen Beziehungen die eigenen Affekte zu unterdrükken. (Die omnipotente Kontrolle hat ihrerseits eine sadistische Qualität und steht mit den ihr zugrundeliegenden Ängsten und Phantasien in Verbindung.) Diese Verhaltensweisen wirken auf andere befremdlich und belasten Freundschaften und familiäre Beziehungen.

In der normalen Entwicklung zeigen sich korrelierende Charakterzüge; dazu gehört auch das »magische Denken«, das einen Versuch darstellt, andere zu kontrollieren, sowie die Überempfindlichkeit gegenüber Kritik, die Kinder zwischen 5 und 12 Jahren in Befragungssituationen zeigen. Das normale Kind im Schulalter ist gleichfalls mit Spielregeln und geregeltem Spielverlauf befaßt, doch fehlt bei seinem Verhalten die Überempfindlichkeit dagegen, daß »die Dinge so sind, wie sie sind«, und es kommt schnell über Enttäuschungen und Unterbrechungen der Routine hinweg. Wird dagegen ein Kind mit einer zwanghaften Persönlichkeitsstörung in seinem Vorhaben, die Umgebung und die eigene innere Situation unter Kontrolle zu halten, frustriert und werden seine Anstrengungen durchkreuzt, dann wird es von Wut und/oder Angst förmlich überwältigt.

Differentialdiagnose

Manche Berichte lassen den Schluß zu, daß Patienten mit der Diagnose Zwanghafte Persönlichkeitsstörung nicht unbedingt auch die Kriterien der Zwangsstörung aufweisen, zu denen Zwangsvorstellungen und Zwangshandlungen wie beispielsweise unerwünschte und ständig wiederholte sinnlose Rituale gehören. Obgleich die zwanghafte Persönlichkeitsstörung bei Patienten mit Zwangsstörung relativ häufig vorkommt, wird sie doch als eigenständige diagnostische Kategorie betrachtet. Diaferia und ihre Forschergruppe (1997) analysierten den Zusammenhang zwischen der zwanghaften Persönlichkeitsstörung und der Zwangsstörung: Sie kamen zu dem Schluß, daß die beiden Störungsbilder zwar phänomenologische Ähnlichkeiten aufweisen, jedoch nicht zum gleichen genetischen Spektrum gehören. Ihrer Meinung nach könnten manche Merkmale der zwanghaften Persönlichkeitsstörung eine Folge der Veränderungen im Verhalten und in der Lebensweise sein, die wohl eher von den klinischen Symptomen der Zwangsstörung herrühren als von bereits vorher vorhandenen Persönlichkeitsfaktoren. Sie untersuchten Patienten mit Zwangsstörung plus zwanghafter Persönlichkeitsstörung sowie Patienten, die nur unter einer Zwangsstörung litten, und fanden bezüglich des Zeitpunktes des Auftretens der zwanghaften Persönlichkeitsstörung keinen Unterschied zwischen den Gruppen; und sie bemerkten, daß die Diagnose Zwanghafte Persönlichkeitsstörung bereits bei zehnjährigen Kindern gestellt wurde.

Wenn sowohl eine Zwangsstörung als auch eine zwanghafte Persönlichkeitsstörung diagnostiziert wurden, dann war die Reaktion der Patienten auf medikamentöse Interventionen unterschiedlich; folglich ist es ungemein wichtig, die zwanghafte Persönlichkeitsstörung sogar bei Vorliegen einer Zwangsstörung zu identifizieren. Cavedini und Mitarbeiter (1997) berichteten, daß die Überschneidung von zwanghafter Persönlichkeitsstörung und Zwangsstörung (die bei 31 Prozent ihrer Stichprobe mit Patienten mit Zwangsstörung vorlag), ein Prädiktor für eine schlechtere Reaktion auf Behandlung mit Psychopharmaka war. Flament und Mitarbeiter (1990) beobachteten im psychotherapeutischen Setting 25 Patienten zwischen 6 und 18 Jahren mit der Diagnose »Zwangsstörung«: In einem Zeitraum von 2 bis 7 Jahren wurde bei 15 dieser Patienten zusätzlich eine Persönlichkeitsstörung diagnostiziert, die bei 5 von ihnen (20 Prozent) eine zwanghafte Persönlichkeitsstörung war.

Obwohl das Konzept der zwanghaften Persönlichkeitsstörung bei Kindern vom *DSM-IV* nicht anerkannt wird, ist es doch in der Fachliteratur als Forschungsschwerpunkt für Forscher und Kliniker gegenwärtig. Parker und Stewart (1994) konnten nachweisen, daß gewisse Merkmale dieser Störung bei

Kindern einen negativen Einfluß auf deren Schulleistungen haben. Sie stellten fest, daß das Erziehungssystem Faktoren wie Sauberkeit, korrektes Verhalten, Ehrgeiz, Selbstkritik und Selbstdisziplin mit Lob bedenkt, doch wenn diese Eigenschaften exzessiv gezeigt werden, dann handelt es sich um Anzeichen einer Störung. Kinder mit zwanghafter Persönlichkeitsstörung neigen dazu, unnötig herumzuradieren, Aufgaben neu zu schreiben und Fehler nicht zuzugeben; manche zerreißen sogar wütend und frustriert ihre Hausaufgabe.

In einem Programm für junge ambulante Patienten zwischen 12 und 20 Jahren untersuchten Parker und Stewart (1994) die Auswirkungen der zwanghaften Persönlichkeitsstörung auf Kinder. Obgleich zu den generell gezeigten Symptomen, die die Schulleistung beeinträchtigen, Unruhe, exzessive Erwartungen, Unzufriedenheit mit den Ergebnissen, Konkurrenzdenken, Verzögerungstaktik, Kontrollbedürfnis und Selbstkritik gehörten, zeigten manche Teilnehmer an der Studie Symptome – z. B. Depression, Wutausbrüche, starke Schulmüdigkeit und schlechte Leistungen –, die auf einen Zusammenhang mit Zwangsgewohnheiten und -gedanken hinwiesen.

Schaefer und Millman (1994) sehen perfektionistisches und Zwangsverhalten im Kontext einer normalen Entwicklung. Kinder verbringen oft unendlich lange Zeit mit Körperpflege, Duschen oder damit, Kleidung herauszusuchen. Kinder zwischen 2 und 7 Jahren spielen gern Spiele mit festen Spielregeln, zitieren Redensarten und vollziehen Rituale. Zwangshandlungen sind bei Kindern zwischen 8 und 10 Jahren weit verbreitet. Eine zwanghafte Persönlichkeit entwickeln Kinder, bei denen Pedanterie, Ordnungswahn und Pünktlichkeit sehr viel Zeit in Anspruch nehmen und andere Aktivitäten beeinträchtigen, sowie Kinder, die Unordnung und Schmutz unerträglich finden und zuviel Aufmerksamkeit auf Einzelheiten verwenden. Deshalb lautet die Schlußfolgerung der Autoren, daß ein Erwachsener entscheiden muß, ob ein Kind sein Streben nach guten Leistungen in angemessener und flexibler Weise verfolgt und objektive Fehler und Probleme aushalten kann.

Entwicklung der Psychopathologie

In der Literatur wird der alte Streit darüber ausgefochten, ob die zwanghafte Persönlichkeitsstörung, wie andere Persönlichkeitsstörungen, durch genetische oder durch Umweltfaktoren hervorgerufen wird. Andrews und Mitarbeiter (1990) schlußfolgerten, daß bei der zwanghaften Persönlichkeitsstörung ein signifikantes Maß an Heredität vorliegt – fast 50 Prozent. Stone (1993) merkte an, daß die zwanghafte Persönlichkeitsstörung, selbst wenn genetische Faktoren die Persönlichkeitsstruktur ausbilden, »ihre Ausprägung durch Erziehungsmuster erhält, die Anpassungsbereitschaft, Reinlichkeit, sofortigen Gehorsam gegenüber Autoritäten sowie eine strafende Haltung außerordentlich hoch bewerten« (S. 348). Eine Umgebung, in der die Betreuungspersonen Ängstlichkeit vorleben oder ständig Konflikte suchen und Kritik üben, kann gleichfalls eine Reagibilität für eine zwanghafte Persönlichkeitsstörung bewirken. Mehr noch, Kinder mit zwanghafter Persönlichkeitsstörung sind wahrscheinlich von ihrer Konstitution her hoch reaktiv gegenüber plötzlichen Veränderungen in ihrer Umgebung und reagieren möglicherweise mit eingeschliffenen Verhaltensmustern.

Auch der im Februar 1996 publizierte *Harvard Mental Health Letter* merkt an, daß Persönlichkeitsstörungen wie die zwanghafte Persönlichkeitsstörung aus einem komplizierten Zusammenspiel von ererbter Disposition, Erziehung und spezifischen Erfahrungen entstehen. Das Temperament eines Kindes kann bereits im Säuglingsalter beobachtet werden, und zwar an der Stimmung, dem Aktivitätsniveau, der Ausdauer sowie der Tendenz des Kindes, Risiken zu suchen oder zu vermeiden. Wahrscheinlich zeigen Erwachsene mit zwanghafter Persönlichkeitsstörung (ebenso auch die vermeidende oder die abhängige Persönlichkeit) seit ihrer Kindheit eine niedrige Angstschwelle und ein erhöhtes Erregungspotential. Ihre Symptome werden von ihrem Verhalten dahingehend bestimmt, daß unerträglich starke Affekte oder unangenehme Reize vermieden werden und das Selbst davor geschützt wird. Charaktermerkmale von Eltern, die möglicherweise zur Entwicklung einer zwanghaften Persönlichkeitsstörung beim Kind beitragen, wurden noch nicht umfassend untersucht. Der *Harvard Mental Health Letter* berichtet, daß Patienten, deren Symptomatik dem Angst-Cluster der Persönlichkeitsstörungen zugeordnet wird, zu der Annahme neigen, ihre Eltern seien einerseits überbehütend, andererseits aber nicht liebevoll genug. Eine weitverbreitete Überzeugung ist auch das vermutete Vorhandensein von obsessiven Merkmalen bei den Eltern von Kindern mit zwanghafter Persönlichkeitsstörung.

Clark und Bolton (1985) wiesen auf das Fehlen stringenter Definitionen der Konzepte hin, sowie darauf, daß in mehreren klinischen Berichten über Fälle von zwanghafter Persönlichkeitsstörung von Eltern die Rede ist, die streng waren, sich übermäßig in die Angelegenheiten ihrer Kinder einmischten und hohe Erwartungen an ihre Kinder hatten; objektive Verfahren zum Erfassen der Störung fehlten. In ihrer eigenen Studie verglichen sie Eltern von Jugendlichen mit zwanghaften Zügen mit Eltern von Jugendlichen mit Angststörungen, jedoch ohne Zwanghaftigkeit. Zwar stützten ihre Befunde die Annahme, daß die Eltern der ersten Gruppe mit größerer Wahrscheinlichkeit zwanghafte Merkmale aufwiesen als normale Erwachsene außerhalb des Kliniksettings, doch unterschied sich der Ausprägungsgrad dieser Merkmale nicht signifikant von dem der Eltern der ängstlichen Jugendlichen. Die Autoren schlossen daraus, daß elterliches Zwangsverhalten zu Angst oder Neurotizismus bei ihren Kindern beitragen kann, jedoch nicht unbedingt zur Ausbildung einer zwanghaften Persönlichkeitsstörung. Interessant war jedoch, daß die Jugendlichen mit zwanghafter Persönlichkeitsstörung höhere Ansprüche von seiten ihrer Eltern *wahrnahmen* als die ängstlichen Jugendlichen, obwohl es keine tatsächlichen Unterschiede zwischen den beiden Elterngruppen gab.

Zusammenfassend kann man feststellen, daß die zwanghafte Persönlichkeitsstörung anscheinend durchgängig von der Kindheit bis ins Erwachsenenalter manifest ist, so als wären Angst vor Kontrollverlust, Perfektionismus, intensive Sorge um Ordnung und um Details sowie Sparsamkeit völlig unabhängig von Lebensalter und Entwicklungsstufe in der Persönlichkeit festgelegt.

Behandlung

Die psychodynamische Behandlung zielt darauf ab, die unangepaßten, automatisch ablaufenden ich-syntonen Verhaltensweisen und Denkprozesse, die mit dem Selbstgefühl des Patienten kompatibel sind, in ich-dystone oder inkompatible Verhaltensweisen und Denkprozesse umzuwandeln, die der Patient ohne Schwierigkeiten identifizieren, als unangemessen erkennen und dann auflösen kann. Das psychodynamische Vorgehen richtet sich auf den Konflikt, der der zwanghaften Persönlichkeitsstörung zugrunde liegt und sie auslöst. In der Behandlung wird versucht, dem Patienten zu helfen, Möglichkeiten zu erkunden, mit seinen inakzeptablen und angstauslösenden Wünschen direkt und angemessen umzugehen. So mag zum Beispiel ein Kind, das mörderische Wut auf den Vater oder die Mutter hegt und dadurch verstört ist, mit Hilfe von völlig unrealistisch hohen moralischen Werten und Selbstvorwürfen die eigenen Schuldgefühle und die Angst abwehren.

Reaktionsbildung, Affektisolierung, Rationalisierung und Verlagerung sind die Mechanismen, mit deren Hilfe der Patient seine Angst abwehrt; diese müssen in der Behandlung analysiert, offengelegt und gedeutet werden, damit der Patient sie erkennen und ihre negative Wirkung wahrnehmen kann. Ein Kind, das keine Geburtstagsparty geben will und dies damit begründet, daß das »langweilig« sei, rationalisiert vermutlich die Angst, die beim Gedanken an diese soziale Situation ausgelöst wird; zusätzlich haben wir es mit Verleugnung zu tun: Angst wird zu Langeweile. In einem anderen Fall, auf den wir weiter unten näher eingehen werden, illustriert ein Kind die Verlagerung aus dem zwischenmenschlichen Bereich in den der Phantasie, den es kontrollieren kann: Dieses Kind, das sich seiner Umgebung mit einem flachen, nüchternen und verengten Affekt präsentiert, lebt in einer intensiven Gefühlswelt und schreibt eine Phantasiezeitung. Hier wird in der Behandlung die Phantasie ans Tageslicht gebracht und dann nach Alternativen gesucht, die den Patienten von solchen rigiden Abwehrmaßnahmen befreien.

Kognitive oder Verhaltenstherapien suchen nicht nach der Bedeutung des pathologischen Denkens und Verhaltens, sondern richten sich auf die unmittelbare Bearbeitung dieses Verhaltens. Symptome der Zwangsstörung oder der zwanghaften Persönlichkeitsstörung werden durch Exposition und Reaktionsverhinderung bearbeitet, den beiden wichtigsten Techniken für die Bearbeitung pathologischen Verhaltens. Bei der Konfrontation wird der Patient unmittelbar mit der angstauslösenden Situation konfrontiert, und zwar mit steigender Frequenz und Dauer, bis die Angst oder Furcht nachläßt; bei der Reaktionsverhinderung wird die pathologische Reaktion durch ein damit konkurrierendes oder inkompatibles Verhalten ersetzt. So wird einem Kind, das normalerweise durch seinen Perfektionismus gezwungen ist, eine nicht perfekt ausgeführte Aufgabe zu zerreißen, beigebracht, dem inneren »Zensor«, der es zu diesem destruktiven Verhalten zwingt, kecke Antworten zu geben.

March und Mulle (1998) publizierten ein Handbuch für die systematische Anwendung kognitiv-behavioraler Techniken bei der Behandlung von Zwangsstörungen bei Kindern und Jugendlichen. Die Kinder werden zur aktiven »Schlacht« gegen die Symptome herangezogen; um deren Status als »Feinde« zu verdeutlichen, werden sie aufgefordert, den Symptomen abwertende Namen zu geben. Die Familie spielt die Rolle des »Cheerleaders« und darf sich nicht mit dem »Feind« und seinen Versuchen verbünden, das irrationale Verhalten aufrechtzuerhalten. Sobald das Zwangsverhalten nachläßt, werden »Siege« gefeiert und schriftlich festgehalten. Die Arbeit von March und Mulle kann ohne weiteres auf die Merkmale der zwanghaften Persönlichkeitsstörung übertragen werden, die mit Angst oder Furcht verknüpft sind: Perfektionismus, Hamstern, in Grübeleien versinken, Unentschlossenheit und rigide Haltung in Fragen von Moral und Ethik.

Andere Merkmale, insbesondere die emotionale Verengung, sind weniger gut mit kognitiv-behavioralen Interventionen zu behandeln; hier ist eine intensive Langzeittherapie im Rahmen einer therapeutischen Beziehung oder einer Gruppe erforderlich. Die emotionale Enge und die Vermeidung von Themen mit emotionaler Bedeutung kann beim Therapeuten Langeweile, Ermüdung und Ärger auslösen, und es wird viel Zeit benötigt, um dieses Symptom aufzulösen. Der Therapeut versucht, dem Patienten dabei behilflich zu sein, herauszufinden, was er gerade denkt, wenn er eine bestimmte Handlung vollzieht.

Die Behandlung einer zwanghaften Persönlichkeitsstörung sollte die Einzelarbeit mit dem Kind, die Arbeit mit der Familie und oftmals auch mit der schulischen Umgebung integrieren. Für die Behandlung im Rahmen der Schule empfehlen Parker und Stewart (1994), die Lehrer zu ermuntern, das Kind mehr zur Gruppenarbeit heranzuziehen und weniger allein arbeiten zu lassen und darauf zu achten, daß nur eine Aufgabe auf einmal erledigt wird und nicht mehrere Aufgaben nebeneinander; ebenso sollten Strategien zur Verminderung des Konkurrenzdenkens entwickelt werden. Außerdem können die Lehrer als Modell dafür dienen, daß Fehler akzeptabel sind und daß soziale Interaktion höher bewertet wird als Einzelleistungen. Vor allem muß man den Intelligenzquotienten des Kindes erfassen, um seine Fähigkeiten einschätzen zu können und eventuelle Lernschwierigkeiten zu identifizieren, die möglicherweise zu unrealistischen Erwartungen und den daraus resultierenden Frustrationen des Kindes beitragen.

Wenn keine anderen Störungen vorliegen, dann ist eine medikamentöse Intervention bei zwanghaften Persönlichkeitsstörungen nicht indiziert. In Fällen von Komorbidität von zwanghafter Persönlichkeitsstörung und Zwangsstörung können bestimmte Serotonin-Aufnahmehemmer indiziert sein (Cavedini et al., 1997; Flament et al., 1990).

Fallbeispiel

Der aus einer katholischen Familie stammende 12jährige Charlie wurde mit multipler Angstsymptomatik vorgestellt. Er machte sich Sorgen, daß er in die Hölle käme, wurde von Schuldgefühlen geplagt, weil er als Vierjähriger eine Ameise zertreten hatte, und war beunruhigt, weil er vier Monate vor einem Brand in der Schule mit Streichhölzern gespielt hatte und nun glaubte, er sei schuld an dem Feuer. Charlie hatte Einschlafprobleme, weil er über seine »Sündhaftigkeit« nachgrübelte. Seine Eltern beschrieben ihn als perfektionistisch und als zwanghaft bei seinen alltäglichen Gewohnheiten. Charlie machte sich ständig Sorgen um seine Hausaufgaben und weinte, wenn er nur die Note »Gut« bekam. Er fühlte sich gezwungen, in speziellen Augenblicken des Tages zu beten und seine Schritte zu zählen, wenn er durch die Küche ging. Obgleich er ein paar Freunde hatte, war er schüchtern: Er schien Zuflucht bei einsamen Aktivitäten wie Lesen und Schreiben zu suchen und sagte einmal zu seiner Mutter, daß ihm »gar nichts Spaß« mache.

Die Ergebnisse des psychologischen Gutachtens wiesen sowohl auf eine Zwangsstörung als auch auf eine zwanghafte Persönlichkeitsstörung hin. Charlie zeigte gehemmte und nüchterne Affekte; bei den Tests war er akribisch genau; bei zeitgebundenen Tests waren seine Leistungen generell schlechter. Der Rorschach-Test zeigte, daß Charlie ständig Schwierigkeiten hatte, mit seinem Alltag zurechtzukommen, und leicht aus der Fassung zu bringen war. Sein signifikantes Übersehen von Einzelheiten und Nuancen machte ihn anfällig dafür, auf Entweder-oder-Lösungen zu verfallen und Situationen in Schwarzweiß-Manier zu interpretieren; alles, was komplex oder doppeldeutig war, reduzierte er auf die einfachste Version. Charlies offensichtliche Haltung als Moralist und Perfektionist erlaubte ihm kein Vergnügen, und seine emotionale Funktionsfähigkeit stimmte mit seinen Reaktionen im Rorschach-Test überein: Bei den farbigen Tintenklecksen erwähnte er die Farben nicht ein einziges Mal, und diese äußerst ungewöhnliche Auslassung korreliert mit einem massiv eingeschränkten Affekt und der Unfähigkeit, Affekte zu erkennen und angemessen auszudrücken.

In Übereinstimmung mit einer zwanghaften Persönlichkeitsstörung stand auch Charlies Tendenz, über negative Aspekte seiner selbst nachzugrübeln. Auch war Charlie offensichtlich sozial isoliert oder ließ sich nur oberflächlich auf andere Menschen ein. Sein Selbstbild war ziemlich schlecht. Wie das Protokoll besagt, bestand sein normaler Umgang mit Angst in Vermeidung: Er vermied es, Verantwortung zu übernehmen oder irgendeine Aktion vorzuschlagen; er wartete, bis ein anderer sich um das Problem kümmern konnte. Besonders beunruhigend war die Tatsache, daß er sich exzessiv in Phantasien flüchtete, um das Unbehagen zu vermeiden, das durch Druck oder Probleme ausgelöst wurde. Im anfänglichen Verlauf der Behandlung stand Charlies Fähigkeit, sich in seiner privaten Phantasiewelt zu vergraben, in deutlichem Kontrast zu seiner eingeschränkten Fähigkeit, sich über alltägliche Interaktionen und seine Gefühle dazu zu äußern.

Die therapeutischen Sitzungen förderten ein verworrenes Phantasieleben bei Charlie zutage, das jedoch in Form einer fiktiven Zeitung strengstens kontrolliert wurde. Diese Zeitung berichtete über Rockstars, die von Gangstern angegriffen wurden, oder von außer Kontrolle geratenen kriminellen Elementen, die die Schulmauern niederrissen. Außer dieser Zeitung gab es noch die wiederholte, sorgfältig ausgeführte Tabelle mit dem allwöchentlichen Kinoprogramm, auf dem zehn Filme aufgeführt waren. Charlie sollte dazu helle Farben und lebhafte Kontraste verwenden, doch zeichnete er nur stilisiert und immer auf die gleiche Weise. Beim Zeichnen pflegte er über seine Sorgen zu sprechen: ob er wohl in den Himmel komme; die Therapie sollte dazu beitragen, die Welt seiner Phantasien in seine Angst vor möglichen Folgen einzubauen.

Die Arbeit machte nur langsame Fortschritte, und Charlies Familie wurde zum Psychiater gebeten, um mit diesem über eine medikamentöse Intervention zu beraten. Charlie wurde – neben seiner zwanghaften Persönlichkeitsstörung – als depressiv diagnostiziert; es wurde ihm Prozac verschrieben. In die Therapie kehrte Charlie nicht zurück.

Sieben Jahre später nahm man Kontakt zu ihm auf. Er wurde gefragt, ob er an einem Follow-up-Interview und einem Rorschach-Test teilnehmen würde. Der inzwischen 19jährige Charlie stimmte zu und brachte drei Erzählungen mit, die er in seiner Collegezeit geschrieben hatte. Diese fiktiven Berichte aus der Perspcktive eines Arztes und einer körperlich mißhandelten Krankenschwester waren hochemotional und leidenschaftlich. Die Leidenschaft fand jedoch nur in den Gedanken der Figuren statt, nicht in ihrer Interaktion; dort herrschten der Druck und die Wachsamkeit, die nötig waren, wenn man echte Gefühle zeigte. Bei dem Bericht über sein derzeitiges Tun und Lassen zeigte sich Charlie sachlich und unterwürfig, ein Verhalten, das in auffälligem Kontrast zu dem facettenreichen Material seiner Erzählungen stand.

Er besuchte das College und wohnte immer noch zu Hause bei seinen Eltern. Er »hing« in einem Studierraum des Colleges »herum«, um dort mit anderen Studenten zusammenzusein, die wie er nicht auf dem Campus wohnten. Wie zum Zeitpunkt seiner Behandlung vor sieben Jahren ging er immer noch am liebsten einsamen Aktivitäten wie dem Schreiben nach. Um Himmel und Hölle machte er sich keine Sorgen mehr, doch meinte er, er sei bei der Anfertigung der Hausaufgaben gewissenhafter als andere und dächte auch am Wochenende über die Aufgaben nach. Fragen nach zwanghaften Verhaltensweisen verneinte er. Auf die Frage, wie er von anderen wahrgenommen werde, antwortete er, Freunde beschrieben ihn als ständig ernsthaften Menschen. An einer romantischen Beziehung hatte er kein Interesse; seiner Meinung nach hatte er nicht die gleichen sexuellen Wünsche wie seine Kameraden. Charlie empfand sein Leben als befriedigend und fühlte kein Bedürfnis nach Veränderung in irgendeinem Aspekt. Er war jedoch gespannt darauf, was ein neuer Rorschach-Test ergeben und wie die Ergebnisse im Vergleich zu den früheren aussehen würden.

Der zweite Rorschach-Test bestätigte das Fortbestehen einiger Befunde des ersten Tests. Dazu gehörten alltägliche Anforderungen wie der Umgang mit sozialen Konflikten, die Ausgewogenheit zwischen der Zeit, die man allein, und der, die man mit anderen Menschen, schulischen Aktivitäten oder der Familie verbringt, sowie der vernünftige Umgang mit normalen emotionalen Reaktionen wie Frustration, Ärger oder Groll. Desweiteren zeigten die Befunde eine gewisse Tendenz, subtile Signale und Nuancen zu übersehen; dadurch war Charlies Weltsicht auf flüchtige und ungenaue Schlußfolgerungen beschränkt. Er vermied weiterhin emotional aufgeladene Situationen, und sein

Selbstbild hatte sich weiter verschlechtert. Immer noch machte er exzessiven Gebrauch (oder Mißbrauch) von seiner Phantasie, um sich nicht mit schmerzlichen oder schwierigen Situationen auseinandersetzen zu müssen, und er gab sich nach wie vor negativ gefärbten Grübeleien über sich selbst hin. Wie es sich bereits in seinen Erzählungen andeutete, betraf der Inhalt seiner Rorschach-Antworten häufig Aggressionen gegen andere Menschen oder richtete sich auf ein beschädigtes Selbst. Die Personen seiner Erzählungen waren alle emotional mißbraucht und geschädigt. Charlie schien die Rolle des Opfers und auch des Täters stellvertretend auszuleben; in seinen aggressiven und emotional aufgeladenen Dramen identifizierte er sich mit beiden.

Interessant an den Unterschieden zwischen den beiden Rorschach-Tests war auch die Tatsache, daß Charlie die Pubertät ohne unterstützende Behandlung durchlebt hatte. Seine Beziehungen zu anderen waren zwar immer noch oberflächlich, und soziale Interaktionen blieben auf die Peripherie beschränkt, doch war er weniger sozial isoliert. Seine Toleranz für emotionale Erfahrungen schwankte zwischen Vermeidung und einer begrenzten Fähigkeit, Gefühle zu erkennen und auszudrücken. Deutlich verbessert hatte sich Charlies Fähigkeit, seine Welt genau wahrzunehmen, doch fühlte er sich häufiger deprimiert. Seine kognitive Beschränkung (möglicherweise Abwehr) zeigte sich darin, daß er nur 14 Antworten gab; als er 12 Jahre alt war, waren es 23 Antworten gewesen (23 ist die durchschnittliche Anzahl). In dieser Beschränkung könnte man die Nachwirkungen mehrerer Abwehraktionen der zwanghaften Persönlichkeitsstörung erkennen: Der Zensor Charlie mußte die evokativen Aspekte der Tintenkleckse beurteilen und unterdrücken, indem er sowohl die Anzahl als auch den Inhalt seiner Antworten kontrollierte. Die Tatsache, daß er gewisse Dinge nicht sehen wollte, die er hätte sehen können, weist auf Verleugnung als Abwehrmechanismus hin; daß er die affektiv geladenen Farbkarten vermied, bedeutet Isolierung, denn dadurch werden die Gedanken von störenden und peinigenden Emotionen befreit.

Der Fall Charlie macht deutlich, daß der Entwicklungsprozeß als solcher nicht unbedingt die Merkmale auflöst, die der früheren zwanghaften Persönlichkeitsstörung zugrunde lagen. Die Art der Persönlichkeitsstörung hat sich jedoch verändert; so wie sie sich heute darbietet, würde man nicht mehr von einer zwanghaften Persönlichkeitsstörung sprechen. Charlies Anpassung scheint jetzt eher schizoid zu sein, es fehlen die charakteristischen Merkmale der zwanghaften Persönlichkeitsstörung, die früher typisch für ihn waren: Perfektionismus, intensive Beschäftigung mit Moral und Tugend, unablässiges Nachgrübeln über Schuld und Sünde sowie der Zwang, das eigene innere Leben in Ordnung zu halten und zu bändigen. Er hat sich einem Leben in Einsamkeit zugewandt, und diese Entscheidung ist eher mit einer schizoiden Persönlichkeitsstörung konsistent. Mit Hilfe seiner oberflächlich-flüchtigen Kontakte zu anderen Menschen kann er die Bedürfnisse seines eigenen emotionalen Lebens und die Forderung nach allgemeiner sozialer Interaktion befriedigen. Die fiktive Zeitung der frühen Jahre verwandelte sich in fiktive Erzählungen, die von leidenden und zornigen Erwachsenen handeln: Das ist sein aktueller Ausweg aus inakzeptablen oder zu emotionalen Beziehungen.

Charlie erhielt keine Behandlung und entwickelte als junger Erwachsener eine andere Persönlichkeitsstörung, die weiterhin seine Anpassung behinderte. Am Fall Charlie wird deutlich, daß die der zwanghaften Persönlichkeitsstörung zugrundeliegenden zeitstabilen Merkmale beim ersten Auftreten in der Kindheit erkannt werden müssen. Außerdem müssen Strategien für eine Langzeitbehandlung des Kindes und seiner Familie entwickelt und in die klinische Theorie und Praxis aufgenommen werden, in der an jenen Symptomen gearbeitet wird, die auf medikamentöse Intervention allein nicht ansprechen.

4. Kapitel
Die Borderline-Persönlichkeitsorganisation

Einführung

Die Borderline-Persönlichkeitsorganisation (O. Kernberg, 1975, 1996) umfaßt als Untergruppen die Persönlichkeitsstörungen des Clusters B: die Borderline-, die narzißtische, die histrionische und die antisoziale Persönlichkeitsstörung, die gekennzeichnet sind durch:

- Identitätsstörung oder Identitätsdiffusion: ein chronisch instabiles Selbstbild im Blick auf Kohärenz, Intentionalität, Zeit- und Situationskonstanz, Autonomie, Geschlecht, ethische, kulturelle und ideologische Werte;
- primitive, auf Spaltung basierende Abwehrmechanismen: projektive Identifikation, Verleugnung, primitive Idealisierung, Abwertung, omnipotente Kontrolle. All diesen Abwehrstrategien liegen Beeinträchtigungen der Impulskontrolle, der Affektregulierung, der Toleranzschwelle für Frustrationen, Angst und Depression zugrunde, die so schwer sind, daß sie mit der Anpassung an die innere und äußere Realität interferieren;
- Aufrechterhaltung der Fähigkeit zur Kontaktaufnahme mit der Realität trotz regressiver und mikropsychotischer Episoden.

Zu der Borderline-Persönlichkeitsstörung, deren Kennzeichen ein chaotisches und rücksichtsloses Leben ist, gehören folgende Merkmale: instabile, aber intensive Beziehungen, Impulsivität, Wut und Ärger, Identitätsstörungen und suizidales Verhalten.

In der narzißtischen Persönlichkeitsstörung scheint die Borderline-Organisation als Folge des grandiosen Selbst, das einen bestimmenden Einfluß auf die Persönlichkeit ausübt, etwas stabiler zu sein. Das grandiose Selbst ist das Ergebnis einer Vermischung von realistischer Wahrnehmung des Selbst mit dem Ich-Ideal, dem idealen Selbst und dem idealen Objekt. Es kommt zu einer pathologischen Regulierung des Selbstwertgefühls, weil das grandiose Selbst ständige Bestätigung in Form von bedingungsloser Bewunderung durch andere verlangt, deren es bedarf, um die Überzeugung aufrechtzuerhalten, daß es vollkommen und überaus mächtig ist. Das entwertete Selbst wird abgespalten und seine Verletzlichkeit angesichts der kleinsten Frustration verborgen gehalten – dennoch kommt es bei dem Patienten zu Wutausbrüchen infolge des Ungleichgewichts zwischen dem grandiosen Selbst und der Realität. Spaltung und damit in Verbindung stehende Mechanismen sind vorhanden, doch ist der wesentliche Abwehrmechanismus die Abwertung.

Die histrionische Persönlichkeitsstörung liegt am äußersten Pol des hysterischen Spektrums, deshalb wird sie zusammen mit der hysterischen Persönlichkeit (neurotische Persönlichkeitsorganisation) beschrieben. Bei der antisozialen Persönlichkeitsstörung verbindet sich die narzißtische Persönlichkeitsstörung mit einer Störung des Sozialverhaltens.

Die Borderline-Persönlichkeitsstörung

Definition

Das *DSM-IV* definiert die Borderline-Persönlichkeitsstörung als ein tiefgreifendes Muster von Instabilität in zwischenmenschlichen Beziehungen, im Selbstbild und in den Affekten sowie von deutlicher Impulsivität. Der Beginn liegt im frühen Erwachsenenalter und manifestiert sich in den verschiedenen Lebensbereichen. Mindestens 5 der folgenden Kriterien müssen erfüllt sein:

- ☐ Verzweifeltes Bemühen, tatsächliches oder vermutetes Verlassenwerden zu vermeiden.
- ☐ Ein Muster instabiler, aber intensiver zwischenmenschlicher Beziehungen, das durch einen Wechsel zwischen den Extremen Idealisierung und Entwertung gekennzeichnet ist.
- ☐ Identitätsstörung: ausgeprägte und andauernde Instabilität des Selbstbildes oder der Selbstwahrnehmung.
- ☐ Impulsivität in mindestens zwei potentiell selbstschädigenden Bereichen (z. B. Geldausgeben, Sexualität, Substanzmißbrauch, rücksichtsloses Fahren, »Freßanfälle«).
- ☐ Wiederholte suizidale Handlungen, Selbstmordandeutungen oder -drohungen oder Selbstverletzungsverhalten.
- ☐ Affektive Instabilität infolge einer ausgeprägten Reaktivität der Stimmung (z. B. hochgradige episodische Dysphorie, Reizbarkeit oder Angst, wobei diese Verstimmungen gewöhnlich einige Stunden und nur selten mehr als einige Tage andauern).

- ☐ Chronisches Gefühl von Leere.
- ☐ Unangemessene heftige Wut oder Schwierigkeiten, die Wut zu kontrollieren (z. B. häufige Wutausbrüche, andauernde Wut, wiederholte körperliche Auseinandersetzungen).
- ☐ Vorübergehende, durch Belastung ausgelöste paranoide Vorstellungen oder schwere dissoziative Symptome.

(*DSM-IV*, S. 739)

Beschreibung

Bei Kindern ist die Borderline-Persönlichkeitsstörung gekennzeichnet durch das Fortbestehen zahlreicher neurotischer und Verhaltenssymptome – Obsessionen, Phobien, Zwänge und Anzeichen von Hysterie –, die einer früheren Entwicklungsphase angehören.

Das Problem bei der Differentialdiagnose besteht darin, normale, entwicklungsspezifische Symptome von der multifokalen schweren Symptomatologie des Borderline-Patienten zu unterscheiden. Besonders während der Adoleszenz kommt es zu Depression, Angst, Identitätskrisen (mit raschen Wechseln der Identifikation mit bestimmten sozialen Gruppen oder Ideologien) und neurotischen Konflikten mit Autoritäten. Auch können primitive Abwehrstrategien wieder aktiviert werden wie beispielsweise antisoziales Verhalten oder infantile narzißtische Objektbeziehungen. Doch sind diese Phänomene beim Borderline-Teenager chronisch und deutlich schwerer als beim normalen Teenager.

Am Fall Jane, einer neunjährigen ambulanten Patientin mit Anzeichen von Aufmerksamkeitsdefizit-Hypervigilanzstörung, werden einige der oben angeführten Merkmale besonders deutlich. Jane lebte mit zwei älteren Geschwistern (11 und 12 Jahre alt) bei ihren Eltern; in die ambulante Sprechstunde kam sie wegen Problemen mit ihrer Aufmerksamkeit, wegen ihrer Unbeholfenheit und einiger »sozialer Probleme«. Ihre Lehrer machten sich Sorgen wegen ihrer geringen Lernfortschritte, darüber, daß sie keinen Kontakt zu ihren Klassenkameraden hatte, die sie nicht mitspielen ließen; außerdem, weil Jane auf Fragen im Unterricht gelegentlich falsche oder scheinbar unzusammenhängende Antworten gab. Jane ging zunehmend lustloser in die Schule; sie sagte, die anderen Kinder machten sich über sie lustig und riefen ihr Schimpfworte nach.

Zu Hause fürchtete Jane sich, allein zu bleiben. Sie litt unter Alpträumen, hatte große Angst vor der Dunkelheit und Angst davor, daß Monster in ihr Zimmer kommen würden. In den beiden Monaten vor der Evaluation hatte sie im Bett ihres Vaters geschlafen und vorher im Schlafzimmer ihrer Mutter. Sie war erfüllt von der Furcht, ihre Eltern oder ihr Meerschweinchen könnten sterben.

Manchmal sprach sie mit Leuten, »die nicht anwesend waren«, doch diese Leute seien nicht eindeutig definiert, sagte ihre Mutter. Häufig murmelte sie oder veränderte Wörter. Sie hatte Wutausbrüche und war sehr eifersüchtig auf ihre Schwestern, hatte oft Streit mit ihnen, mit Worten und mit Schlägen. Sie trug gern Jungenkleidung, besonders gern die Uniform der Pfadfinder-Jugendgruppe, und sie wollte jeden Tag nach der Schule die gleiche Kleidung anziehen.

Jane war durch Kaiserschnitt zur Welt gekommen, und nach der Beschreibung ihrer Eltern war sie ein schwieriges Baby gewesen, das schrie, »nie schlief« und sich häufig erbrach. Doch ließ sie sich gern im Arm halten. Mit 6 Monaten konnte sie sitzen, mit 11 Monaten laufen und sprach einzelne Worte mit 18 oder 19 Monaten, mit zweieinhalb Jahren sprach sie Sätze. Mit 2 Jahren wurde sie problemlos sauber. Als sie in den Kindergarten gehen sollte, gab es Probleme, denn Jane hatte Angst vor der Erzieherin. Obgleich sie sich eingewöhnte, fehlte sie oft wegen Krankheit. Als sie in der dritten Klasse war, sagte sie, sie wolle nicht zur Schule gehen.

Von Janes Mutter wurde berichtet, daß sie dieselben Ängste hatte wie ihre Tochter. So war sie beispielsweise fasziniert von Filmen mit Monstern und schaute sie häufig an. Mußte ihr Mann nachts arbeiten, dann nahm sie die Kinder und schlief im Haus ihrer Großmutter mütterlicherseits, denn sie wollte nachts nicht allein sein, ein Verhalten, das auf ein Verwischen der Generationsgrenzen hinweist. Die Ehe wurde als »gut« beschrieben, obgleich die Eltern in verschiedenen Zimmern schliefen und die Patientin mal bei dem einen, mal bei dem anderen Elternteil schlief.

Klinisch gesehen schien Jane durchschnittlich intelligent zu sein, obwohl sie 6 Monate hinter dem Klassendurchschnitt zurücklag. Mit dem Interviewer sprach sie unentwegt und zeigte die ganze Bandbreite der Affekte, doch war ihre Sprechweise abschweifend oder nicht der Norm entsprechend. Zwar kannte sie die Namen der Wochentage, doch wußte sie nicht, wie viele es gibt. Bei der Aufzählung der Monatsnamen übersprang sie einen Monat und verwechselte auch einmal die Reihenfolge. Es war ihr klar, daß sie manchmal Tage, Monate und Jahre durcheinanderbrachte, doch lastete sie diesen Mangel ihren Klassenkameraden an. Es gab jedoch keine unverbundenen Assoziationen und auch keine Anzeichen für Wahnvorstellungen oder Halluzinationen.

Jane beschrieb sich selbst als klein und häßlich und beklagte sich, daß die anderen Kinder auf ihr herumhackten. Ihre primitiven Abwehrmechanismen zeigten sich, als sie berichtete, daß sie sich über einen Klassenkameraden geärgert hätte und ihn beißen wollte. »Aber ich mag keine Beißmale«, fügte sie hinzu. Auf die Frage, wie sie denn Beißmale kriegen könnte, antwortete sie, daß es Male gibt, wenn man Menschen beißt. Sie leugnete, daß sie gedacht hätte, ihr Klassenkamerad würde sie dann auch beißen. Obwohl sie geduldig die Fragen des Interviewers beantwortete, gelang es ihr nicht klarzustellen, warum anstelle des Klassenkameraden am Ende sie die Beißmale hätte.

An anderer Stelle erklärte Jane, sie hätte eine Zeitlang befürchtet, die meisten ihrer Träume könnten wahr werden, doch hätte sie gelernt, daß das nicht der Fall sei. Einmal träumte sie, daß ein Monster ihr Haus angriff, und den folgenden Tag verbrachte sie mit angstvollem Warten. Als kein Monster auftauchte, schloß sie daraus, daß Monsterträume nicht wahr werden; sie erinnerte sich auch daran, daß ihre Mutter gesagt hatte, Träume seien nicht Wirklichkeit.

In dem diagnostischen Interview mit der Familie wurde klar, daß die Familie in sich verstrickt war und daß es kaum deutliche Generationsgrenzen gab. Offenbar diente Jane der Familie als »Joker«, der immer eingesetzt wurde, um von einem emotional geladenen Thema abzulenken. Jane klammerte sich auch sehr an ihre Mutter und hatte nichts dagegen, als das Baby der Familie behandelt zu werden.

Die psychologischen Tests ergaben einen Gesamt-IQ von 96 auf der HAWIK-R-Skala (Verbal-IQ 90, Handlungs-IQ 105). Janes Sprachschwierigkeiten zeigten sich insbesondere bei ihren Problemen mit dem Wortfindungstest. Auch mit dem auditiven Gedächtnis hatte sie Schwierigkeiten und erinnerte die gestellten Fragen nur mühsam. (Die Beeinträchtigung des auditiven Gedächtnisses zeigte sich auch im Auditory Memory Test of the Illinois Test of Psycholinguistic Abilities, auf dem sie Werte für die Altersstufe 8.8 erreichte.)

Aus den neurologischen und psychologischen Tests ergab sich der generelle diagnostische Eindruck einer Dysfunktion des temporalen Parietallappens der linken Hemisphäre, dessen Kennzeichen ein kurzes auditives Gedächtnis, Wortfindungsschwierigkeiten, die Umkehr von Buchstaben- und Zahlenfolgen sind sowie Probleme mit dem Übertragen von Zahlen beim Addieren bzw. Subtrahieren. Es wurde auch an eine schwach ausgeprägte Beeinträchtigung der rechtsseitigen Motorik in der linken Hemisphäre gedacht. Außerdem verwechselte Jane offenbar Aktiv und Passiv in einigen ihrer Verbalisierungen. Wegen der Probleme mit ihrer Aufmerksamkeit und ihren Schwierigkeiten, sich mit Worten auszudrücken, hatte sie auch Schwierigkeiten beim Befolgen von Anweisungen.

Beim projektiven Testen war Janes Abwehrmechanismus vor allem die Projektion; so bezeichnete sie beispielsweise ihre Mutter als »mörderische Person«. Sie würde nie Liebe und Akzeptanz von ihrer Mutter erfahren, die Jungen lieber hatte, ebenso auch Kinder, die sich nie stritten. Janes Protokoll war voll von dem Gefühl einer trostlosen Leere, innerer Verarmung und Hilflosigkeit. Es gab intensive Phantasien, von der bösen Mutter wegzulaufen, und es gab auch Todesphantasien.

Janes innere Geschlechtsidentität war weiblich, doch zeigte sie auch eine beträchtliche Verwirrung bezüglich der Geschlechtsidentität. Ihr Wunsch, ein Junge zu sein, war verbunden mit ihrer Überzeugung, daß ihre Mutter Jungen höher bewertete und Mädchen für nutzlos hielt. Darüber hinaus war ihr jungenhaftes Verhalten offenbar eine Abwehr gegen sehr heftige und erregende sexuelle Gefühle gegenüber ihrem Vater, der als guter Mensch erlebt wurde, für sie jedoch nicht erreichbar war.

Ein Grund dafür, daß Jane sich von anderen Menschen fernhielt, fand sich in den heftigen aggressiven Impulsen, die sie zu überwältigen und das Objekt zu zerstören drohten. So sah sie beispielsweise beim Rorschach-Test zwei Frauen, die im Begriff standen, eine Krabbe auseinanderzureißen, daran jedoch von einem Schmetterling gehindert wurden. Der Schmetterling symbolisierte offenbar ihr schwaches Ich, das sich nicht gegen die aggressiven Impulse zur Wehr setzen konnte. Andere Antworten bei den projektiven Tests hatten keinen direkten Bezug zu den auf der Karte dargestellten Wahrnehmungsobjekten. Ihr Protokoll verwies auf eine chronische Borderline-Struktur mit seit langem bestehenden Tendenzen zum Rückzug in eine idiosynkratische Welt. Viele ihrer Verbalisierungen zeigten Eigentümlichkeiten, eine Tendenz zur Verschmelzung von Wörtern und Sätzen (Kontamination); ebenso gab es einige Beispiele dafür, daß Jane die Fähigkeit zur Realitätsprüfung verlor, wenn sie sich von Aggressionen überwältigt fühlte.

Entsprechend den *DSM-IV*-Kriterien wurden bei Jane eine Trennungsangststörung, eine Entwicklungsstörung sowie die Mischform einer Persönlichkeitsstörung mit Borderline-Organisation diagnostiziert. Die zugrundeliegende Borderline-Persönlichkeitsstörung trat in verschiedenen Bereichen zutage. Jane zeigte deutlich die schlechten Beziehungen zu Gleichaltrigen, die ungleichmäßige frühe Entwicklung sowie die Defizite bei schulischen Leistungen; diese Auffälligkeiten sind charakteristisch für Borderline-Kinder. Ebenso lagen schwierige Beziehungen zu den Geschwistern vor. Janes dyadische Beziehung zu ihren Eltern zeigte sich in ihren Schlafgewohnheiten. Besonders auffallend waren die unsichere Identität und das instabile Selbstkonzept, die darin deutlich wurden, daß Jane nicht imstande war, allein zu bleiben, daß sie eine Vorliebe für Jungenkleidung hatte und immer wieder schwankte, ob sie das Familienbaby oder den Familienclown spielen sollte. Sie zeigte auch eine Tendenz zu paranoiden Wahnvorstellungen sowie persistierende Angst und andere

Symptome, die unterhalb der altersentsprechenden Stufe lagen. Ihre Fähigkeit zur Realitätsprüfung war jedoch nicht gestört. Abschließend soll noch darauf verwiesen werden, daß Janes organische Beschaffenheit ihre Probleme verstärkte. Ihre Wortfindungsschwäche, ihre Schwierigkeiten bei räumlicher Sequenzierung und ihre Probleme mit dem auditiven Kurzzeitgedächtnis trugen dazu bei, daß ihre Erfahrungen mit ihrer Mutter von Frustration und wachsender Aggression geprägt waren; dadurch wurde ihr Individuations- und Trennungsprozeß gehemmt.

Janes Fall unterstreicht, wie notwendig es ist, eine Borderline-Persönlichkeitsstörung auf verschiedenen Ebenen zu erfassen: auf der struktur- und entwicklungsspezifischen sowie auf der deskriptiven Ebene. Die häufigsten Charakteristika sind Anzeichen einer Identitätsstörung und wechselnde Ich-Zustände. Häufig wird das Störungsbild kompliziert durch organische Beeinträchtigungen und Depression. Nur ein gründliches Erfassen kann Hinweise auf die erforderliche Behandlung geben: psychologische Langzeitintervention, medikamentöse Behandlung für Symptome wie Depression sowie Ansätze aus dem Bereich des edukativen Lernens.

Vergleichende Perspektiven

Wir können davon ausgehen, daß wir es bei Borderline-Erwachsenen mit älter gewordenen Borderline-Jugendlichen zu tun haben. Abgesehen von den zum Leben gehörenden vermehrten sekundären Komplikationen (Heirat, Kinder, Karriere, Schicksalsschläge), die eine Borderline-Organisation nicht wesentlich beeinflussen, unterscheidet sich der erwachsene Borderline-Patient nicht grundlegend vom jugendlichen Borderline-Patienten. Die primitiven Abwehrmechanismen (wie Spaltung und die damit in Verbindung stehende Abwehr) persistieren und üben weiterhin ihre Ich-schwächende Wirkung aus; aufgrund seiner unvollständigen und verzerrten Beziehungen mit externalen Objekten ist der Patient nicht fähig, Erfahrungen zu integrieren. Die chronische Instabilität von unintegrierten Über-Ich-Komponenten beraubt den Patienten der Leitlinien für die Selbst- und Fremdbewertung und damit auch eines stabilen Identitätsgefühls. Deshalb bleibt er letztlich unberührt von positiven Lebensumständen und kann nicht aus seinen Erfahrungen lernen. Die Zeit bleibt für den Patienten stehen. Da ist zum Beispiel die 45jährige Frau, die recht freimütig bekannte, sie spüre ihr Alter gar nicht, sie hätte das Gefühl, ein kleines Mädchen zu sein oder bestenfalls am Beginn der Adoleszenz zu stehen. Drei Ehen, vier Kinder, eine College-Ausbildung und weite Reisen durch die ganze Welt hatten kaum Spuren hinterlassen.

In letzter Zeit konzentrierten sich mehrere Untersuchungen auf die beschreibende Symptomatologie der Borderline-Persönlichkeitsorganisation bei Kindern (Bemporad et al., 1982; Aarkrog, 1981; P. Kernberg, 1983; Kestenbaum, 1983; Leichtman und Nathan, 1983; Pine, 1983; Rinsley, 1980b; Vela et al., 1983).* Doch reicht eine Beschreibung allein nicht aus, dieses Kindheitssyndrom zu verstehen (Gualtieri et al., 1983).

Verhulst (1984) testete 28 Variablen aus der entsprechenden Literatur, um festzustellen, mit welchen von ihnen man Borderline-Kinder von neurotischen und psychotischen Kindern unterscheiden kann. Manche dieser Variablen erwiesen sich als hochspezifisch und sensitiv: Das Kennzeichen der Borderline-Kinder war die völlige Ausschaltung der Angst, Primärprozeßdenken, wechselnde Ebenen der Ich-Funktionen, Identitätsstörung, primitive Abwehrmechanismen, mikropsychotische Zustände, unzureichend funktionierendes Über-Ich, motorische Auffälligkeiten, auffällige Aktivität der Phantasie und Diskrepanz zwischen Interessen bzw. Begabungen und der tatsächlichen Funktionsfähigkeit. Rückzug und das Gegenteil davon – Fordern, Anklammern und Herstellen von nicht vorhersagbaren Beziehungen – mit den typischen Fluktuationen spiegelten das Beziehungsmuster des Borderline-Kindes. Als einzelnes Item unterschied die Variable »Identitätsstörung« zwischen Borderline-Kindern, die diese Störung aufweisen, und neurotischen Kindern. Die Variablen Einsamkeitsgefühle, Trennungsangst und Hyperaktivität unterschieden dagegen Borderline-Kinder nicht von Kindern der neurotischen Gruppe.

Die Unterschiede zwischen den Borderline- und den psychotischen Kindern waren geringer. Die Items, die am besten zwischen Borderline- und psychotischen Kindern unterschieden, waren Bedürftigkeit, Anklammern und unvorhersagbare Beziehungen, primitive Abwehrmechanismen, wechselnde Ebenen der Ich-Funktionen, mikropsychotische Zustände und Einsamkeitsgefühle; dagegen zeigten die psychotischen Kinder häufiger und deutlicher Rückzugsverhalten und Zurückhaltung in ihren Kontakten mit anderen Menschen, ebenso bedürfniserfüllende Beziehungen, Eigentümlichkeiten in Sprache und Ausdrucksweise, besondere Interessen oder Begabungen in einem bestimmten Bereich sowie Widerstand gegen Veränderungen in ihrer Umgebung.

Bei der Diskussion ihrer Studie kamen Verhulst und Mitarbeiter zu dem Schluß, daß Bedürftigkeit, Anklammern und unvorhersagbare Beziehungen so-

* Auch frühere Veröffentlichungen trugen zum Bild des Borderline-Kindes bei (siehe Ekstein und Wallerstein, 1954; Frijling-Schreuder, 1969; Geleerd, 1958; Mahler und Kaplan, 1977; Rosenfeld und Sprince, 1963; Weil, 1953).

wie primitive Abwehrmechanismen, wechselndes Niveau der Ich-Funktionen, mikropsychotische Zustände und eine von paranoidem Mißtrauen geprägte Phantasieaktivität in erster Linie deutliche und spezifische Kennzeichen der Borderline-Kinder sind. Obgleich man Borderline-Kinder von neurotischen Kindern unterscheiden kann, gibt es doch kein Item, das für sich allein genommen als Kennzeichen der Störung betrachtet werden kann. Borderline-Kinder zeigen typischerweise eine gewisse Bandbreite an Symptomen aus sämtlichen Bereichen der psychischen Funktionen; ebenso gehören Symptome gestörter Motorik zum Störungsbild (z. B. geringfügige Störung der Grobmotorik).

Bei psychotischen Kindern kann man davon ausgehen, daß ihre allgemeine Funktionsfähigkeit besser vorhersagbar ist, und zwar trotz ihrer Beeinträchtigungen im sozialen und kognitiven Bereich; das steht in deutlichem Gegensatz zu der von Borderline-Kindern gezeigten Fluktuation, die von Bemporad und seinen Mitarbeitern (1982) fast als pathognomisch (kennzeichnend für die Störung) betrachtet wird. In ihrer Studie beobachteten sie, daß Borderline-Kinder zunächst nur Symptome einer leichten oder mittelstarken Störung zeigen; die schwere Pathologie wird erst nach ausgedehnter diagnostischer Evaluation oder im Verlauf einer Psychotherapie sichtbar. Für 42 Prozent der Borderline-Fälle brauchte der Psychiater mehr Zeit für seine Diagnose; bei Neurosefällen galt das für 16 Prozent, bei Psychosefällen für 26 Prozent der Patienten.

Wir dürfen uns nicht nur auf die Symptome beschränken, die über mehrere Diagnosekategorien auf Achse I des *DSM-IV* dargestellt sind, zu denen jetzt auch spezifische Entwicklungsstörungen gehören, wir müssen auch strukturelle und Entwicklungselemente einbeziehen. Das führt uns zur Beachtung der Merkmale, die stark denen auf Achse I entsprechen und Persönlichkeitszüge und Persönlichkeitsstörungen umfassen. Hier muß angemerkt werden, daß die Reaktion des Kindes auf psychologische Behandlung und spezifische Medikamente auch von dem deskriptiven Syndrom und der zugrundeliegenden Persönlichkeitsstörung mitbestimmt wird sowie der Störung des entwicklungsbedingten Lernens. Wird eine Borderline-Persönlichkeitsorganisation als zugrundeliegende Persönlichkeitsstörung diagnostiziert, dann verleiht das der Prognose größere Zuverlässigkeit.

Im Hinblick auf die Achse-I-Diagnose bzw. das deskriptive Syndrom würden wir bei Kindern mit Aufmerksamkeitsdefizit-/Hyperaktivitätsstörung, mit Störungen des Sozialverhaltens mit Aggressivität bei unzulänglicher Sozialisation, bei Störung des Sozialverhaltens ohne Aggressivität bei unzureichender Sozialisation sowie bei Störung des Sozialverhaltens mit Aggression bei ausreichender Sozialisation eine Borderline-Persönlichkeitsorganisation vermuten. Doch kann sich diese auch in Trennungsangststörungen, Überängstlichkeitsstörungen, schizoider Störung in der Kindheit, elektivem Mutismus, Identitätsproblemen, dissoziativen Störungen und Eßstörungen wie Anorexia nervosa und Bulimie zeigen. Darüber hinaus wurden bei einem signifikanten Prozentsatz von Borderline-Jugendlichen oder jungen Erwachsenen spezifische Entwicklungsstörungen wie Lese-, Rechen- oder Sprachentwicklungsstörung mit oder ohne Aufmerksamkeitsdefizit-/Hyperaktivitätsstörung gefunden (Andrulonis et al., 1980).

Die meisten Kliniker gehen davon aus, daß der Begriff »Borderline« nicht auf Kinder angewendet werden sollte, weil die allgemeine Annahme lautet, daß es bei Kindern zwischen 6 und 12 Jahren keine Persönlichkeitsstörungen gibt. Diese Kinder werden als neurotisch, psychotisch oder verhaltensgestört oder als unter einer organischen Störung leidend betrachtet. Das *DSM-IV* geht jedoch davon aus, daß, wenn Kinder den Kriterien einer Persönlichkeitsstörung bei Erwachsenen entsprechen, diese auch bei ihnen diagnostiziert werden sollte. Bereits Petti und Law (1981) sowie Liebowitz (1981) wiesen nach, daß die Diagnosekriterien des *DSM-III* für Erwachsene auch auf Kinder im stationären wie auch im ambulanten Bereich angewendet werden können; das *DSM-IV* enthält dieselben Kriterien, die wir in der Definition zu Anfang dieses Kapitels aufgeführt haben.

Im Hinblick auf Kinder gibt es nur eine einzige Bezugsstudie – Rosenfeld und Sprince (1963) –, in der auf Identitätsstörungen hingewiesen wird; wir vertreten jedoch die Auffassung, daß ein gestörtes Identitätsgefühl ein entscheidendes Diagnosekriterium für eine Borderline-Persönlichkeitsorganisation ist. Verhulst (1984) stützt unsere Überzeugung, daß es sich dabei um eines der beiden verläßlichsten Kriterien bei der Diagnose von Borderline-Kindern handelt; das andere Kriterium sind die plötzlichen Wechsel zwischen den Ebenen der Ich-Funktionen. Vermutlich wird eine Identitätsstörung bei Kindern nicht als Kriterium akzeptiert, weil man davon ausgeht, daß »Identität« sich erst in der Adoleszenz herausbildet. Diese Annahme mag richtig sein. Dennoch haben Kinder zwischen 6 und 12 Jahren eine Identität, und zwar eine altersentsprechende Identität. Sie haben durchaus ein Gefühl des Ich-Seins. Sie wissen, wer sie sind und welches Geschlecht sie haben. Sie haben ein Gefühl für kulturelle, religiöse und ethnische Wertvorstellungen, sie haben Gemeinschaftssinn und Gruppengefühl, ebenso haben sie eine deutliche Vorstellung von ihrer eigenen Kontinuität über verschiedene Situationen und über die Zeit hinweg. Ihre Selbstwahrnehmung umfaßt sowohl objektive Merkmale als auch subjektive Erfahrungen. Einfach ausgedrückt: Sie wissen, was sie können, was sie mögen und wie sie sind.

Schubert und Mitarbeiter (1985) verfolgten in ihrer vergleichenden Studie über Informationsverarbeitung bei Patienten mit Borderline-Störung, mit Major und Minor Depression, mit Manie und schizoaffektiver Störung den Gedanken einer möglichen intrinsischen Beziehung zwischen Borderline- und affektiver Erkrankung. In ihrer visuellen Informationsverarbeitung zeigten Borderline-Patienten keinen Unterschied gegenüber der normalen Kontrollgruppe, doch sie unterschieden sich in dieser Hinsicht von den Patienten der Psychotikergruppe. Interessanterweise war bei schizophrenen und schizotypischen Patienten eine Beeinträchtigung der visuellen Informationsverarbeitung festzustellen, die ähnlich war wie die von psychotischen Patienten. Dieser Befund stützte die Unterscheidung zwischen schizotypischen und Borderline-Persönlichkeitsstörungen.

Entwicklung der Psychopathologie

Entwicklungsspezifische Elemente

Bei der Beurteilung einer Borderline-Persönlichkeitsstörung bei Kindern muß man in erster Linie darauf achten, ob altersentsprechende Entwicklungsstufen erreicht wurden. Bei Borderline-Kindern im Vorschulalter kann man feststellen, daß gewisse Entwicklungsstufen, die man in diesem Alter erwarten kann, nicht erreicht wurden. Diese Kinder ertragen es nicht, von der Mutter getrennt zu sein, außerdem fehlen ihnen feste Standards für die Unterscheidung von Gut und Schlecht. Sie sind nicht imstande, Gefühle auf einer größeren Bandbreite zu modulieren und auszudrücken, und sie sind unsicher bezüglich der Geschlechtsunterschiede. Borderline-Kinder im Schulalter weisen gleichfalls einen Entwicklungsrückstand auf. Im Spiel oder in Phantasiegeschichten geht ihnen die Geschlechtsrollenidentität verloren, sie haben nur geringe Impulskontrolle, und ihr jeweiliger Zustand ist nicht vorhersagbar. Diese Kinder haben keine Freude an der Interaktion mit Gleichaltrigen und an ihrer wachsenden Unabhängigkeit von den Eltern. Es fehlt ihnen auch das Gefühl, zu einer größeren Gemeinschaft zu gehören. Abschließend sei noch erwähnt, daß sie den Ödipuskomplex noch nicht durch Sublimierung und Unterdrückung gelöst und auch die Selbst- und Objektkonstanz noch nicht erworben haben.

Wenden wir uns den Phasen der Prä-Adoleszenz und Adoleszenz zu (Senn und Solnit, 1968), dann stellen wir fest, daß Borderline-Patienten weder ein Identitätsgefühl erworben noch die altersentsprechende Fähigkeit zum abstrakten Denken entwickelt haben. Es gibt kaum Hinweise auf einen Kampf um Emanzipation und Autonomie gegenüber der Familie; auch wird die Familie tendenziell unrealistisch wahrgenommen. Die Geschlechtsrollenidentität – und damit die Fähigkeit zu Intimität und heterosexueller Einordnung – ist nicht etabliert, und Masturbationsphantasien sind primär mit prägenitalen Themen (anal-sadistisch und oral) verknüpft.

Jedwede Evaluation der deskriptiven Symptomatologie wird von entwicklungsspezifischen Gesichtspunkten beeinflußt. Mehrere Autoren verweisen auf eine charakteristische multiple Symptomatologie mit Obsessionen, Phobien, Zwängen und hysterischen Zügen (auch Merkmale der schizoiden und der paranoiden Persönlichkeit wurden bei Borderline-Kindern gefunden, doch sind sie weniger stark verfestigt). Es sind jedoch nicht die neurotischen und Verhaltenssymptome als solche, die ein Borderline-Kind charakterisieren. Typischer und eindeutiger für die Borderline-Störung ist das Wiederauftreten von Symptomen aus abgeschlossenen Entwicklungsphasen. Ängste, Phobien und Zwangsverhalten, die typisch sind für Kinder zwischen 2 und 3 Jahren, treten im Vorschulalter wieder auf und persistieren mit steigender Intensität über diese Entwicklungsstadien hinaus. Noch verwirrender wird das Bild durch das unausgeglichene Niveau der Funktionsfähigkeit, deshalb ist ein gründliches Erfassen des gesamten Verhaltens erforderlich.

Die klassische präpsychotische Persönlichkeit – hypomanisch, schizoid und paranoid – wird in der deskriptiven Symptomatologie der Borderline-Kondition aufgeführt. Auch für Kinder fand sich die Beschreibung einer schizoiden Persönlichkeit (Pine, 1983); doch die paranoide und die hypomanische Persönlichkeit, wie wir sie aus der Psychopathologie der Erwachsenen kennen, tritt bei Kindern selten oder in wenig verfestigter Form auf.

Sieht man Persönlichkeitsstörungen aus der Perspektive der Entwicklung, dann liegt das Problem der Differentialdiagnose in der Unterscheidung zwischen normalen Symptomen, die für Übergangsphasen in der Entwicklung typisch sind und den Charakteristika der schweren multiplen Symptomatologie des Borderline-Patienten. Bei Kindern ist die Borderline-Persönlichkeitsstörung dadurch gekennzeichnet, daß zahlreiche neurotische und Verhaltenssymptome weiterbestehen, die einer früheren Entwicklungsphase zuzurechnen sind; dazu gehören Obsessionen, Phobien, Zwänge und hysterische Züge.

Für Jugendliche haben Knight (1953 a), O. Kernberg (1975) und Grinker und Mitarbeiter (1968) eine multiple Symptomatologie beschrieben, die eine Reihe von neurotischen und charakterneurotischen Symptomen umfaßt, die als solche nicht spezifisch sind.

Strukturelle Elemente

Wenden wir O. Kernbergs Konzept der Borderline-Persönlichkeitsorganisation bei Erwachsenen auf unsere Population an, dann erkennen wir, daß auch bei Kindern und Jugendlichen die Identitätsstörung und die instabile Ich-Organisation von grundlegender Bedeutung für eine Borderline-Persönlichkeitsstörung sind. Dank einer solchen strukturellen Perspektive können wir die breitgefächerte Symptomatologie besser verstehen, die wir bei diesen Kindern in Quer- und Längsschnittuntersuchungen finden (Aarkrog, 1981; Kestenbaum, 1983). Das gestörte Identitätsgefühl bei Borderline-Kindern führt dazu, daß das Ich-Gefühl fehlt, sowie zu einer unsicheren Geschlechtsidentität und der Unfähigkeit, allein zu sein. Die instabilen Ich-Funktionen mit ihren abrupten Regressionen sind die Ursache für ihr fehlendes Urteilsvermögen, ihre Impulsivität und ihr gestörtes Verhältnis zur Realität. (Sie sind, wie im Fall Jane gezeigt wurde, zur Realitätsprüfung fähig: Als Jane mit sieben Jahren die Therapie begann, hatte sie den Film »Der weiße Hai« gesehen und hatte Angst, die Toilette zu benutzen, weil sie fürchtete, der Hai würde auftauchen und sie beißen. Ihre Fähigkeit zur Realitätsprüfung bewies sie dadurch, daß sie ihre Hand in das Toilettenbecken tauchte. Da der Hai nicht auftauchte, verschwand ihre Angst.)

Ein anderes Beispiel: Geleerd (1958) beschreibt eine Jugendliche, die ihre Realitätsprüfung mit Hilfe ihrer Mutter integrierte. Bei einem Besuch gemeinsam mit ihrer Mutter brachte diese ihren Kummer darüber zum Ausdruck, daß ihre Tochter so viele merkwürdige Vorstellungen hatte wie beispielsweise, daß ihre Freunde ihr den Tod wünschten. Als das Mädchen bemerkte, daß die Mutter darüber so betrübt war, korrigierte sie diese Vorstellungen.

Selbstwahrnehmung

Wie bereits angemerkt, vermitteln Borderline-Kinder kein deutliches Ich-Gefühl. Die gestörte Selbstwahrnehmung weist auf gewisse Fixierungen oder Regressionspunkte in der Entwicklung hin. Möglicherweise erleben sie sich selbst als je nach Situation immer wieder anders. Sie können Befriedigung nicht antizipieren oder gar zeigen, auch zeigen sie keine Freude an dem, was sie tun; insbesondere gilt dies für das Spiel. Ebenso fehlt ihnen eine altersgemäße Fähigkeit zur Entwicklung eines realistischen Selbstwertgefühls oder zur Selbstbeherrschung. Vorherrschend sind Gefühle der Apathie, der Anhedonie und der Wertlosigkeit, und ihre chronische Depression speist sich häufig aus dem Gefühl, von den Eltern und den Kameraden abgelehnt zu werden, und nicht zuletzt auch aus ihren Schulschwierigkeiten.

Weil Borderline-Kinder keine Objektkonstanz erlangt haben, fehlt die Fähigkeit zur intrinsischen Belohnung, das heißt, die »hinreichend gute Mutter« steht ihnen nicht als innere Repräsentanz zur Verfügung. Statt dessen findet sich da ein gestörtes Ich-Gefühl voll Mißtrauen und Furcht vor Desintegration (Geleerd, 1958; Mahler et al., 1949). Auch das Körper-Selbst gehört in diesen Kontext. So zeigten sich beispielsweise die Angst und die Furcht vor Vernichtung in der Phantasie eines siebenjährigen Borderline-Kindes, das sich in Analyse befand. Der Junge wollte gern Football spielen, allerdings nur unter bestimmten Bedingungen. Er müßte ein aufblasbares Trikot tragen, das sich so weit aufblähen könnte, daß es das ganze Fußballfeld ausfüllen würde. Dann sei er gut geschützt, und wer mit ihm zusammenstieße, würde ihn nur an der Oberfläche verletzen.

Auch in anderen Erfahrungen spiegelt sich das instabile Selbstkonzept des Kindes sowie sein mühsamer Trennungs- und Individuationsprozeß. Es hat vielleicht das Gefühl, mit einem anderen Menschen verwachsen zu sein und ohne diesen nicht überleben zu können, deshalb muß die Mutter – oder ein anderer Mensch – stets und ständig verfügbar sein. Ein junges Kind mit einer Borderline-Persönlichkeitsstörung fühlt sich wahrscheinlich wie ein Kleinkind, dessen Mutter ständig außer Sichtweite ist, um es mit den Worten von Frijling-Schreuder (1969) auszudrücken. So kommt es, daß das Kind zwar einerseits signalisiert, es sei jenseits aller Gefahr und brauche niemanden; um ein gewisses Gefühl für das eigene Selbst zu entwickeln, wird es jedoch in anderen Situationen versuchen, irgend jemanden unter seine Kontrolle zu bringen oder sich selbst vollständig unter die Kontrolle eines anderen Menschen zu begeben (P. Kernberg, 1983). Ekstein und Friedman (1967) haben beschrieben, wie Borderline-Kinder Selbst und Objekt vertauschen, ähnlich wie es erwachsene Borderline-Patienten tun. Sie übernehmen dann vielleicht im Behandlungssetting die Rolle des Therapeuten und weisen dem Therapeuten die Rolle des Patienten zu; manchmal tun sie das so intensiv, daß sich der Therapeut buchstäblich als Patient fühlt. Hier schafft die Phantasie der Borderline-Kinder und -Jugendlichen Ausdrucksmöglichkeiten, mit deren Hilfe sie eine Erfahrung ihres Selbst machen können, die den von Mahler (1971) beschriebenen Trennungs- und Individuationsphasen entspricht.

Differenzierungsphase: Ich bin mit meiner Mutter verwachsen, und deshalb kann sie nicht ohne mich weiterleben und ich auch nicht ohne sie (Abb. 4b). (Diese Aussage kontrastiert mit der für die Psychose charakteristischen Sichtweise, bei der es zwischen Selbst und Objekt keine Grenzen gibt und beide miteinander verschmelzen: »Ich und die Mutter sind eins« [Abb. 4a].)

Frühe Übungssubphase: Ich trage meine Mutter ständig mit mir herum, und ich brauche sie nicht (Abb. 4c).

Übungsphase: Eine Zeitlang ist meine Mutter in mir, sie ist ein Teil von mir. Wenn sie nicht in meiner Nähe ist, höre ich vielleicht auf zu existieren – ich verliere sie in meinem Inneren –, deshalb brauche ich es, daß sie in meiner Nähe ist, damit ich auftanken kann (Abb. 4d).

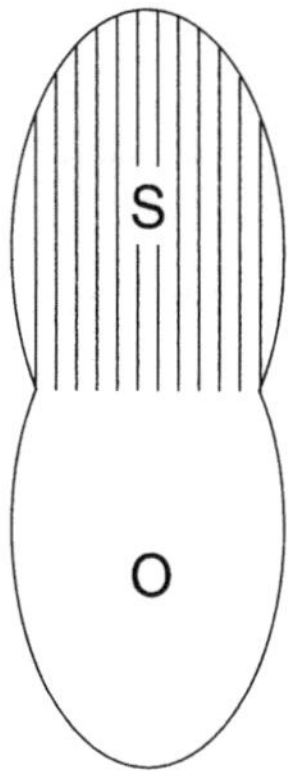

Abb. 4a: Symbiotische Phase

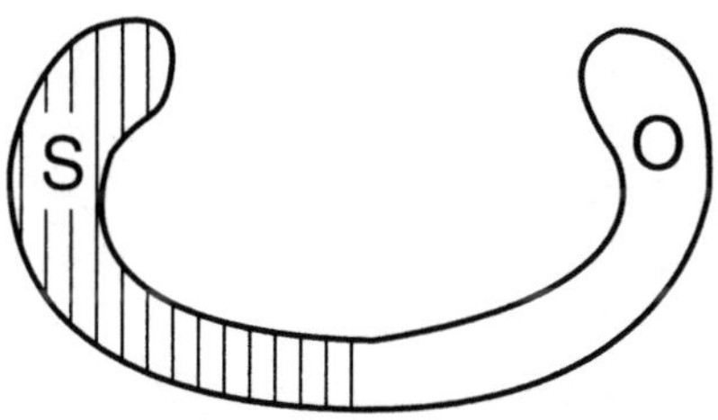

Abb. 4b: Frühe Differenzierung

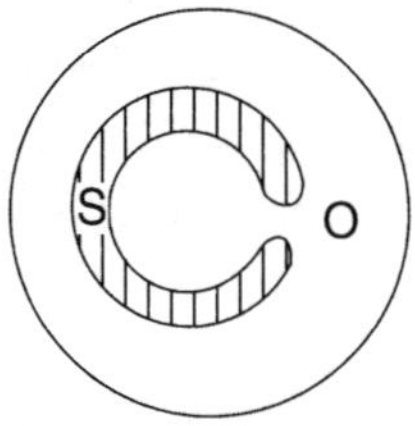

Abb. 4c: Frühe Übungsphase

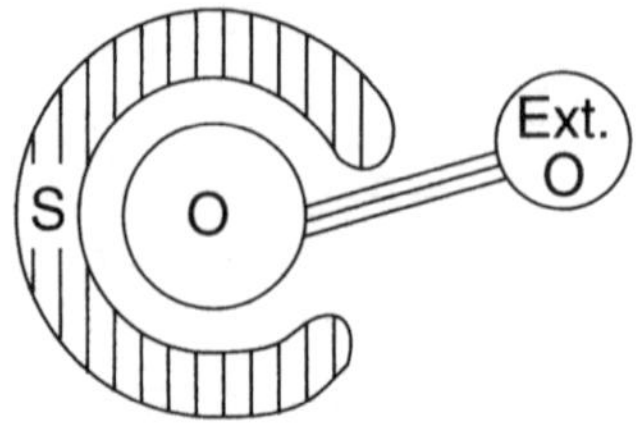

Abb. 4 d: Eigentliche Übungsphase

Annäherungsphase: Meine Mutter ist kein Teil von mir, und ich bin nicht Teil meiner Mutter. Sie untersteht jedoch meiner Kontrolle oder ich unterstehe ihrer Kontrolle (Abb. 4 e).

Was hier deskriptiv als Verschmelzungsangst erscheint, hat unserer Ansicht nach vermutlich verschiedene strukturelle Implikationen, die sich von denen der symbiotischen Psychose unterscheiden, bei der das Selbst und das Objekt ineinander aufgehen und das Gefühl des Einsseins vermitteln. In Borderline-Fällen bewirken die Verschmelzungswünsche und -ängste, daß die Unterscheidung zwischen Selbst- und Objektrepräsentanz *bewahrt bleibt*, auch wenn sie unreif ist. Wir glauben deshalb, daß Borderline-Störungen nicht nur aus der Krise der Wiederannäherung herrühren, sondern ebenso von Fixierungen oder Regressionen auf die Ebene der früheren Phasen der Differenzierung oder der Übung im Trennungs- und Individuationsprozeß.

Strukturell gesehen werden Selbst- und Objektrepräsentanzen voneinander differenziert, doch ändert sich ihre Beziehung zueinander je nach der gerade durchlebten Subphase des Tennungs- und Individuationsprozesses. In der frühen Subphase der Differenzierung können Selbst- und Objektbild noch ein gemeinsames Kernelement haben (Abb. 4 a). In der darauffolgenden frühen Übungsphase finden wir das Selbst vom Objektbild umgeben (Abb. 4 b). Die eigentliche Übungsphase könnte dargestellt werden als ein Selbstbild, das das Objektbild introjiziert hat (Abb. 4 c). Die wachsende Fähigkeit, die Realität des Getrenntseins zu erkennen, bewirkt das Bedürfnis, das externe Objekt zu verstärken oder das introjizierte Bild aufzuladen. In der Subphase der Annäherung verlangen schließlich die Verschmelzungswünsche und -ängste dringlich nach Kontrolle des externen Objekts bzw. das Bedürfnis, vom externen Objekt kontrolliert zu werden. Gleichzeitig wächst das Bedürfnis nach der Präsenz des externen Objekts, das die brüchige Stabilität der Selbst- und Objektdifferenzierung stärken und schützen muß, denn die Objektkonstanz wurde nicht erworben (Abb. 4 d). Das Ziel des Borderline-Patienten, Identitätsgefühl und Autonomie zu erlangen, bleibt unerreichbar.

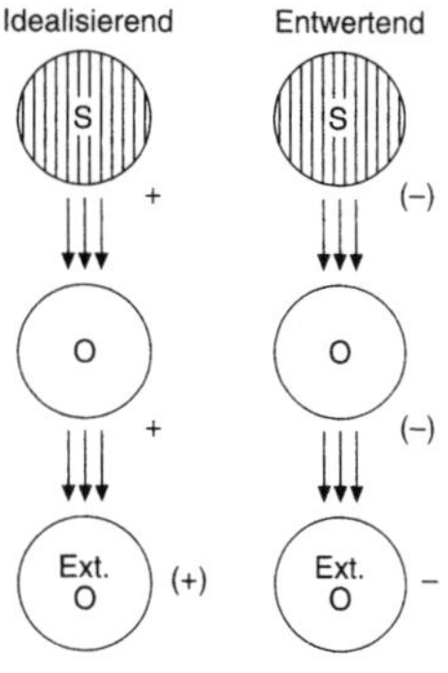

Abb. 4 e: Wiederannäherung. Links: verschwommen-mystisch; rechts: Zwang
S = Selbstbild
O = Objektbild
Ext. O = externes Objekt
Modifizierter Nachdruck aus Kernberg, P. F. (1979), Psychoanalytisches Profil des Borderline-Jugendlichen. Aus: S. C. Feinstein, P. L. Giovacchini (Hrsg.): *Adolescent Psychiatry Development and Clinical Studies*, Band VII. Chicago: University of Chicago Press, S. 234 ff.

Probleme in der Wiederannäherungskrise im Verlauf des Trennungs- und Individuationsprozesses führen zum Weiterbestehen von Spaltungsmechanismen, eine Abwehrstrategie, die schwächend wirkt. Spaltung hemmt wiederum die Integration guter und böser Bilder, die das Kind vor Angst und Wut schützen. Hierbei handelt es sich um die wohl am besten bekannte Theorie der Borderline-Störung (Mahler et al., 1977). O. Kernberg postulierte die Rolle der oralen Aggression, die zu der Erfahrung intensiver Frustration und intensiver Aggression führt.

Der Spaltungsmechanismus als solcher kann auch durch konstitutionelle Defekte bewirkt werden, die den normalen Vorgang der Integration der Wahrnehmung sowie der Selbst- und der Objektrepräsentanz beeinträchtigen. Dazu gehören Aufmerksamkeitsdefizite oder andere Funktionsstörungen des Gehirns, ebenso auch das konstitutionell bedingte Fehlen der Angsttoleranz und ein starker Aggressionstrieb. Die beiden letztgenannten Faktoren lassen sich nur schwer von einer pathologischen Eltern-Kind-Interaktion unterscheiden.

Spiel

Das Spiel von Borderline-Kindern ist nicht normal oder altersentsprechend, sie sind abhängig davon, nur so zu tun, als ob sie spielten (Weil, 1953). Ihr Spiel ist zwanghaft und statisch, sie zeigen wenig Spielfreude, Phantasie oder spielerisches Konfliktlöseverhalten. Bemporad und Mitarbeiter (1982) beobachteten, daß diese Kinder »ihr Denken nicht kontrollieren können und deshalb rasch von neutralen Themen zu Themen mit Verstümmelung und Tod übergehen«. Ihr Spiel ist monoton und repetitiv; manchmal beginnt das Kind ein elementares Phantasiespiel, das für jüngere Kinder typisch ist wie etwa essen oder fliegen und fallen spielen. Die Inzidenz des Abbrechens eines Spiels liegt höher als bei neurotischen Kindern. Aggressive und sexuelle Impulse sikkern in das Spiel ein, die in der Folge heftige Angst bewirken; das Kind ist dann nicht mehr in der Lage weiterzuspielen, weil die Schwelle zwischen Spiel – das heißt, der Raum des So-tun-als-ob – und unmittelbarem Triebausdruck verschwunden ist.

Ich-Funktionen

Spezifische Funktionen

Durch kognitive Defizite, die die Aufmerksamkeit, das räumliche Orientierungsvermögen, das Gedächtnis oder die verbalen Fähigkeiten beeinträchtigen, wie auch durch körperliche Behinderungen wie Gehörlosigkeit oder Blindheit werden Kinder in der Trennungs- und Individuationsphase anfälliger für Probleme; dadurch kommt es zu einem erhöhten Risiko für die Ausbildung einer Borderline-Störung. Tatsächlich finden wir bei manchen Stichproben von jugendlichen oder erwachsenen Borderline-Patienten ein erhöhtes Auftreten von Aufmerksamkeitsdefizit-Hypervigilanzstörungen oder anderen Dysfunktionen des Gehirns bzw. körperliche Beeinträchtigungen (Hartocollis, 1968).

Weil (1953) beschreibt bezüglich der Motorik eine mangelhaft strukturierte Entwicklung, zu der auch unregelmäßige Eß- und Waschgewohnheiten gehören. Rosenfeld und Sprince (1963) verweisen auf auffällige Körperhaltungen und Hyperaktivität. So zeigte beispielsweise ein neunjähriger Patient mit der Diagnose »schizoide Persönlichkeit mit Borderline-Anteilen« einen unsicheren Gang und war derart hyperaktiv, daß er beim diagnostischen Erstinterview buchstäblich vom Stuhl fiel. Er stieß häufig an Möbel und ließ unbeabsichtigt Dinge fallen. Die neurologische Untersuchung ergab kein Anzeichen einer organischen Schädigung; tatsächlich löste sich sein Koordinationsproblem, als ihm klarwurde, daß sich in seinem Bewegungsstil seine Identifikation mit dem Vater spiegelte, der die gleichen Bewegungsmuster zeigte. Auch Borderline-Jugendliche gehen und bewegen sich manchmal unbeholfen, doch sind bei ihnen diese Bewegungsmuster nicht so leicht reversibel wie bei jüngeren Kindern.

Im Bereich Wahrnehmung sind junge Borderline-Kinder anfällig für visuelle und auditorische Halluzinationen. Eine umfassende Differentialdiagnose ist erforderlich, um dieses Phänomen von den entwicklungsbedingt normalen Phantasiegefährten zu unterscheiden (Nagera, 1969). Bei Kindern treten solche Halluzinationen in Fällen partieller Regression auf, allerdings ohne die bedenklichen Implikationen der Psychose, von denen die Halluzinationen Heranwachsender erfüllt sind. Viele Borderline-Kinder hören Stimmen, die sie auffordern, aus dem Fenster zu springen, oder ihnen Vorhaltungen machen, oder sie hören die Stimmen von Toten, die sie rufen. Diese Halluzinationen verschwinden wieder, wenn die Angstgefühle nachlassen oder das Kind sich in einer Umgebung befindet, die mehr Unterstützung bietet.

Laut Coren und Saldinger (1967) entwickeln Kinder Halluzinationen generell unter folgenden Voraussetzungen: heftiger Affekt (meistens Aggression), keine Möglichkeit, diesen Affekt zu kanalisieren, unvollständige Ich-Entwicklung, unzulängliches elterliches Vorbild für die Realitätsprüfung, konfliktgeladene Besetzung des auditorischen oder visuellen Bereichs, Schläfrigkeit oder Müdigkeit oder ein reales traumatisches Ereignis, das in diesem Augenblick die Fähigkeit zur Realitätsprüfung ausschaltet, weil sich darin der innere Konflikt des Kindes spiegelt. Bei Borderline-Kindern sind Aggression, inkomplette Ich-Entwicklung und unzulängliches elterliches Vorbild für die Realitätsprüfung schwerwiegende Faktoren.

Wahnvorstellungen bei Borderline-Jugendlichen werden nirgends in der Literatur erwähnt, wohl aber bei Jugendlichen mit Schizophrenie oder anderen Erkrankungen aus dem psychotischen Formenkreis. Wahnvorstellungen können demnach als Unterscheidungskriterium zwischen einer Borderline-Störung und schizophrenen Reaktionen herangezogen werden.

Realitätsprüfung: Wir teilen die Auffassung, daß ein ständiger Kontakt zur Realität besteht. Obgleich wir bei Kindern keine Wahnvorstellungen erleben, stimmen wir durchaus mit Geleerd (1958) darin überein, daß »die Realitätsprüfung manchmal nur kurze Zeit anhält«. Das Kind benötigt die Präsenz des Objekts, um sein Realitätsgefühl aufrechtzuerhalten. Gerät das Kind unter Streß, dann versagt sein Realitätsgefühl und gleichzeitig auch seine Fähigkeit zur Realitätsprüfung (Pine, 1974). Die Weigerung, das Realitätsprinzip zu akzeptieren, führt zu unzulänglicher Anpassung an die Realität. Zwar gibt es bisher keine Technik zum systematischen Erfassen der Realitätsprüfung bei Kindern, doch fand eine Evaluation der Fähigkeit zur Realitätsprüfung mittels der Inzidenz der Spielunterbrechungen statt, ebenso auch anhand der Befähigung des Patienten, nach Beendigung der Sitzung das Spiel abzubrechen und zum Alltag zurückzukehren.

O. Kernberg (1978) erfaßt in dem *Structural Diagnostic Examination for Adolescents* (Strukturiertes diagnostisches Interview für Jugendliche) systematisch die Fähigkeit des Patienten zur Realitätsprüfung im Rahmen der Hier-und-jetzt-Situation. Der Patient wird aufgefordert, entweder sein eigenes Verhalten und das des Interviewers zu bewerten oder sich damit zu beschäftigen, daß der Interviewer eine andere Wahrnehmung dessen hat, was der Patient vorgebracht hat. Die Fähigkeit, sich in die Perspektive des Interviewers zu versetzen und zumindest gewisse soziale Normen anzuerkennen, die man befolgen oder nicht befolgen kann, unterscheidet die Borderline-Störung von der Schizophrenie, bei der diese Fähigkeit nicht vorhanden ist.

Unspezifische Funktionen

Zeitweise haben diese Kinder und Jugendlichen sich offenbar gut unter Kontrolle, im nächsten Augenblick scheinen sie auseinanderzubrechen; die Ursache dafür ist ihr ständig wechselndes, instabiles Integrationsniveau. Ebenso sind sie manchmal bereit, sich den ihnen gesetzten Regeln anzupassen, nur um diese im nächsten Augenblick aus einem Impuls heraus nicht mehr anzuerkennen, denn ihr Gewissen ist ebenfalls brüchig.

Zu den unspezifischen Defiziten der Ich-Funktionen, die die Borderline-Struktur charakterisieren, gehören fehlende Impulskontrolle, geringe Frustrations- und Angsttoleranz sowie, wie wir hinzufügen, geringe Toleranz gegenüber Depression.

Schwach entwickelt ist auch die Fähigkeit zur Sublimierung, so daß Kinder mit einer Borderline-Persönlichkeitsstörung generell unterhalb ihres intellektuellen Potentials funktionieren, auch wenn keine eigentlichen Lernstörungen vorliegen. Obgleich ein Borderline-Kind als Kind und als Jugendlicher durchaus ein sehr guter Schüler sein kann, bleibt es doch bei der akademischen Ausbildung unterhalb seiner Möglichkeiten (Gunderson, 1977) und sucht sich Berufsfelder, die unterhalb seiner Fähigkeiten liegen.

Die hier aufgeführten Defizite gelten sowohl für Kinder als auch für Jugendliche; insbesondere die fehlende Impulskontrolle ist so etwas wie ein Kennzeichen der Borderline-Struktur. Dabei ist es wichtig zu wissen, daß diese fehlende Kontrolle auf den verschiedenen Ebenen der Ich-Organisation nicht unbedingt bedeutet, daß die Fähigkeit zur Kontrolle fehlt, sondern eher darauf, daß hier die Abwehr am Werk ist, die die einzelnen Ich-Zustände als Vorbeugungsmaßnahme gegen Angst hervorruft.

Verarbeitungs- und Abwehrmechanismen

Wie oben erwähnt, leiden Borderline-Kinder unter geringer Angst-, Frustrations- und Depressionstoleranz. Sie engagieren sich nicht in zielgerichteten Aktivitäten, und selbst wenn ihre intellektuellen, motorischen und Wahrnehmungsfähigkeiten intakt sind, setzen sie diese nicht effektiv oder kreativ ein. Deshalb haben wir es mit einem allgemeinen Anpassungsdefizit zu tun (Leichtman und Nathan, 1983).

Die Abwehrstrategien sind zwar dürftig, jedoch rigide. Kinder mit Borderline-Persönlichkeitsstörung stützen sich auf unreife Abwehrmechanismen wie projektive Identifikation, Spaltung, Rückzug in Phantasien, Verleugnung, primitive Idealisierung, omnipotente Kontrolle und Regression in Form von Abwertung. Geraten sie unter Streß, dann kann es zu kurzen psychotischen Episoden mit paranoiden Symptomen, Realitätsverlust, Dissoziation und Selbstmordtendenzen kommen, die zwischen einigen Stunden und ein bis zwei Tagen anhalten können.

Es ist ungemein wichtig, diese brüchige oder versagende Abwehr von einem Mangel an psychischer Differenzierung und Struktur zu unterscheiden. Klinische Erfahrungen verweisen darauf, daß zwar primitive, dabei jedoch strukturierte Formen der Abwehr im Borderline-Zustand durchaus vorhanden sind. Problematisch ist eher die Tatsache, daß diese Abwehrmechanismen ihrerseits Ich-schwächend sein können (O. Kernberg, 1975); sie sollten nicht mit den bei Borderline-Kindern ebenfalls auftretenden tatsächlichen Defiziten der Ich-Funktionen verwechselt werden. Die Differentialdiagnose hängt davon ab, ob das Kind imstande ist, Abwehrmechanismen auf höherer Ebene wiederherzustellen, wenn im Verlauf der klinischen Interaktion die ursprünglichen primitiven Abwehrmechanismen angesprochen und verdeutlicht werden (P. Kernberg, 1988).

Das Konzept der brüchigen oder versagenden Abwehr basiert auf der Annahme, daß der Repression und den klassischen Abwehrmechanismen ein Mangel an Differenzierungsvermögen und Struktur vorausgeht. Beobachtet man den Patienten im Familienkontext oder im Rahmen der individuellen Behandlung, dann zeigen sich primitive Formen von Verleugnung, Idealisierung, Abwertung und Projektion.

Weil (1953) beschreibt eine ineffektive Art von »defekter« Verdrängung; Ekstein und Wallerstein (1954) zitieren die leicht durch Frustration hervorgerufene Aggression, die ohne massive äußere Stimuli zu abrupten Sprüngen zwischen den einzelnen Ebenen der Abwehrmechanismen führt. Diese Beschreibungen überschneiden sich mit O. Kernbergs These, daß bei einer Borderline-Störung nicht die Verdrängung der wichtigste Abwehrmechanismus ist, sondern eher die Spaltung, zu der auch die Mechanismen der Omnipotenz, der primitiven Projektionsformen und der Verleugnung gehören.

Psychologische Testverfahren

Zu einer psychologischen Testbatterie gehören im allgemeinen der HAWIK-R, der Wide Range Achievement Test, der Benton Visual Memory Test, der Mannzeichnentest, der Illinois Test of Psycholinguistic Abilities, die Raven-Matrices, der Thematische Apperzeptionstest (TAT), der Rorschach-Test sowie neuropsychologische Screening-Tests, mit denen folgende Funktionen erfaßt werden: Orientierung in der Zeit, das Erkennen von Sequenzen, Lateralität, Motorik und visuelle Motorik, sensorische Verarbeitung, Gedächtnis und generelle Lernfähigkeit.

Patienten mit Borderline-Persönlichkeitsstörung erbringen im allgemeinen bessere Ergebnisse bei strukturierten Tests wie dem Hamburger-Wechsler-Intelligenztest für Erwachsene oder dem HAWIK-R als bei relativ unstrukturierten Tests wie dem Rorschach-Test. Die Antwortprotokolle bei unstrukturierten Tests zeigen einen solchen Grad der Gestörtheit, daß man sich fragen kann, ob die Antworten von ein und demselben Menschen gegeben wurden. Trotz der Ungenauigkeiten in der Wahrnehmung, der falschen Schlußfolgerungen und der unzulänglichen Kontrolle sind die Störungen in der Mehrzahl ich-synton (Exner und Weiner, 1995).

Chris war 7 Jahre alt, als er von einem Neuropsychologen für einen Persönlichkeitstest überwiesen wurde. Der Neuropsychologe hatte den Eindruck, daß sich die Lernschwierigkeiten des Jungen nicht mit kognitiven Faktoren erklären ließen. Einige der Rorschach-Antworten des Jungen zeigten ein geringes Formniveau, und es gab eine fabulierte Kombination. Die vielen Augen, die in einigen Antworten auftauchten, wiesen auf eine paranoide Orientierung hin. Andere Antworten zeigten wahnhaftes Denken, Probleme bei der Realitätsprüfung und eine unreife und/oder regressive Funktionsfähigkeit. Auftretende Konfabulationen wiesen auf eine möglicherweise unzulängliche Urteilsfähigkeit hin, und zwar aufgrund der partiellen Informationsaufnahme und -verarbeitung, die zu Inferenzsprüngen führte.

Nach dem Rorschach-Test wurde er deshalb aufgefordert, einfach zu erzählen, was er sich vorstellte. Er begriff das Konzept von Imagination und Wirklichkeit und auch die Unterscheidung zwischen beiden. Er beschrieb, wie er sich zusammen mit seinem Freund vorstellte, daß im Garten hinter dem Haus Monster wären, und das Ganze klang spielerisch. Auch wenn er allein war, stellte er sich Monster vor und sah nachts in den Schatten Ungeheuer, die ihn fressen wollten. »Manche sehen aus wie Drakula, und ich habe Angst, daß sie mich beißen und in einen Drakula verwandeln.« Er berichtete, daß er zwar oft an Monster dächte, aber eigentlich glaube er nicht, daß es sie in Wirklichkeit gebe. Als man Chris nach den auditorischen Halluzinationen fragte, sprach er von Phänomenen außerhalb seiner selbst: »Die Stimmen sind überall ... manchmal tun sie so, als wollten sie mich angreifen oder so.« Er sagte, er halte sie für real, sie seien nicht eingebildet oder ausgedacht. Er schilderte, wie er vorging, um die Stimmen zu kontrollieren: Wenn er den Kopf in die eine Richtung drehte, begannen die Stimmen; drehte er den Kopf in die andere Richtung, dann hörten sie auf. Manchmal drehte er aus Versehen den Kopf in die falsche Richtung und schickte die Stimmen zurück an den »Anfang«, als handle es sich um eine Schallplatte. Bisher hätte er noch niemandem davon erzählt, weder seinen Eltern noch seinem Therapeuten, doch wünschte er sich, der Interviewer würde ihnen davon berichten, und er bat um Hilfe, denn »wenn das passiert, habe ich das Gefühl, nicht normal zu sein«. Nach der Sitzung erzählte er selbst seinen Eltern davon.

Bei starker affektiver und gering strukturierter Stimulation war Chris nicht imstande, seinen ausgezeichneten Intellekt (er erreichte 18 Punkte beim HAWIK – Gemeinsamkeiten finden – Untertest) einzusetzen und die Dinge zu ordnen; in strukturierten Situationen gelang ihm das jedoch sehr wohl, was sich in seinem feinen Empfinden für soziale Zusammenhänge spiegelte: Im HAWIK-Bilderlegen-Test erreichte er 14 Punkte. Karte II, die erste Farbkarte im Rorschach-Test, löste eine Antwort mit nur geringem Formanteil aus und verwies damit darauf, wie zerstörerisch Emotion und interpersonelle Ansprüche auf den Jungen wirkten (»Das ist wie bei einer Explosion, eine riesige Explosion. Da ist das Feuer, und da ist der Rauch«). In der Antwort spiegelt sich der Kampf des Jungen um eine autonome und integrierte Selbstwahrnehmung als Gegengewicht gegen Kräfte in seiner Familie (Karte I: »Zwei Dinger reißen eine Ameise entzwei, zwei Leute.« ... »Sie ist noch nicht entzwei, sie versuchen, sie zu zerreißen«), doch die Spannung, der ungleiche Kampf und die Verzweiflung, die er angesichts der kleinen Ameise, die sich wehrte, wahrscheinlich empfand, spiegelte sich in seiner dritten Antwort auf Karte I (»ein in zwei Teile gespaltenes Flugzeug«). In seiner Antwort auf die letzte Rorschachkarte verbargen sich die Themen Autonomie, Abgrenzung und Selbstwahrnehmung (Karte X: »Zellen ... so sehen die aus. Vergrößerte Zellen. Zellen haben keine Form. Eine Tierzelle hat keine Zellwände und hat auch keine Umrisse, und das hier hat auch keine Umrisse ... und das sieht aus wie ein Mikroskop mit einem Okular und mit Knöpfen«).

Die von seinen Eltern und ihm selbst geschilderte Aggression (er streite gern mit seinem Bruder, sagte er, und sollte dieser je sterben, dann würde er das vermissen) diente vermutlich dem Zweck, mit anderen Kontakt aufzunehmen und sie zu einer Reaktion zu veranlassen. Diese Reaktion wäre dann für ihn die Basis, den Eltern gegenüber seine eigenen Grenzen zu behaupten: Die Eltern schildern sich selbst als emotional abwesend, sie erteilten ungern Anordnungen und vermieden es, Grenzen zu setzen.

Der 10jährige Adam reagiert heftig auf das erste Auftreten von Farbe bei Karte II (»Das sieht aus wie ein blutiges Gesicht«), doch bezieht er auch die Form mit ein und zeigt dadurch stärkere intellektuelle Kontrolle und bessere Ressourcen als Chris. Weiterhin erklärt er Karte II so: »Da begrüßen sich zwei Leute mit erhobenen Händen« und und reagiert auf Karte III (»Zwei Leute, die Trommel spielen«) mit ausgezeichneten, integrativen Antworten, die auf deutliche Ich-Grenzen und eine gute Objektrepräsentanz schließen lassen. Doch in seiner zweiten Antwort auf Karte II (»Zwei Leute reißen einem Alien die Augen aus«) kam seine Ambivalenz zum Ausdruck, ebenso eine gespaltene Sicht anderer Menschen, wie sie eigentlich für viel jüngere Kinder charakteristisch ist.

Die Böswilligkeit, die er in diese Rorschachkarten hineindeutete, wiederholte sich, wenn auch in passiverer Form, im TAT, wo das von ihm beschriebene Gefühl von Vernachlässigung und Feindseligkeit seitens der Mutter zum Ausdruck kommt (Karte V: »Sieht aus, als ob die Mutter ins Zimmer guckte. Dazu gibt es keine Geschichte, denn es passiert nichts.« Zu dem Bild mit einer Vase auf dem Tisch in einer Szene, in der eine Frau durch den Türspalt ins Zimmer schaut, äußerte er: »Das sieht aus wie der Kopf eines Kindes.« Beim nächsten Bild: »Da gibt's keine Geschichte dazu. Sie guckt ins Zimmer und sieht den Kopf des Kindes auf dem Tisch. Ich weiß nicht recht, eine Beerdigung ... Sie ist traurig, weil sie das Kind alleingelassen hat. Sonst wäre es nicht tot. Es ist auf den Tisch geklettert, runtergefallen und war tot. Es hat versucht, an den Plätzchentopf zu kommen«). Seine Bemerkungen waren wie eine Ergänzung dessen, was er zu der ersten Rorschachkarte gesagt hatte. Indem das Kind die Deutung der Karten in zwei Schritten vornahm, konnte es zeigen, wie es den Wunsch der Mutter internalisiert hatte, sich seiner zu entledigen und nicht mehr gestört zu werden von Kindern, um die sie sich kümmern muß. An dieser Stelle zeigt seine Wahrnehmung einen vereinzelten, jedoch bedeutsamen Bruch mit der Realität. In seiner Geschichte spiegeln sich auch die Motive von Verlust, Trennung, Bedürftigkeit und Zurückweisung, Themen, die wir häufig in den Geschichten von Borderline-Kindern finden.

Das intellektuelle Gesamtniveau des 11jährigen Carl lag im oberen Bereich, wobei die Ergebnisse des Verbaltests nicht signifikant höher lagen als die des

Handlungsteils. Seine Antworten im Intelligenztest enthielten Material, das deutlich eindringlicher war als das, was wir bei Adam oder Chris erlebt hatten. Als er mit den Aufgaben des HAWIK-Mosaiktests fertig war, schob er die Teile, die zu dem »Mädchen« gehörten, in auffälliger Weise herum. Auf die Frage, was da gerade geschehe, antwortete er, er »bringe sie um«.

Sein Rorschach-Test beginnt mit einer Demonstration seiner Angst und seiner Besorgtheit um seine physische Erscheinung (erste Antwort auf Karte I: »Eine Spinne, der zwei Beine fehlen«); darauf folgte später ein Kompensationsversuch (dritte Antwort auf Karte I: »Eine Fledermaus mit vier Extraflügeln«). Als er bei Karte II erstmals mit affektiver Stimulation konfrontiert wurde, reagierte er mit großer Emotionalität – »Oh Mannomannomann!« –, versuchte jedoch, sich in Verleugnung zu retten, und reagierte mit externalisierender Passivität (»Das zeigt mir eigentlich gar nichts«). Nach einer relativ langen Pause sagte er dann (erste Antwort auf Karte II: »Ein Raumschiff von einem fremden Planeten, das Blutbomben abwirft«; zweite Antwort: »Eine Maschine, die mit Blut angetrieben wird«), wobei der weniger modulierte aggressive Affekt seine Wahrnehmung beherrschte. Die Form zog er fast gar nicht in Betracht, eine Tatsache, die er mit seinem Kommentar: »Ein fremdes Raumschiff kann alle möglichen Formen haben« gewissermaßen anerkannte.

Karte III erbrachte nicht die übliche Antwort, hier handele es sich um eine Person. Carl zeichnete in seiner Antwort ein böswilliges Objekt, und die Sequenz war ein Hinweis auf seine Furcht vor dem bösen Objekt (Mutter), das dadurch immer größer wird, daß es andere verschlingt. Diese Furcht hatte eine paranoide, fast wahnhafte Qualität. Seine Fähigkeit zur Realitätsprüfung ließ nach, und die symbolische Verwendung einer achromatischen Farbe (schwarz) verwies auf ungeordnetes Denken, das mit depressiver Verstimmung assoziiert wird (Karte III: »Ein unheimlicher Käfer mit scharfen Zähnen, dessen Herz deutlich sichtbar ist, damit niemand es kriegen kann, und es sieht so aus, als schleppte er zwei Seepferdchen mit. Ich hab eine tolle Phantasie!« »Ein Herz, das schwarz gemalt sein sollte, ... denn Käfer sind böse ... böse Käfer sollten schwarze Herzen haben«). Seine Kommentare über seine »Phantasie« und über »Kranksein« ließen darauf schließen, daß solche Gedanken ihm die Angst einflößten, er könne verrückt sein. Er kam indessen auf den Boden der Tatsachen zurück und gab auf Karte IV und V konventionelle, verständliche und allgemein übliche Antworten.

In strukturierten wie auch in unstrukturierten Tests zeigen Borderline-Kinder verschwimmende Assoziationen, eine eigenwillige Logik und Ausflüge ins Reich der Phantasie. Engel (1963) beschreibt nachdrücklich das besonders intensive Beziehungsgeflecht, das Borderline-Kinder mit dem Interviewer verbindet. Engel sagt weiterhin, daß Borderline-Kinder – im Gegensatz zu psychotischen Kindern – in der Lage sind, ihre massiven Ängste in realistischen Phantasien und Geschichten auszumalen. Laut Leichtman und Shapiro (1980b) haben diese Kinder keine Erwartungen an sich selbst und sind auch nicht motiviert, eine richtige Antwort zu geben. Im Blick auf die Triebe kann man von fehlender Phasendominanz sprechen, und als kontraphobisches Manöver werden im Rorschach-Test häufig sexualisierte Antworten gegeben oder solche, in denen Bewegung von Unbelebtem beschrieben wird. Es kommt möglicherweise zu Furcht vor den Tintenklecksen und zu extremen Angstreaktionen; Vorstellungen von Überleben, Trennung und Zerstörung beunruhigen das Kind, und die Angst eskaliert leicht zur Panik. Denkstörungen treffen wir gelegentlich in Form von merkwürdigen Assoziationen und Perseverationen, wobei die Tendenz, sich an die Realität zu halten, eher gering ist. Tauchen Menschen auf, dann spielen sie gern »verrückt«.

Die Objektrepräsentanz im Rorschach-Test ist anscheinend unrealistisch und eindimensional. Die wenigen menschlichen Perzepte werden tendenziell in nur gute und nur böse Figuren gespalten (grandios/ohnmächtig, idealisiert/bösartig). Wir beobachten ein regressives Verschmelzen oder vielmehr ein teilweises Verschmelzen, und zwar in dem Sinn, daß eine Person sich mit einer anderen verbindet. So berichten beispielsweise Leichtman und Shapiro (1980b) von Menschen mit zwei Köpfen, von siamesischen Zwillingen, zwei miteinander verschmolzenen Marsmenschen, zwei an den Schwänzen zusammengebundenen Elefanten oder zwei Frauen, die einstimmig singen. Ebenso offensichtlich sind Motive von Verlust, Trennung und Verlassenwerden, verbunden mit Hilflosigkeit und primitiver Aggression. Wie brüchig das Identitätsgefühl ist, zeigt sich in den Verzerrungen des Körperbildes: Das Kind identifiziert sich mit außerirdischen Geschöpfen, hat Angst zu verschwinden und beschreibt Bilder von Figuren, die kurz davor sind zu explodieren.

Blotcky (1984) bietet eine praktische Anwendung des Rorschach-Tests, in der er die Entwicklung der Übertragung bei Borderline-Jugendlichen antizipiert, und zwar durch ihre spezifischen Abwehrstrategien der primitiven Idealisierung und der Abwertung. Die Patienten führen häufig Figuren mit negativen Valenzen oder Verhaltensweisen paarweise an: zwei häßliche Männer oder Frauen, zwei Monster, zwei Menschen oder Tiere, die aneinander kleben oder einander hassen, wohingegen positive Bilder (zwei glückliche Helden, zwei menschliche Riesen, zwei Engel, die sich lieben) eher selten auftreten.

Erst kürzlich wurde das Minnesota Multiphasic Personality Inventory (MMPI) im Blick auf Borderline-Persönlichkeitsstörungen geprüft. Wir stellen diesen Test als unabhängigen Validator für die Diagnose einer Borderline-Persönlichkeitsstörung bei Jugendlichen vor, doch sollte er nicht als einziger Test angewandt werden, sondern in Verbindung mit anderen Tests. Archer und Mitarbeiter (1985) untersuchten nacheinander 146 Jugendliche zwischen 12 und 18 Jahren (82 Prozent waren weiß, 11 Prozent farbig und 7 Prozent aus anderen ethnischen Gruppen), die alle aus Unter- oder Mittelschichtfamilien stammten. Ausgewählt wurden sie nach *DSM-III*-Kriterien, und es wurden die konvertierten Normen des MMPI für jugendliche Populationen angewandt.

Jugendliche mit Borderline-Persönlichkeitsstörung hatten auf 5 Skalen signifikant höhere Durchschnittswerte als die Kontrollgruppen, die aus Jugendlichen mit Verhaltensstörungen, Dysthymie (zyklothyme Depression) und anderen Persönlichkeitsstörungen bestanden. Erhöht waren die Werte auf den Skalen Hypochondrie (H), Depression (D), Schizophrenie (Sc), Männlichkeit-Weiblichkeit (MW) und Psychopathie (Ps). Die Kombination der MMPI-Skalen (MW, D, Pa, Pt, K und Sc)* erklärte 59 Prozent der Varianz zwischen den Borderline-Gruppen und den Kontrollgruppen.

Ätiologie

Biologische und genetische Faktoren

Es zeichnet sich immer deutlicher ab, daß neurologische Störungen als Ursache für Persönlichkeitsstörungen in Betracht gezogen werden müssen, die vermutlich der hohen Inzidenz von verschiedenen Formen des Mißbrauchs zuzuschreiben sind, nämlich sexuellem, physischem und verbalem Mißbrauch. Gardner und Mitarbeiter (1987) fanden eine signifikant höhere Inzidenz leichter neurologischer Anzeichen, die auf eine abnormale neurologische Entwicklung oder Störungen der neurologischen Organisation gewisser Funktionen deuten. Teicher und Mitarbeiter (1994) und Van der Kolk und Greenberg (1987) fanden einen Zusammenhang zwischen Mißbrauchserfahrungen in der Kindheit und einer Überaktivität des limbischen Systems, das neben anderen Systemen die für diese Patienten typischen Symptome determiniert, u. a. affektive Labilität, Impulsivität, Aggression und dissoziative Zustände. Post und Mitarbeiter (1984) zeigten auf, in welcher Beziehung die Amygdala (Mandelkern) zu aggressivem Verhalten steht, ebenso auch, daß episodischer Kontrollverlust lange nach dem traumatisierenden Ereignis zu exzitatorischen Funktionen aufgrund von Überaktivität führen kann.

* Pa steht für Paranoia, Pt für Psychasthenie (Unfähigkeit, unangepaßtes, unerwünschtes Verhalten zu vermeiden), K für Validitätsindikator.

Die differenzierende Rolle, die die linke und die rechte Hemisphäre jeweils bei der Wahrnehmung von Emotionen und bei der Sprache spielen, deutet darauf hin, daß es für Dissoziation und/oder Spaltungsmechanismen eine neurologische Basis gibt (Davidson et al., 1990). Bei Patienten mit Mißbrauchserfahrungen zeigt das EEG, daß die frontal-temporalen Bereiche signifikant mehr affiziert sind als bei Patienten ohne Mißbrauchserfahrung (Teicher et al., 1994).

Das neurobiologische Modell bezieht sich auf den häufig gefundenen Zusammenhang zwischen Borderline-Persönlichkeitsstörung und eingeschränkter Funktionsfähigkeit des zentralen Nervensystems. Betroffen von den verschiedenen Defiziten sind die innere und die äußere Erfahrungswelt des Kindes, ebenso auch der Aufbau einer inneren Repräsentation (Sandler und Rosenblatt, 1962), die innere Selbst- und Fremdrepräsentanz (Bowlby, 1969; Stern, 1985) und der Bereich der interpersonalen Beziehungen. Diese Defizite verweisen auf Impulsivität, niedrige Frustrationstoleranz, kognitive Kontrolle, Aufmerksamkeit, Affekt und integrative Funktionen. Die organischen Defizite sind mitbestimmend für das Risiko des Kindes, ein Borderline-Ich zu entwikkeln. Begleiterscheinungen dieser Verhaltensweisen sind Drogenmißbrauch und Alkoholismus sowie histrionisches und soziopathisches Verhalten.

Andrulonis und Mitarbeiter (1980) leisteten einen weiteren Beitrag zum Verständnis der neurologischen Grundlagen von Verhalten: 53 Prozent der männlichen Patienten zeigten minimale Hirndysfunktionen oder Lernschwierigkeiten, das galt jedoch nur für 13,5 Prozent der weiblichen Patienten.

Das »organisch bedingte« Borderline-Muster beginnt in der frühen Kindheit mit impulsiven Handlungen, Substanzmißbrauch und leichter Depression. Das überwiegend bei Frauen auftretende »nicht-organisch bedingte« Borderline-Muster beginnt typischerweise in der Adoleszenz, zeigt eine stärkere Depression sowie eine Familiengeschichte mit affektiven Störungen.

Soloff und Millward (1983) präsentierten einen hervorragenden Entwurf für eine Hypothese der Borderline-Persönlichkeitsstörung aufgrund von Entwicklungsstörungen. Bei ihrem Versuch, die Borderline-Persönlichkeitsstörung als eigenständiges Konstrukt zu validieren, verglichen sie in ihrer Untersuchung die Entwicklungsgeschichte von Borderline-Patienten mit der von Patienten mit affektiven und schizophrenen Störungen. Bei Borderline-Patienten fanden sich signifikant mehr Schwangerschaftskomplikationen, ebenso zeigte sich eine Tendenz zu Frühgeburt und niedrigem Geburtsgewicht. Es fand sich ein Kontinuum von Lernschwierigkeiten, wobei die größten Schwierigkeiten bei schizophrenen Patienten festgestellt wurden; die Lernschwierigkeiten von Borderline-Patienten lagen etwa in der Mitte des Kontinuums, während depressive Patienten die wenigsten Lernprobleme hatten. Bei Borderline-Patienten gab es eine hohe Prävalenz von Wutausbrüchen, Kopf-gegen-die-Wand-Schlagen und autistischem Schaukeln (Hin-und-her-Schaukeln), die bei den beiden Kontrollgruppen nicht gefunden wurde; überraschend hoher Alkohol- und Drogenkonsum fand sich bei Borderline-Patienten und Schizophrenen, nicht jedoch bei der Kontrollgruppe der depressiven Patienten.

Die Erblichkeit von Persönlichkeitsmerkmalen ist zwar inzwischen nachgewiesen, doch gibt es keinen Nachweis für die Erblichkeit einer Borderline-Persönlichkeitsstörung. Laut Dahl (1985) ist der Schätzwert, daß 38 Prozent der Borderline-Patienten einen Verwandten mit einer depressiven Störung haben, vermutlich zu niedrig; beim Vergleich von direkter Befragung von Patienten und Verwandten zeigt sich, daß Patienten ihre Angaben tendenziell niedrig halten. Loranger und Mitarbeiter (1982) stellten außerdem fest, daß das Risiko für die Ausbildung einer Borderline-Persönlichkeitsstörung für Verwandte ersten Grades von Borderline-Patienten zehnmal so hoch ist wie das Risiko von Verwandten eines Patienten mit bipolarer Depression oder Schizophrenie. Verwandte von Borderline-Patienten haben das gleiche Risiko, an einer unipolaren Depression zu erkranken, wie Verwandte von Patienten mit bipolarer Depression; für Verwandte von Borderline-Patienten ist das Risiko, an bipolarer Depression zu erkranken, anscheinend nicht erhöht. Pope und Mitarbeiter (1983) fanden indessen bei Verwandten ersten Grades von Patienten mit Borderline-Persönlichkeitsstörung eine erhöhte Prävalenz, ihrerseits eine Borderline-Persönlichkeitsstörung zu entwickeln.

Die »Trennungs«-Hypothese legt das Gewicht auf die entscheidende Rolle, die Trennung und Verlust oder der drohende Verlust der elterlichen Liebe in der Entwicklung spielt. Der davon betroffene Trennungs-/Individuationsprozeß bewirkt einen Stillstand in der Entwicklung, dessen Charakteristikum die Persistenz unreifer Abwehrmechanismen ist, sowie die Unfähigkeit, Objektkonstanz zu erlangen.

Soloff und Millward (1983) erfaßten Patienten unter dem Blickwinkel der Intaktheit ihrer Familien. Bei ihren Patienten fand sich eine im Vergleich mit der Kontrollgruppe signifikant größere Inzidenz des Verlusts des Vaters, sei es durch Tod oder durch Scheidung. Ihre Ergebnisse zeigten, daß Borderline-Patienten Probleme in mehr Bereichen der entwicklungsbedingten Trennung hatten als die anderen Gruppen, vor allem in der Zeit des Erwachsenwerdens (64 Prozent Borderline-Patienten hatten diese Probleme, jedoch nur 37 Prozent depressive und 3 Prozent schizophrene Patienten). Diese Studie verweist darauf, daß bei Borderline-Patienten mehr Trennungserfahrungen und größere Empfindsamkeit gegenüber Trennungssituationen vorliegen (wobei »Trennung« hier als dauernde Trennung von einer wichtigen Vaterfigur verstanden wird).

Die Psychodynamik der Familie

In den Familien von Kindern und Jugendlichen mit Borderline-Störung finden wir häufig tiefgreifende pathologische Interaktionen (Shapiro et al., 1975). Tendenziell werden die Borderline-Funktionsweisen durch die Situation in der Familie gestützt. Die Eltern haben Angst davor, die Autonomie des Kindes auszuhalten, und leugnen dessen Abhängigkeit. Manche Eltern benutzen ihr Kind im Sinn ihres eigenen Narzißmus, auch können dyadische Beziehungen zwischen dem Kind und jedem Elternteil vorherrschen. Bemporad und Mitarbeiter (1982) registrierten neben inkonsistenter Fürsorge und bizarren Verhaltensweisen seitens der Eltern auch eine chaotische Eltern-Kind-Interaktion, die oft ein Zeichen für Mißbrauch oder Vernachlässigung ist. Von den 24 Kindern aus Bemporads Stichprobe waren 10 körperlich mißbraucht worden.

Rinsley (1981) faßt seine Konzeption des Entwicklungsstillstandes, den Borderline-Patienten in Form eines nicht gelingenden Trennungs-/Individuationsprozesses erleiden, folgendermaßen zusammen: Seiner Ansicht nach setzt der Entwicklungsstillstand in der frühen Übungsphase und – wie wir hinzufügen möchten – in der Subphase der Differenzierung (P. Kernberg, 1979) und erreicht seinen Höhepunkt in der Subphase der Wiederannäherung.

Shapiro und Mitarbeiter (1975) weisen darauf hin, wie tiefgreifend pathologische Interaktionen innerhalb der Familien von Jugendlichen mit Borderline-Störung sind. In ihrer Untersuchung von Borderline-Jugendlichen im stationären Setting, die Familientherapie erhielten, zitieren sie den reichlichen Gebrauch von projektiver Identifikation innerhalb der Familie, eine Strategie, die vielleicht die Störung nicht verursacht, wohl aber zu ihrer Aufrechterhaltung beiträgt. Jedes Familienmitglied sieht sich selbst als »stark und autonom« und ohne Abhängigkeitsbedürfnisse, während das Kind, der designierte Patient, als schwach, verletzlich, bedürftig und völlig abhängig erlebt wird. Unabhängigkeit und Trennung von der Familie werden als Abwertung der Familienwerte empfunden, oder Abhängigkeit wird als überwältigende und gefährliche Belastung der Familie erfahren. Unbewußt nehmen die Eltern Unabhängigkeitsbestrebungen des Kindes so wahr, als erlebe dieses die elterlichen Bedürfnisse zu nähren und Unterstützung zu geben, als Forderungen, die es feindselig zurückweist.

Außerdem stellten Shapiro und Mitarbeiter (1975) fest, daß primitive Abwehrmechanismen wie Spaltung, gut/schlecht und projektive Identifikation gleichfalls auf der Familienebene wirken. Das Kind spielt die Rolle des Elternteils, und der Elternteil übernimmt die Rolle des Kindes. Das Kind muß dann seine objektiven Erfahrungen modifizieren, um diesen Projektionen zu entsprechen. Spaltung und projektive Identifikation beeinträchtigen die Ich-Bildung des Kindes: Das Kind ist unfähig, die Angst des Elternteils oder seine eigene Angst auszuhalten.

Ein 17jähriger junger Mann wurde wegen Zerstörungswut für zwei Wochen eingewiesen, zuvor war seine Mutter wegen eines Selbstmordversuchs eingewiesen worden. In den Monaten vor diesen Ereignissen hatte er Arbeit gesucht und eine Stelle bei einer Zeitung gefunden. Seine chronisch depressive Mutter geriet bei der Vorstellung, er könne ausziehen und unabhängiger werden, in eine solche Panik, daß sie sagte, dann werde sie verschwinden, und einen Selbstmordversuch unternahm. Als sie ins psychiatrische Krankenhaus eingeliefert wurde, war er zutiefst bestürzt, zog sich in sich selbst zurück und blieb zwei Wochen lang zu Hause, ohne etwas zu tun. Schließlich kam es zu einem plötzlichen Wutausbruch, er zerbrach Stühle und andere Möbel und zwang seinen Vater, einen passiven und in sich gekehrten Menschen, ihn gleichfalls ins psychiatrische Krankenhaus einzuliefern. Im Krankenhaus ging es ihm jedoch bald wieder besser, und er war erleichtert, von der Familie weg zu sein. Bei solchen Patienten, bei denen eine entsprechende Veranlagung vorliegt, ist die Rolle, die die Familie – und insbesondere die Mutter – in der Trennungs- und Individuationsphase spielt, von großer Bedeutung.

Rinsley (1981) beschreibt noch andere pathologische Kommunikationsmuster zwischen Familienmitgliedern; dazu gehört, daß das Kind narzißtisch gebraucht wird, ebenso mangelnde Beständigkeit, dominantes und zudringliches Verhalten sowie die Entpersönlichung des Kindes, das nicht wie ein eigenständiger Mensch behandelt wird, sondern wie ein Gegenstand, der der Mutter dazu dient, ihre Ängste abzumildern. Die Mutter übt einen solchen Einfluß auf das Kind aus, daß dieses sich dem grausamen Objekt unterwirft, in der Hoffnung, vielleicht doch noch den Sieg davonzutragen und Liebe zu gewinnen. Diese Mechanismen sind vermutlich der Ursprung extremer Formen masochistischer Ergebenheit gegenüber der idealisierten Mutter; ein solches Verhalten verhindert, daß Aggression ausgedrückt wird, und fördert dadurch die Ausbildung einer Borderline-Persönlichkeitsorganisation.

Soloffs und Millwards (1983) Befunde machen deutlich, daß bei Borderline-Familien ein durchgehend schweres pathologisches Muster auftritt, und zwar mit zudringlich-kontrollierenden Müttern, distanzierten oder ablehnenden Vätern und einer konfliktreichen Ehe. Die Väter von Borderline-Patienten tragen zum Risiko einer Borderline-Erkrankung ihrer Nachkommenschaft durch feindselige Ablehnung bei oder dadurch, daß sie entweder passiv und/oder uninteressiert sind: ein Muster, das gewöhnlich in der Vater-Sohn- bzw. Mutter-Tochter-Beziehung beobachtet werden kann. Wir möchten noch eine weitere Konstellation hinzufügen, nämlich die Familie, in der die Mutter den Part des einzigen Elternteils spielt, während der Platz des Vaters eher der eines weiteren Kindes ist.

Wie überdauernd ist die Diagnose einer Borderline-Persönlichkeitsstörung? Die prädiktive Validität der Diagnosestellung ist relativ niedrig. 50 Prozent der Teilnehmer einer von McGlashan (1983) durchgeführten Katamnese behielten ihre ursprüngliche Diagnose bei; bei 20 Prozent wurde eine Schizophrenie oder eine schizoaffektive Störung diagnostiziert, und nur wenige Teilnehmer hatten majore Affektstörungen entwickelt.

Die Borderline-Persönlichkeitsstörung überschneidet sich mit der hysterischen, antisozialen oder narzißtischen Persönlichkeitsstörung, deshalb ist das Konzept einer Persönlichkeitsorganisation (O. Kernberg, 1975) sehr hilfreich. Die schizotypische Persönlichkeit kann als präpsychotische Persönlichkeitsstörung betrachtet werden; wenn sie stabil ist, entwickelt sie sich zur Schizophrenie oder zu einem schizophrenen Residual-Zustand. Um diese Frage zu untersuchen, sind weitere Studien erforderlich.

Selbstmordversuche von Borderline-Patienten liegen unter 10 Prozent und unterscheiden sich demnach nicht von den Zahlen für Patienten mit affektiver Psychose und Schizophrenie. Bei Patienten mit Borderline-Persönlichkeitsstörung kommt es häufiger zu Substanzmißbrauch; die Heilungschancen werden dadurch verringert.

Prognose

Pope und Mitarbeiter (1983) zeigten in ihrer Nachfolgeuntersuchung (4 bis 7 Jahre), daß 26 Prozent ihrer Patienten ein insgesamt gutes Ergebnis, 48 Prozent dagegen ein eher schlechtes Ergebnis aufwiesen. Im Gegensatz dazu sagt die längere Verlaufsstudie (15 Jahre) von McGlashan (1983) aus, daß die Gruppe mit Borderline-Persönlichkeitsstörung signifikant bessere Ergebnisse erzielte als die Gruppen von Pope; weiterhin wurde deutlich, daß Depression den Heilungserfolg verringert und nicht erhöht, wie Pope in seiner Studie angab.

Objektbeziehungen

Beziehung zur Repräsentanz der Mutter

Die Beziehung des Borderline-Kindes zur Mutter ist einerseits gekennzeichnet durch primitive Objekt-Idealisierung, wobei der Patient Anteil hat an dem, was als Güte und Macht des Objekts wahrgenommen wird, andererseits dadurch, daß der Mutter extreme Bösartigkeit zugeschrieben und sie zeitweise abgewertet wird (Geleerd, 1958; Mahler und Kaplan, 1977; Weil, 1953; Rosenfeld und Sprince, 1963). Die Mutter wird als kontrollierend oder eindringend erlebt. In ihrem Forschungsprojekt über die Familien von Borderline-Jugendlichen berichten Shapiro und Mitarbeiter (1975), daß die Eltern entweder als absolut gut oder absolut böse wahrgenommen werden; das entspricht dem Bedürfnis nach Spaltung und danach, die gute Mutter der Trennung von der bösen Mutter der Trennung zu unterscheiden. In den Objektbeziehungen des Borderline-Kindes ist Spaltung das vorherrschende Merkmal.

Das Kind tendiert dazu, entweder auf die Mutter bezogen zu sein (und den Vater aus der Beziehung auszuschließen) oder die Mutter auszuschließen und sich ausschließlich auf den Vater zu beziehen. Das Kind ist nicht fähig, eine Beziehung zu den beiden Eltern aufzubauen. Es ist auch nicht fähig, mit der Rivalität und dem Neid seitens der Geschwister umzugehen, und bringt häufig heftige Feindseligkeit gegenüber den Geschwistern zum Ausdruck, die sogar zur direkten Mißhandlung eines Geschwisters führen kann.

Klinische Beobachtungen haben gezeigt, daß Borderline-Kinder in der Regel keine Übergangsobjekte haben; ist dies doch der Fall, dann bekommen die Übergangsobjekte eine bizarre Qualität. Ist ein Übergangsobjekt vorhanden, dann kann man von einer gewissen Internalisierung einer positiven Objektbeziehung zur Mutter ausgehen; das Kind kann diese dann in dem Zwischenbereich seiner Erfahrung reproduzieren. Das Borderline-Kind hat keine positive Selbstwahrnehmung in einer Beziehung zu einem positiven Objekt entwickelt, deshalb kann es nicht überraschen, daß es im entsprechenden Alter (8–24 Monate) kein Übergangsobjekt der üblichen Art (meist ein weiches Spielzeug) hat. Statt dessen klammern sich Kinder mit einer Borderline-Persönlichkeitsstörung unmittelbar an ihre Mutter; dabei suchen sie möglicherweise nach symbiotischen Erfahrungen oder positiven Gefühlen. Zeigen sie jedoch ihre Beziehung zur bösen Mutter, dann tun sie dies, indem sie sich einem mechanischen Objekt zuwenden. (So hatte sich ein Kind einen Roboter als Übergangsobjekt gewählt und nahm diesen überallhin mit.) Entscheidet sich ein Borderline-Kind jedoch für ein Übergangsobjekt, dann kann dieses einen Teil des Selbst des Kindes darstellen (z. B. ein Hut), statt die Erfahrung mit der Mutter widerzuspiegeln (etwa durch Hautbeschaffenheit oder Duft).

Freundschaften und Beziehungen zu Gleichaltrigen

Die fehlende innere Objektbeziehung der Borderline-Kinder zeigt sich darin, daß sie andere als Teilobjekt oder direkt als Selbstobjekt benutzen. Die individuellen Merkmale anderer Menschen werden völlig übersehen; der Borderline-Patient lebt in einer Welt, in der der andere nur ein Vehikel für die eigene Projektion ist. Der andere wird zum »Ding«, zu etwas, auf das man sich stützt, das man kontrolliert, idealisiert oder abwertet. In den Beziehungen des Kindes zu Gleichaltrigen kommt diese Art der Interaktion schmerzhaft deutlich zum Ausdruck: Das Beziehungsmuster fluktuiert zwischen scheinbarer Geselligkeit und Rückzug. Borderline-Kinder sind einerseits wenig wählerisch, andererseits zu possessiv, daher haben 90 Prozent dieser Kinder schlechte Beziehungen zu Gleichaltrigen (Bentivegna et al., 1985). Zwar verfügen sie über soziale Fähigkeiten, doch sind sie offensichtlich unfähig, eine Freundschaft aufrechtzuerhalten, und am Ende steht ein chronisches Gefühl der Isolation.

Affekte

Verschiedene Autoren, die mit Kindern arbeiten, stimmen darin überein, daß das Borderline-Kind unter intensiver, frei flottierender Angst leidet (Pine, 1974; Rosenfeld und Sprince, 1963; Geleerd, 1958). Es ist eine Angst vor totalem Verlust, Verderben und Vernichtung. Diese traumatische Angst ist völlig anders als die Signalangst neurotischer Patienten.

Im Jahr 1949 beobachteten Mahler und Mitarbeiter, daß Wut und eine Tendenz zu Wutausbrüchen im Vordergrund stehen. Die Aggressivität kann ein gefährliches Ausmaß erreichen, wie beispielsweise, wenn ein Kind einen Klassenkameraden mit dem Bleistift ins Auge sticht, ein kleiner Bruder an die Wand geworfen wird oder wenn ernstlich die Gefahr besteht, daß das Kind aus dem Fenster springt.

Die Affekte treten plötzlich und ohne Vorwarnung auf (dazu Pine, 1974; Rosenfeld und Sprince, 1963) und folgen gewissermaßen einem »Alles oder nichts«-Muster, indem sie sich entweder unvermittelt entladen oder überhaupt nicht. Hier werden Unreife und heftige Stimmungsschwankungen sichtbar. Wir können diese Stimmungsschwankungen als Abkömmlinge der Stimmungsschwankungen im Trennungs-/Individuationsprozeß verstehen, d. h.,

Hochstimmung in der Übungssubphase und depressive Stimmung im Wechsel mit dem Gefühl von Omnipotenz in der Krise der Wiederannäherung. Wir können demnach den Zorn und die zwanghafte Einstellung einerseits und die fast hypomanische Hochstimmung andererseits als die affektive Entsprechung der Hauptfixierung in der Psychopathologie der Borderline-Kinder betrachten, nämlich fixiert auf die Subphasen des Trennungs-/Individuationsprozesses, insbesondere auf die Krise in der Phase der Wiederannäherung. Grinker et al. (1968) beschreiben ähnliche Stimmungsschwankungen bei erwachsenen Borderline-Patienten.

Es fehlt diesen Patienten offenbar das Gefühl für Schuld oder Betroffenheit; sie können andere Menschen nicht wirklich wahrnehmen, fühlen sich keinerlei kulturellen oder künstlerischen Wertvorstellungen verpflichtet und sind unfähig, sich auf Beziehungen einzulassen, die nicht auf Ausbeutung beruhen. Ebenso fehlen auch die vom Affekt modulierten Abkömmlinge einer Synthese der positiven und negativen Selbst- und Fremdrepräsentationen, die zu dem integrierten Konzept führen, das Mahler et al. (1975) als den Zustand beschrieben haben, in dem ein Kind auf dem Weg zur Objektkonstanz ist.

Ähnliche affektive Qualitäten finden sich auch in den Beschreibungen von Borderline-Jugendlichen: heftige Wut, Bedürftigkeit (die wie ein Zwang ausgeübt wird), ausbeutende Verhaltensweisen und kein Taktgefühl in der Gesellschaft anderer Menschen. Grinker et. al. (1968) beschreiben Stimmungsschwankungen, Depression mit feindseligen und wütenden Reaktionen, Selbstdestruktivität sowie Schweigen in Verbindung mit passiv gezeigter Wut. Letzteres stimmt mit Geleerds (1958) Beobachtung überein, daß entweder direktes aggressives Verhalten oder keinerlei Ausdruck von Aggression gezeigt wird. Wie die Borderline-Kinder, die unfähig sind, Spaß und Vergnügen zu antizipieren oder gar zu erleben (eine Tatsache, die sich darin zeigt, daß sie keinen Spaß beim Spielen empfinden können), so sind auch Borderline-Jugendliche nicht imstande, echte Befriedigung oder Vergnügen zu empfinden.

Auffällig ist auch die hohe Inzidenz von Depression, die mit Borderline-Störungen einhergeht. Immer mehr Befunde deuten darauf hin, daß die Borderline-Persönlichkeitsorganisation in enger Beziehung zu affektiven Störungen steht, so als ob die affektive Störung die Borderline-Persönlichkeitsorganisation unterstützte und aufrechterhielte. In diesem Zusammenhang interessieren genetische Aspekte (Pope et al., 1983). Das Gefühl des Kindes, wertlos und hilflos zu sein, vermischt sich mit den Problemen, die das Kind im Umgang mit anderen hat. Weder in der Beziehung zur Mutter oder zum Vater noch in

Beziehungen zu Gleichaltrigen kann das Kind Befriedigung aus gegenseitigem oder wechselseitigem Geben und Nehmen ziehen. Statt dessen wird es wegen seiner unreifen Beziehungsangebote abgelehnt und zurückgewiesen.

Darüber hinaus werden Borderline-Kinder von furchteinflößenden Vorläuferfiguren des Über-Ichs bedroht, wie wir es im Fall von Jane erlebten, die Angst hatte, von dem »Weißen Hai« gefressen zu werden. Die Unfähigkeit dieser Kinder, aus Spiel Vergnügen zu ziehen oder mit Hilfe des Spiels Frustrationen zu neutralisieren, verstärkt noch ihre Hilflosigkeit und führt zu einem chronisch depressiven Affekt. Nicht zuletzt müssen auch die häufig gleichzeitig auftretenden organischen Beeinträchtigungen als Ursache für ihre Lernschwierigkeiten und ihre Probleme mit Interaktionen in Betracht gezogen werden, die sich wiederum mit der Unfähigkeit der Kinder vermischen, mit problematischen Situationen angemessen umzugehen, und dadurch die Depression verstärken. Diese multikausale Depression verbindet sich mit impulsivem Verhalten (das entweder aus der Borderline-Persönlichkeitsorganisation oder aus organischen Beeinträchtigungen herrührt), so daß Selbstmordversuche eine häufig anzutreffende Ursache für Einweisung in ein psychiatrisches Krankenhaus sind (Pfeffer, 1982). (Bei Borderline-Jugendlichen korrelieren die Tendenz zu heftiger Reaktion auf einen Verlust, schlecht kontrollierte Wut und selbstzerstörerische Impulsivität mit Suizidversuchen; Crumley, 1981.)

Die Integration des Über-Ich

Übereinstimmend wird die Meinung vertreten, daß Erfahrungen in frühen Entwicklungsphasen einen starken Einfluß auf die Bildung des Über-Ich haben (Pine, 1974; Rosenfeld und Sprince, 1963). Wir sprechen von Über-Ich-Bildung, weil die Spaltungsmechanismen und die fehlende Synthese der Ich-Funktionen auf der Stufe des Introjekts verharren, das ohne weiteres auf externe Objekte projiziert wird; daher rührt das paranoide Potential der Borderline-Patienten. (Borderline-Jugendliche produzieren häufig mikropsychotische Übertragungen mit paranoiden Zügen.) Die unreifen Abwehrmechanismen, und zwar speziell die Strategie der Spaltung, der projektiven Identifikation und der Verleugnung, stehen in Beziehung zu den Schwierigkeiten der Borderline-Patienten, die Verantwortung für ihr Handeln zu übernehmen, oder anders gesagt, zu dem wechselnden Niveau der Über-Ich-Funktionen.

Phantasien

Geleerd (1958) sowie Ekstein und Friedman (1967) beschäftigten sich mit dem Phantasieleben des Borderline-Kindes. Auf omnipotente Phantasien wird darin nicht verzichtet. Die Phantasien entstammen sämtlichen Ebenen der psychosexuellen Entwicklung und sind sexuell und aggressiv gefärbt. Das Kind fürchtet sich vor diesen Phantasien und wird von ihnen förmlich überwältigt. So hatte ein 7jähriger Patient Angst davor, ein Streichholz anzuzünden, denn dann würde Feuer in der ganzen Straße ausbrechen, und das Feuer würde New York, die Vereinigten Staaten und die ganze Welt zerstören und käme erst »kurz vor dem Nordpol und dem Südpol zum Stillstand, wo zwei Meter, nein zweitausend Meter dickes Eis liegt«. Ganz sicher würde er nie mit Streichhölzern spielen. Ekstein und Friedman meinen, daß Phantasien von einem Gefühl äußerer Gefahr begleitet sind und deshalb auch keine Quelle für Befriedigung sein können.

Typisch für regressive Ich-Zustände sind Trennungs- und Verlassenheitsängste, ebenso die Angst, der Körper könne in Stücke brechen, oder die Verzerrung des Körperbildes. So verschluckte beispielsweise ein sechsjähriger Patient seine ersten Zähne, als die zweiten zu wachsen begannen. Phantasien, die in Verbindung mit ödipalen Phasen stehen, können manchmal Probleme aus früheren Entwicklungsstadien verschleiern.

Masturbationsphantasien mit ödipalen Komponenten, verbunden mit aggressiven Phantasien, sowie Phantasien über andere perverse Handlungen, die von Aggressionen durchdrungen sind, kommen sowohl bei Borderline-Kindern als auch bei -Jugendlichen häufig vor. Es gibt keine eindeutige Latenzphase. Ein Borderline-Kind hatte zum Beispiel die masturbatorische Phantasie, die Welt mit Urin zu überschwemmen. Es stellte sich vor, wie seine Mutter unter den Schlägen seines Vaters starb. Eine jugendliche Borderline-Patientin phantasierte einen Geschlechtsverkehr mit einer Messerschneide, die sie so stark verletzen sollte, daß sie vielleicht daran starb.

Charakteristika der ödipalen Situation

Beim Borderline-Kind wie auch beim Borderline-Jugendlichen sind die Erfahrungen der ödipalen Situation verzerrt von dem Gewicht der ungelösten Problematik der Trennungs-/Individuationsphasen; vorherrschend sind Themen wie Instanz versus Differenzierung versus Verschmelzung sowie Autonomie versus zwanghafte Kontrolle. Die phallische Phase ist instabil. Die Unfähigkeit, sich von der Mutter zu trennen, führt zu inzestuösen Bindungen; das verstärkt die Probleme des Jungen, sich aus der Identifikation mit der Mutter zu lösen, und schafft eine Prädisposition für Sexualstörungen. Beim Borderline-Kind, aber auch beim Jugendlichen wird die Problematik der Trennung von der Mutter und der Hinwendung zu anderen verstärkt durch die Angst, durch diese Trennung vernichtet zu werden. Selbst- und Objektkonstanz führen zu Autonomie, die jedoch aufgrund der Trennungsproblematik nicht erreicht wird. So kommt es zu dem Alleinsein, das bei Kindern und Jugendlichen im Umgang mit Gleichaltrigen deutlich zutage tritt. Heterosexuelle Beziehungen sind gekennzeichnet durch extreme Formen sadistischer Kontrolle über den Partner oder durch altruistische Selbstaufgabe und Schattendasein.

Behandlung

Psychodynamische Therapie

Eine psychodynamische Therapie mit dem Ziel, eine Besserung in der Symptomatik zu erreichen und zu bewirken, daß die Entwicklung und die Integration der Persönlichkeit fortgeführt werden, muß folgende Themen ansprechen:

Abweichende Entwicklung versus Entwicklungsstillstand. Was wir bei Borderline-Kindern erleben, spricht mehr für das Konzept einer Fehlentwicklung mit wachsenden Verzerrungen in beinahe jedem Aspekt der Persönlichkeit als für das Postulat eines absoluten Entwicklungsstillstandes. Es ist ja nicht so, als hätte gar keine Entwicklung stattgefunden; man muß eher sagen, daß die Entwicklung nicht geradlinig verlaufen ist. Diese Unterscheidung hat Folgen für den Behandlungsansatz. Es wäre ein Fehler, die Therapie nur auf stützende Interventionen aufzubauen oder auf die Umgebung einzuwirken. Statt dessen müssen extreme Charakterpathologie und konfliktuelle Muster aufgelöst werden.

Ist die Ich-Organisation inhärent instabil? Manche Autoren beschreiben das instabile Ich des Borderline-Patienten als fließende Ich-Organisation (Ekstein und Wallerstein, 1954). Nach unserer Erfahrung entsprechen jedoch die wechselnden Ich-Zustände der Organisation der Selbst- und Fremdrepräsentationen, die mit dem Ziel eines primären und sekundären Gewinns oder als Abwehr aktiviert werden, um mit Frustration oder Angst fertigzuwerden. Verarbeitungsmechanismen wie Affiliation (Dazugehörigkeit), Humor, Sublimierung und Unterdrückung, die eher für die Neurose typisch sind, finden wir bei Borderline-Patienten kaum. Statt dessen finden wir Zwang und Druck, Verbergen, Rückzug und Regression oder auch unmittelbare Wutausbrüche, und jede dieser Verhaltensweisen entspricht der Aktivierung unterschiedlicher Selbst- und Fremdrepräsentationen.

Der achtjährige Kenny hatte das Garagenfenster eingeschlagen. Er hatte auch von Klassenkameraden Bleistifte gestohlen. Mit seinem Verhalten konfrontiert, begann er, ziemlich unzusammenhängend auf zwei oder drei Kinder zu schimpfen. Er war nicht fähig, irgendeine Art von Schuldgefühl zu empfinden, und schien nur für einen kurzen Moment verlegen zu sein. Statt dessen war er wütend darüber, überhaupt Vorhaltungen zu bekommen. Als seine Mutter ihm ankündigte, er werde zu Halloween keine Süßigkeiten bekommen, fand er, diese Strafe sei nicht fair, und tat, als sei er bester Laune. Zuerst lutschte er am Daumen und versuchte offenbar auf diese Weise, seine Reaktion zu kontrollieren. Gleich darauf wurde er schnippisch und erklärte, er werde sowieso Süßigkeiten kriegen; tatsächlich hatte ihm der Busfahrer schon Süßigkeiten gegeben. In der nächsten halben Stunde folgten verschiedene ausdrucksstarke Reaktionen, einschließlich Wutausbrüchen, Projektion, Versuchen, Druck auf die Mutter auszuüben und Gegenstände auf den Therapeuten zu werfen. Kenny versuchte, mit der Situation fertigzuwerden, doch seine Strategien – Verleugnung, Regression, omnipotente Kontrolle und Entladung in Handlung – waren unwirksam. Dieser Wechsel in den Verhaltensweisen rührte nicht unbedingt von einer intrinsischen Instabilität seiner Ich-Zustände her, sondern entsprachen einem strukturierten Repertoire von unangepaßten Abwehrmanövern.

Die Frage der Ich-Schwäche. Dieses umfassende Konzept muß in der Behandlung vorrangig betrachtet und in seinen einzelnen Verästelungen geklärt werden. Das Ich ist ein System mit vielen Funktionen, von denen die Objektbeziehung nur eine ist. Daneben kann Ich-Schwäche als Abwehr eingesetzt werden und gibt dadurch der interpretierenden Arbeit mit diesen Patienten besondere Bedeutung. Die Erwartungen des Therapeuten, der statt einer speziellen Form der Abwehr ein irreversibel geschädigtes Ego postuliert, machen möglicherweise die Weigerung des Kindes, sich auf die therapeutischen Interaktionsangebote einzulassen, zu einer sich selbst erfüllenden Prophezeiung.

Vermischen sich Borderline-Störungen mit psychotischen Störungen? Für die Durchführung der Therapie ist das Verständnis dieser Frage von äußerster Wichtigkeit. Freilich haben Borderline-Kinder in Streß-Situationen manchmal kurze psychotische Episoden mit Symptomen von Paranoia, Depersonalisierung, Realitätsverlust, Dissoziation und Selbstmordversuchen. Wir müssen unser Augenmerk auf die unterschiedliche Art der Abwehr und der Ängste des psychotischen Patienten richten, ebenso auf sein Unvermögen, zwischen Selbst und Objekt zu differenzieren.

Zu den typisch psychotischen Abwehrstrategien gehören die unreifsten Formen der Projektion, ebenso auch Fragmentierung und Somatisierung (z. B.

extreme Hypochondrie); unbelebte Objekte werden lebendig, lebendige Objekte leblos gemacht, es werden bizarre Objekte gebildet; daneben finden wir Wahnvorstellungen und Halluzinationen. Die Ängste ziehen weniger die Furcht vor Vernichtung nach sich als vielmehr die Furcht zu fallen, sich aufzulösen oder durch völlige Zersplitterung verlorenzugehen. Auch mit Unterstützung, Klärungshilfe und Konfrontation sind Psychose-Patienten nicht zur Realitätsprüfung imstande; auch darin unterscheiden sie sich von Borderline-Patienten.

Ein weiterer markanter Unterschied liegt in der Art der Regression: Der psychotische Patient regrediert auf einen Zustand der Symbiose, in dem es keine Grenzen zwischen Selbst und Objekt gibt; beim Borderline-Patienten enthalten die Verschmelzungsphantasien bei genauerem Hinsehen die einzelnen strukturellen Implikationen, wie sie in der Beschreibung der Selbsterfahrung umrissen wurden: Hier zeigen sich Fehlentwicklungen beim Trennungs-/Individuationsprozeß, nicht jedoch Regression auf ein undifferenziertes Selbst. Es ist richtig, daß es da vielleicht Zwischenstadien der Regression auf eine pathologische Ebene der Symbiose geben mag, ebenso auch eine Fixierung auf diese Entwicklungsstufe, meist jedoch fällt der Borderline-Patient auf die eine oder andere Konstellation der Differenzierung zwischen sich selbst und den anderen zurück. Die hier formulierten Gedanken haben praktische Implikationen für die spezifisch interpretative Arbeit mit der Übertragung im Hier-und-jetzt, ebenso auch für das Verständnis der Gegenübertragungsreaktionen.

Behandlung mit Psychopharmaka

Wir stimmen mit Petti (1981) darin überein, daß man Psychopharmaka einsetzen sollte, um bestimmte Symptome zu behandeln, die die Anpassung des Kindes erschweren, doch sollte dies immer in Verbindung mit psychosozialen Interventionen geschehen; darunter verstehen wir Psychotherapie in allen möglichen Modalitäten, sei es unterstützende, expressive oder kognitiv-behaviorale Therapie, sei es Familien- oder Gruppentherapie (Petti, 1981).

Probleme bei der Trennung/Individuation

Ein wichtiges Ziel bei der Behandlung von Borderline-Kindern ist die Auflösung unreifer Abwehrmuster. Das geschieht durch den Aufbau einer stabilen und integrierten Selbst- und Fremdrepräsentation; dadurch wird die Trennung (Autonomie) erleichtert und die Individuation (Individualität) gefördert. Wird die Individuation erreicht, dann wird dadurch wiederum das Ich gestärkt. Ebenso wichtig ist es, daß die Realitätsprüfung zuverlässig integriert wird, sublimatorische Kanäle leichter durchlässig sind und die Anpassung an die Außenwelt verbessert wird. Ein weiteres Behandlungsziel ist eine Verbesserung der Toleranz gegenüber Affekten, insbesondere gegenüber Angst und Depression.

Viele Forscher sind der Überzeugung, daß die Borderline-Störung ihren Ursprung in der Trennungs-/Individuationsphase hat, und zwar insbesondere in der Krise der Wiederannäherung. Settlage (1977) unterstreicht die Bedeutung, die diese Phase für die normale Entwicklung hat; seine Beobachtungen implizieren das verständnisvolle Eingehen auf die Neuinszenierung der Triebabkömmlinge, die in der therapeutischen Interaktion zutage tritt. Laut Settlage gehören folgende Punkte zur Spiegelfunktion der Mutter:

- Interesse an den wachsenden Fähigkeiten des Kindes
- Den Handlungen des Kindes ihre Bedeutung zuweisen
- Die Macht teilen
- Die sich erweiternde Selbstwahrnehmung des Kindes und sein Identitätsgefühl bestätigen
- Bestätigen, daß das Kind weiterhin für die Mutter wichtig ist
- Die Bedürfnisse des Kindes akzeptieren und sinnvoll damit umgehen
- Erreichbar sein, wenn sie gebraucht wird, und
- Toleranz ebenso gegenüber regressivem Verhalten wie gegenüber der wachsenden Autonomie des Kindes.

Jede einzelne Komponente dieses Spiegelverhaltens ist ein wichtiger Teil der therapeutischen Funktion, denn durch seine Verbalisierungen gibt der Therapeut dem Patienten die Möglichkeit, frühe Wünsche und Bedürfnisse wahrzunehmen.

Die Technik für die Arbeit mit jungen Kindern am Problem der Trennung von der Mutter ist eine andere als die für die Arbeit mit älteren Kindern oder Jugendlichen. Bei jungen Kindern besteht die Aufgabe darin, durch die Arbeit mit Mutter und Kind das pathologische Anklammern, die ständige Anwesenheit und das blitzschnelle Wegtauchen aufzulösen. Sehr häufig stoßen wir auf die Situation, daß die pathologische Bindung des Kindes an die Mutter das falsche Bild einer asymmetrischen symbiose-ähnlichen Beziehung vermittelt, denn das Kind ist vielleicht viel mehr bereit, die Mutter zu verlassen, als die Mutter bereit ist, das Kind loszulassen. In der Arbeit mit der Mutter-Kind-Dyade exploriert der Therapeut systematisch und fördert die mit der Individuation verbundene Angst zutage – die Furcht, verlassen zu werden, die

Furcht vor dem völligen Verlust oder vor der Auslöschung. Diese Befürchtungen müssen sowohl von der Mutter als auch von dem Kind verbalisiert und vom Therapeuten mit allem Nachdruck bestätigt werden. Auf diese Weise wird der Trennungs-/Individuationsprozeß gestärkt und kann sich in Richtung Selbst- und Objektkonstanz entwickeln.

Ein sechsjähriger Junge litt unter Fahrstuhlphobie und kam nur zögernd ohne die Mutter in die Praxis. Beim ersten Mal zogen Mutter und Kind während des Besuchs beim Therapeuten nicht einmal ihre Mäntel aus. Jedesmal wenn das Kind mit dem Therapeuten zu spielen begann, wandte sich die Mutter ab, gähnte, schlief ein oder drohte damit, den Raum zu verlassen. Häufig kamen beide gar nicht erst zu den Sitzungen. Nachdem die Angst der Mutter gegenüber der wachsenden Selbständigkeit des Kindes einmal klargestellt war, wurde der Therapeut nicht mehr als so bedrohlich empfunden, und die Mutter erklärte sich sogar bereit, sich an den Sitzungen zu beteiligen.

Im Spiel zeichnete der Junge ein genaues Bild von den Schwierigkeiten der Trennung. So ließ er in einer Sitzung beispielsweise den Therapeuten im Korridor stehen, während er und seine Mutter den Raum betraten. Dann erst gestattete er dem Therapeuten, auch hereinzukommen. Als nächstes blieb er selbst draußen vor der Tür, während der Therapeut mit der Mutter ins Zimmer ging. Später stellte er einen Stuhl auf die Türschwelle und bat den Therapeuten, sich dorthin zu setzen. In der folgenden Sitzung ließ er die Mutter allein im Zimmer und schaute von Zeit zu Zeit nach ihr. Dann ging er zum Aufzug, warf ein paar Papierschnipsel hinein und forderte den Therapeuten auf, in den Aufzug hineinzugehen, während er selbst draußen wartete. Später fuhr er mit dem Aufzug hinauf und hinunter, während der Therapeut draußen wartete.

Mutter und Kind bekamen eine zweite Chance, sich langsam und mit Hilfe des Therapeuten durch die schmerzhaften Wechselbäder des Trennungs-/Individuationsprozesses hindurchzuarbeiten.

Komplikationen durch kognitive Beeinträchtigungen

Es kann nicht genug betont werden, wie wichtig es ist, bei der Behandlung von Borderline-Kindern und -Jugendlichen die kognitiven Defizite genau zu identifizieren. Nur wenn die Problembereiche völlig eindeutig sind, kann der Kliniker alle erforderlichen Interventionsmethoden – pharmakologisch, edukativ und psychotherapeutisch – miteinander verbinden und die für die Symptome angemessene Behandlungsmethode in Betracht ziehen. Der Patient muß darüber informiert werden, welche Defizite bei ihm vorliegen, und er muß lernen, damit zu leben. Wer die eigenen Begrenzungen kennt und akzeptiert, wird weniger leicht zum Opfer von Ängsten und Depressionen; das kann dazu führen, daß die Beziehungen zu Gleichaltrigen und Erwachsenen sich verbessern. Werden die Eltern in die Arbeit einbezogen und ihrerseits mit den speziellen Problemen ihres Kindes vertraut gemacht, dann fällt es ihnen leichter, einfühlsam zu reagieren. Dieser Ansatz ist eine gute Ergänzung für den Ansatz, der auf Probleme abzielt, die auf Konflikten basieren, das heißt, mit der Hier-und-jetzt-Situation arbeitet, unreife Abwehrmechanismen und negativen Transfer interpretiert; doch heißt es auch, daß äußere Strukturen geschaffen werden, die ein Ausagieren auffangen können.

Frosch (1971) und Greenson (1954) kamen intuitiv auf den Gedanken, ihre psychotherapeutische Arbeit nicht auf die Konflikte dieser Patienten zu beschränken, sondern auch deren Verständnis ihrer Wahrnehmungen und Einstellungen gegenüber den Interventionen des Therapeuten mit einzubeziehen. Was diese beiden Psychoanalytiker vorschlagen, ist sicher manchmal eine notwendige Intervention, wenn man bedenkt, daß die verzerrte Wahrnehmung, die diese Patienten vom Therapeuten haben, nicht nur auf Widerstand zurückzuführen sein könnte, sondern auch auf Aufmerksamkeits- und Gedächtnisprobleme, ebenso auch auf ihre Art, soziale Interaktionen wahrzunehmen: All das sind Kennzeichen einer komorbiden Aufmerksamkeitsdefizit-/Hyperaktivitätsstörung.

Diskontinuitäten in der Wahrnehmung eines Objekts machen Spaltung möglich. So mag vielleicht ein Objekt realistischerweise als unterschiedlich wahrgenommen werden, wenn es unter verschiedenen Blickwinkeln dargeboten wird; möglicherweise fehlt die Fähigkeit zur Abstraktion der normalen Kennzeichen. In solchen Fällen liegt der Vorteil des psychoanalytisch orientierten Ansatzes darin, daß der Therapeut einerseits beobachtet, andererseits aber die verwirrenden Manifestationen einer organischen Beeinträchtigung und ihres mögliches Einflusses auf die Borderline-Störung einfühlsam erklärt.

Praktische Anregungen zur psychoanalytischen Psychotherapie

Der hier vertretene Behandlungsansatz ist multimodal und richtet sich sowohl auf das Kind als auch auf seine Umgebung. Das bedeutet, daß es vielleicht nötig ist, direkt mit der Familie zu arbeiten, damit das häusliche Leben stabil und vorhersagbar wird; ebenso kann es nötig sein, pathogene interfamiliäre Interaktionen zu korrigieren, durch die die Abwehrstrategien Spaltung, Projektion und Verleugnung gestützt werden.

Reichen diese Vorkehrungen nicht aus, das destruktive Verhalten des Kindes gegenüber sich selbst und anderen aufzufangen, dann sind eine Tagesklinik oder ein stationärer Aufenthalt indiziert, letzteres vor allem bei suizidalem Verhalten, Weglaufen, ständiger Schulverweigerung, begleitet von Regression, Anorexie oder wenn selbst minimale Unterstützung durch die Familie fehlt. Im Rahmen einer strukturierten Umgebung kann dann die individuelle Therapie mit dem Kind durchgeführt werden.

Die psychoanalytisch orientierte Psychotherapie findet zwei- bis dreimal wöchentlich statt und dauert mindestens zwei oder drei Jahre. Die Spielmaterialien sollten einfach und für grobmotorische Aktivitäten (Schaumgummibälle und Bowling-Ausrüstung) sowie für Phantasiespiele (Puppen, Soldaten, Marionetten, Superhelden und Gummimonstertiere aller Art) geeignet sein. Videospiele sind viel weniger brauchbar, denn sie fördern weder die direkte Interaktion mit einem anderen Menschen noch die Bearbeitung unreifer und dissoziierter Phantasien innerhalb des Phantasielebens des kreativen Spiels.

Eine effektive psychoanalytisch orientierte Psychotherapie mit einem Borderline-Kind bedarf einiger spezieller Überlegungen. Neben der Verdeutlichung dessen, was in der Interaktion geschieht, liegt der Akzent vor allem auf dem Hier-und-jetzt.

Es ist wichtig, daß der Patient auf die aktuelle Interaktion mit dem Therapeuten achtet, denn dieser kann die Fähigkeit des Patienten zur Realitätsprüfung fördern und Verzerrungen verringern, ebenso kann er auch die notwendige affektive Überzeugung von der Gültigkeit der Interpretationen verstärken. Insbesondere sollten die Wahrnehmungen des Kindes kontinuierlich an der Realität der Handlungen des Therapeuten und seiner verbalen Interventionen getestet werden; das gilt auch für die Umsetzung dessen, was das Kind wahrgenommen hat. Auch wenn die Tendenz zur Verzerrung der Realität aufgrund der unreifen Abwehrmechanismen unübersehbar ist, darf man doch nicht vergessen, daß der Patient mit Borderline-Persönlichkeitsstörung durchaus über die Fähigkeit zur Realitätsprüfung verfügt. Diesbezüglich übernimmt der Therapeut die Rolle des beobachtenden Ich. Verzerrungen in der Phantasie des Patienten müssen verbalisiert und mitgeteilt werden, damit Sekundärprozeß-Denken stattfinden kann. Durch Identifikation mit dem Therapeuten und seiner Fähigkeit, diese unreifen Phantasien auszuhalten, kommt der Patient an den Punkt, wo er weniger Angst empfindet, und wird gleichzeitig fähig, die Phantasien in Form von Spiel, Träumen oder Tagträumen auszudrücken.

Klärung der Generations- und der sexuellen Grenzen

Ist das Kind in ambulanter Behandlung, dann sind ständiger Kontakt mit den Eltern und/oder gemeinsame Familien-Spielsitzungen indiziert, in deren Verlauf verbale Interaktionen erkannt und modifiziert werden können. Die Arbeit mit der Familie sollte darauf abzielen, die Grenzen zwischen den Generationen und die sexuellen Grenzen deutlich zu machen und zu stützen. Dieser Ansatz gibt dem Elternpaar die Möglichkeit, die Geschwister mit einzubeziehen und gleichzeitig die Paarbindung aufrechtzuerhalten. Uns fiel auf, daß die Eltern von Borderline-Kindern häufiger geradezu geschwisterliche Beziehungen zu ihren Kindern unterhalten, so als wären sie nicht verheiratet: Die Mutter oder der Vater schließen den jeweils anderen Elternteil aus ihrer Beziehung zu dem Kind aus.

Splitting-Strategien neutralisieren

Bei Patienten im stationären Setting arbeitet der Therapeut mit dem interdisziplinären Team zusammen, denn dieses erlebt gleichfalls die Manifestationen der verschiedenen Spaltungsmechanismen. Die Aufgabe des Therapeuten besteht darin, die Informationen des Pflegepersonals betreffend ihrer Wahrnehmung des Patienten zu integrieren und zu synthetisieren; er macht das Team auf die häufig subtilen, sie betreffenden Projektionen aufmerksam und gibt damit den Mitarbeitern die Möglichkeit, mit ihren Gefühlen der Angst und der Hoffnungslosigkeit gegenüber einem abweisenden oder herausfordernden Kind umzugehen. Teamsitzungen in Anwesenheit des Kindes, in denen die alltäglichen Interaktionen diskutiert werden, können sich bei der Arbeit an Spaltungs- und anderen unreifen Abwehrmechanismen als nützlich erweisen.

Man darf bei Borderline-Kindern nicht vergessen, daß die Selbstrepräsentanz noch nicht integriert ist, auch wenn ein Objekt als getrennt erlebt wird. Zu einem siebenjährigen Jungen sagte der Therapeut, daß er montags und mittwochs liebevoll und freundlich sei, sich aber samstags mit seinem Gequengel wie ein Tyrann aufführe (samstags wurde er von seinen Eltern gebracht und nicht, wie an den anderen Tagen, von der Haushälterin). Der Junge grinste und sagte: »Sie wissen ja nicht, wie ich dienstags und donnerstags bin!« In solchen Fällen ist die Arbeit an der Kontinuität und der Integration der Selbstrepräsentation eine ständige Aufgabe, an der im schützenden Setting der Sitzungen gearbeitet wird und die durch die Verbalisierung der widersprüchlichen Selbstbilder allmählich gelöst wird.

Die Arbeit am nicht entwickelten Ich und an der Integration des Über-Ich erfordert ausführliche, ernsthafte Gespräche über unvereinbare Verhaltensweisen, die in der therapeutischen Interaktion auftreten. Wird eine Spaltungsstrategie in der Sitzung deutlich, dann sollte man darauf sofort eingehen; ebenso sollten Informationen von außerhalb der Sitzungen dem gegenübergestellt werden, was in der Sitzung selbst beobachtet wird.

Unterstützung der Integration des Über-Ich (Gewissen)

Ein weiterer Fokus betrifft die direkte Arbeit am Über-Ich. Ein Junge mit Über-Ich-Schwächen spielte Mikado, und die Therapeutin forderte ihn auf, darauf zu achten, ob er die Stäbe zum Wackeln brächte. Sie wollte wissen, ob er ihr mitteilen würde, daß die Stäbe gewackelt hatten, ehe sie es selbst aussprach. Aus der Art seines Umgangs mit dieser Anforderung – ob er prompt darauf reagieren würde oder nicht – konnte die Therapeutin Schlußfolgerungen über die Funktionsfähigkeit seines Gewissens ziehen. Sie forderte ihn auch auf herauszufinden, ob ihr Gewissen besser funktionierte als seins. Dieses Spiel bot eine sehr konkrete Möglichkeit, Über-Ich-Funktionen in die Praxis umzusetzen.

Unterstützung der Beziehungen zu Gleichaltrigen

In den schlechten Beziehungen zu Gleichaltrigen spiegelt sich die mangelnde Empathie des Borderline-Kindes. Im therapeutischen Kontext muß ausgesprochen werden, was gerade in der Beziehung zum Therapeuten mit ihren verschiedenen Aspekten geschieht, so als wäre der Therapeut ein Spielkamerad. Dieser Ansatz ist zwar nicht ohne Risiken für die Gegenübertragung, doch ist er außerordentlich hilfreich, wenn es darum geht, dem Kind zu helfen, sich an die Arbeit an seinen sozialen Fähigkeiten zu machen. Um das zu erreichen, sollte man auch Gruppenaktivitäten in die Arbeit einbeziehen.

Objektive Wahrnehmung der Eltern und Förderung der Fähigkeit zur Selbstreflexion

Wenn der Therapeut es unternimmt, Wirklichkeit und Phantasie sowie die Implikationen einer realistischen Wahrnehmung der eigenen Person und der Gestalt der Mutter richtig einzuordnen, muß auch die gar nicht so selten vorkommende ablehnende Haltung der Mutter klargestellt werden. Diese Intervention und ihre Akzeptanz verlangen vom Therapeuten sehr viel Einfühlungsvermögen. Der Therapeut muß dem Kind dessen Wahrnehmung der verschiedenen Aspekte der Beziehung zwischen seiner Mutter und ihm erklären, so zum Beispiel, daß das Kind damit rechnet, von der Mutter abgelehnt zu werden, und daß das Verhalten der Mutter unberechenbar ist. Häufig müssen diese Patienten die Realität ihrer Eltern und deren Begrenzungen wahrnehmen und sie als von ihrer eigenen Person unabhängig begreifen lernen.

Auf diese Weise können sie sich mit den Eltern und deren Umwelt auseinandersetzen, ohne sich als Opfer oder Verursacher fühlen zu müssen. Anders gesagt, sie müssen ihre Fähigkeit verbessern, über ihre eigenen Lebensbedingungen nachzudenken. In der Arbeit mit Kindern, die aus einem chaotischen Elternhaus kommen, ist dieser Ansatz von entscheidender Bedeutung. Auch die Trauer über die unzulängliche Familie sollte in der Therapie bearbeitet werden.

Auflösung der prä-ödipalen Konflikte

Die verschiedenen Manifestationen einer pathologischen Symbiose und die Konflikte, die mit der Differenzierung, der Übungs- und Wiederannäherungsphase einhergehen, müssen in dem Maße bearbeitet werden, wie sie in der Übertragung auftreten. Diese Probleme entsprechen den sogenannten prä-ödipalen Konflikten und betreffen Themen wie Vertrauen und Mißtrauen, immer derselbe bleiben oder sich ändern, getreulich folgen wie ein Schatten oder blitzschnell abtauchen, Druck ausüben oder Druck ertragen, Autonomie oder Abhängigkeit sowie ein Junge, ein Mädchen oder ein undifferenziertes Neutrum sein. Diese Probleme, die damit verbundenen Ängste (z. B. die Furcht, vernichtet zu werden) und die unreifen Abwehrmechanismen (z. B. Projektion, Verleugnung und Spaltung) sollten in der Behandlung genauso ausgesprochen werden wie bei der Arbeit mit neurotischen Konflikten in Verbindung mit neurotischen Abwehrstrategien, die eine weniger gravierende Psychopathologie darstellen.

Milderung der Angst vor Katastrophen

Potentiell spaltende Erfahrungen sollten antizipiert und verbalisiert werden, denn den Borderline-Kindern fehlt die Signal-Angst, und sie werden deshalb leicht von verschiedenen Ängsten überwältigt, z. B. von der Angst, verlassen oder vernichtet zu werden. Bei diesen Kindern muß die Angst in Begriffe gefaßt werden, die ihrem omnipotenten und magischen Phantasiedenken entsprechen. Ein Umzug, ein Krankenhausaufenthalt oder die bevorstehende Scheidung der Eltern sollten so früh wie möglich angesprochen werden.

Borderline-Kinder brauchen Hilfe, wenn sie ihre Defizite verstehen sollen. Kinder mit entwicklungsspezifischen Defiziten wie beispielsweise der Aufmerksamkeitsdefizit-/Hyperaktivitätsstörung müssen erkennen, welcher Art ihre Behinderung ist und wie sie selbst diese Behinderung erleben; ebenso müssen sie die Implikationen für ihre Funktionsfähigkeit und die Auswirkungen auf ihr Selbstwertgefühl einschätzen lernen. Wenn der Therapeut ganz realistisch über das Defizit des Kindes spricht, gibt er ihm die Möglichkeit, dieses Defizit zu akzeptieren, dieses Wissen mit einer Person seines Vertrauens zu teilen und darüber zu trauern. Dann kann sich das Kind den mit seinem Defizit verbundenen Phantasiesystemen zuwenden und sie auflösen. Diese Phantasien kreisen im allgemeinen darum, daß das Kind sich schuldig oder unzulänglich fühlt, und tragen zu dem geringen Selbstwertgefühl des Kindes bei. Ein solches Kind braucht Hilfestellung, um zu lernen, sein Defizit mit Hilfe seiner intakten Fähigkeiten zu kompensieren.

Somatisieren
Da Borderline-Kinder aufgrund ihrer Dissoziations- und Spaltungstendenzen dazu neigen zu somatisieren, muß man ihnen den Gebrauch ihrer Körpersprache deuten.

Impulsivität
Fehlende Impulskontrolle scheint so etwas wie das Kennzeichen der Borderline-Organisation zu sein, ebenso auch die Instabilität der Niveaus der Ich-Organisation. Man muß jedoch berücksichtigen, daß es sich – bei Kindern wie auch bei Erwachsenen (O. Kernberg, 1975) – dabei nicht unbedingt um eine Ich-Schwäche im Sinn einer Unfähigkeit zur Impulskontrolle handelt, sondern daß die unkontrollierte Impulsivität vermutlich eingesetzt wird, um mit Angst umzugehen. Deutung und Interpretation des Sinns einer schwachen Impulskontrolle können vielleicht etwas auflösen, was nur scheinbar Ich-Schwächen sind.

Klinisches Fallbeispiel

Norman war der ältere von zwei Geschwistern. Nach einem Jahr Behandlung bei einem Psychiater, zu dem er in zweiwöchentlichem Rhythmus ging und der zusätzlich einmal wöchentlich die Mutter behandelte, kam er im Alter von 7 Jahren zur Beratung zu uns. In seiner bisherigen Psychotherapie war so viel Wert auf Verbalisierung gelegt worden, daß es dem Jungen nicht gestattet war, im Behandlungssetting zu spielen. Sein Zustand verschlechterte sich, und als er zur Beratung kam, litt er unter schwerer Trennungsangst, die sich darin ausdrückte, daß er unfähig war, in seinem Zimmer zu schlafen, und es weder bei Tag noch bei Nacht ertragen konnte, alleingelassen zu werden. Dazu kam, daß Norman keine Freunde hatte. Seine Interaktion mit Gleichaltrigen war so schlecht, daß ihm die Kinder in seiner Grundschulklasse aus dem Weg gingen. Er mußte die Schule wechseln, weil er ständig zum Sündenbock gemacht und mit Schimpfwörtern bedacht wurde. Norman weigerte sich zu baden, zog seine Kleidung falsch herum an und kaute auf seinem Hemd herum. Er beschmutzte sich und hatte die Angewohnheit, seinen Nasenschleim hochzuziehen. Er war depressiv und launisch. Obgleich er in seiner neuen Schule gute Leistungen zeigte, sprach er oft über Selbstmord – sich von einem Auto überfahren lassen, sich ersticken, Pillen schlucken oder von einem Gebäude herunterfallen –, all das zum großen Kummer seiner Eltern.

In der Ehe der Eltern, die beide Akademiker waren, herrschten schwere Spannungen. Zum Zeitpunkt der Beratung sprachen sie über Scheidung, doch verschwiegen sie dem Kind diese Information.

Norman war ein geplantes Kind und ein ungewöhnlich »hübsches Baby« gewesen. Im Alter von 26 Monaten hatten die Eltern jedoch einen Spezialisten für Entwicklungsprobleme aufgesucht, weil seine Entwicklung in manchen Bereichen beschleunigt verlief, während er in anderen Bereichen einen Entwicklungsrückstand zeigte. In seiner Sprachfunktion, einschließlich Wortschatz, Verständnis und Komplexität der Sprache, war er seiner Altersstufe voraus (erhoben mit der Bailey Scale und dem Stanford Binet-Test). In manchen Tests erreichte er Werte wie ein Dreijähriger. Ebenso weit entwickelt waren seine Wahrnehmung und seine visuell-motorische Koordination. Mehr auf normalem Niveau waren seine Leistungen bei Aufgaben im Bereich feinmotorische Koordination, bei Items, die eine längere Aufmerksamkeitsspanne und Geduld erfordern, sowie die Bereitschaft, sich auf eine Aktivität einzulassen, die er sich nicht selbst ausgesucht hatte. Im Gegensatz dazu war seine grobmotorische Koordination nicht gut entwickelt. Er hatte Schwierigkeiten, seine Bewegungen verschiedenen räumlichen Konfigurationen anzupassen. Als beispielsweise sein Fuß unter einem Stuhl eingequetscht war, wußte er trotz ernsthafter Bemühungen nicht, wie er ihn wieder befreien könnte. Auch seine Arme konnte er nicht in die richtigen Ärmel seines Mantels bringen.

Obgleich seine intellektuellen Fähigkeiten im oberen Bereich lagen, unterschied er sich von der Mehrzahl der Zweijährigen in der Art und Weise, wie er sie einsetzte. Ungewöhnlich war sein besonderes Interesse an Buchstaben, Formen, Schreiben und Lesen, doch entwicklungsspezifisch gesehen war dies eher eine Belastung als ein Pluspunkt. Zum einen war sein zentrales Nervensystem noch nicht so weit ausgereift, daß integriertes und adaptives Lesen, Schreiben, auch nach Gehör, schon möglich gewesen wäre. Er schrieb mit der linken Hand, vertauschte Buchstaben, schrieb von rechts nach links oder auch senkrecht oder planlos auf sein Blatt. Es gab keine eindeutige Hemisphärendominanz der Füße oder der Augen. Außerdem zeigte er gewisse Verhaltenszüge, die Spannung und Druck ausdrückten. In dem Maß, wie seine Erregung stieg, wurden seine Schrift und das Aufsagen von Buchstaben immer drängender und verworrener; schon allein die Tatsache, daß er sich diesen Aktivitäten zuwandte, wenn ihm etwas nicht paßte, oder wenn er leicht frustriert war, ließ auf eine mehr als optimale Spannung schließen.

Es wäre noch viel über Normans unverhältnismäßiges Interesse an Formen sagen. Es schien, als erfasse er selektiv die Form des Wortes auf Kosten der Bedeutung. Anders gesagt, er abstrahierte und konzeptionalisierte seine Umgebung in einem solchen Ausmaß, daß seine Reaktionen auf viele Dinge nicht zu den Wahrnehmungen und Interessen anderer Kinder paßten. Klötze waren für ihn in erster Linie Spalten, Dreiecke oder ähnliches, manchmal auch ein Mittel, um Buchstaben zusammenzusetzen. Für andere Kinder haben Klötze jedoch andere Eigenschaften, sie sind vorrangig potentielle Häuser oder Tunnel oder ähnliches. Norman war auch nicht fähig, Brettspiele zu spielen oder in einem Phantasiespiel rhythmische Bewegungen zu machen, doch mit Unterstützung eines Erwachsenen gelang es ihm.

Zusammenfassend kann man sagen, daß Norman in manchen Bereichen frühreif war, in anderen jedoch eine altersentsprechende Entwicklung zeigte. Der Rückstand in seiner physischen, sozialen und emotionalen Entwicklung schuf allerdings ein Ungleichgewicht und erschwerte die Anpassung des Ich. Auf bestimmte sensorische und kognitive Reize reagierte er stark, doch konnte zum damaligen Zeitpunkt das Ausmaß an Vulnerabilität, die darin zum Ausdruck kam, nicht erfaßt werden. Bereits im Alter von 26 Monaten wurde er als gefährdet betrachtet.

Da Norman auf frühere Behandlungen nicht angesprochen hatte, begannen wir eine Therapie auf der Basis einer psychoanalytischen Psychotherapie mit drei Sitzungen pro Woche. Da wir es hier mit einem typischen Fall von elterlichem Wechselbad zwischen Vernachlässigung und Verwöhnung zu tun hatten, kamen die Eltern alle zwei bis drei Wochen zur Beratung. Dabei kam auch zur Sprache, daß die Eltern glaubten, mit ihrer Geheimniskrämerei die Kinder vor den Spannungen in der Ehe schützen zu können. (Normans Schlaflosigkeit rührte teilweise von seiner übergroßen Besorgnis und den Konflikten her, die er erlebte, wenn er versuchte, seine Eltern zusammenzuhalten. Sein Vater saß an seinem Bett, bis er einschlief.)

Norman begann seine Therapie in recht gedämpfter Stimmung. In der ersten Sitzung erwartete er, den gleichen Regeln unterworfen zu sein wie in der vorhergehenden Therapie, und drückte sein Bedauern darüber aus, daß er während der Sitzungen nicht spielen dürfe. Seine neue Therapeutin erklärte ihm, es sei gleich, ob sie miteinander spielten oder redeten, sie wolle ihn einfach kennenlernen, damit sie ihm dabei helfen könne, seine Kümmernisse zu verstehen. In dieser ersten Sitzung begann er dann, eine Stadt aus Holzklötzen zu bauen. Die erste Version bestand aus einem sehr schmalen Haus, in das man kaum hineingehen konnte; daneben befand sich eine Kneipe, darin stand ein Polizeiauto, und ein Mann stand am Fenster und schaute hinaus. Die zweite Version bestand aus einem breiteren und bequemeren Haus, in dem zwei Menschen wohnen konnten, und einem Hubschrauber vor einer Garage. Der Mann in der Kneipe schaute weiterhin durch das Fenster, doch manchmal kam er zum Haus, um »sich zu entspannen«. Das waren die ersten Anzeichen eines therapeutischen Bündnisses mit der Therapeutin.

Eine Sitzung war besonders interessant: Norman und die Therapeutin hatten schon mehrmals Monopoly miteinander gespielt, was diese als seine spezielle Methode interpretierte, die Anzahl von Dingen zu kontrollieren, die beide sagen oder tun konnten. Während er die Karten und die Spielsteine verteilte, berichtete er unaufgefordert, er habe am Abend zuvor versucht, zwischen halb neun und halb zehn schlafen zu gehen, doch habe er drei Stunden warten müssen, daß sein Vater käme, um ihn ins Bett zu bringen. (Daß er in seinem eigenen Schlafzimmer schlief, war eine neue Entwicklung, die auf die Initiative der Therapeutin zustande gekommen war.) Die Therapeutin sagte zu Norman, sie habe das Gefühl, er müsse darauf achten einzuschlafen. Er brauche doch seinen Vater nicht die ganze Nacht, der Vater könne doch weggehen, sobald er eingeschlafen sei. »Was passiert, wenn er nicht kommt?«, fragte sie. Norman antwortete, dann sähe er Gespenster im Zimmer. Die Therapeutin wollte wissen, wie die Gespenster aussähen. Norman sagte, sie hätten Mäuler wie Schaukeln und dunkle Augen, seien ganz und gar schwarz und könnten sich dehnen wie Kaugummi. Auf die Frage, ob die Gespenster Männer oder Frauen seien, meinte er, es seien Frauengespenster. Nach dieser Antwort fragte die Therapeutin, wo denn eigentlich die Mutter in der ganzen Angelegenheit sei. Norman sagte, die Mutter säße mit der Haushälterin zusammen, sie lösten gemeinsam Kreuzworträtsel. Norman war einen Moment still und sagte dann: »Es macht mich traurig, daß sie die Kreuzworträtsel lieber mag als mich.« Die Therapeutin bot als Interpretation, daß er vielleicht Angst davor hätte, auf seine Mutter wütend zu sein, weil sie dann vielleicht wirklich weggehen würde, und daß er sich deshalb diese Gespenster ausgedacht hätte, damit diese die Wut abbekommen, doch habe er vergessen, daß die Gespenster ja nur ausgedacht waren, und nun beginne er, darüber nachzudenken, ob die Gespenster vielleicht wütend auf ihn wären, und das mache ihm natürlich Angst. Die Therapeutin meinte dann, er hoffe wohl, die Mutter würde kommen, und er würde an diesem Wunsch Jahr für Jahr festhalten und ihn nicht aufgeben. Er wolle einfach, daß seine Mutter für ihn dasei, wenn er sie brauchte, und es sei schwer und schmerzlich zu erleben, wenn sie das nicht tat; und besonders schwer zu akzeptieren sei die Tatsache, daß sie nicht selbst den Wunsch hatte, zu ihm zu kommen. Darauf sagte er, jetzt sei die Sache mit seiner Mutter fertig, und er wolle Monopoly spielen.

Am Ende der Sitzung ging Norman zur Hintertür hinaus und bat die Therapeutin zum ersten Mal, sie solle zählen, bis er pfiff, was ein Zeichen dafür sein sollte, daß die Haushälterin gekommen sei, um ihn nach Hause zu begleiten. Die Therapeutin erklärte sich dazu bereit und fügte hinzu, er könne ja zurückkommen, wenn er die Haushälterin nicht fände. Norman wagte sich in den relativ dunklen Teil des Innenhofes, hüpfte ohne Angst davon und kam nicht zurück.

Im Verlauf der Sitzung sorgte die Therapeutin durch das Monopoly-Spiel für Kontinuität. Norman hatte seinen Wunsch, es möge ihn jemand ins Bett bringen, von der Mutter auf den Vater verlagert anstatt auf die Mutter. (Er hatte auch geäußert, daß er im Fall einer Scheidung seiner Eltern lieber zu seinem Vater ginge.) Die Therapeutin beobachtete, daß er in der Geschichte mit seinen Gespenstern halluzinierte. Da sie wußte, daß er zur Realitätsprüfung fähig war, hatte sie darauf bestanden, daß er diese Erfahrung genau beschrieb. Als sie auf seine Phantasie mit Interesse, aber ohne Angst reagierte, konnte er sein primärprozeßhaftes Denken durch sekundärprozeßhaftes Denken ersetzen. Insbesondere zeigte er, was er gerade abwehrte, als sie ihn fragte, wo denn seine Mutter in der ganzen Angelegenheit sei, vor allem sein Gefühl von Niedergeschlagenheit angesichts der Tatsache, daß er für seine Mutter weniger wichtig war als die Kreuzworträtsel. Als die Therapeutin interpretierte, was er da mit seinen Gespenstern mache, wurde sie zum Ziel der Übertragung, zur Mutter in der Krise der Wiederannäherung. Danach war er fähig, die Therapeutin – weder seinen Vater noch sonst jemanden – zu bitten, ihn symbolisch zu begleiten und ihm den Wunsch zu erfüllen, sie möge für ihn verfügbar sein, ohne daß er Zwang und Druck ausüben mußte. Auf seinem Heimweg schaute er noch einmal kurz zurück, um sich Kraft zu holen, doch er konnte ohne ihre Hilfe durch den dunklen Innenhof gehen und hüpfte davon mit einem stärkeren Gefühl von Autonomie und mit weniger Angst.

Die Mutter gab zu, daß sie seit der Geburt des zweiten Kindes, als Norman zwei Jahre alt war, keinen Augenblick mehr in Frieden mit Norman gelebt habe. Er sei so kontrollierend, fordernd, klammernd und negativistisch geworden, daß sie ihm bei vielen Gelegenheiten drohte, sie werde ihn wegschicken oder selbst weggehen, wie sie es tatsächlich hin und wieder tat.

Später kamen Norman und seine Mutter zu gemeinsamen Sitzungen und versuchten, aus der Sackgasse herauszufinden, in die ihre Beziehung geraten war, und mit seiner Trauer darüber. Ein Jahr später schloß er die Behandlung ab. Es ging ihm signifikant besser, und er war imstande, diese Entwicklung weiterzuführen, wie sich in einer Folgeuntersuchung drei Jahre später zeigte.

Zusammenfassung

Die therapeutische Intervention setzt eine sorgfältige Erhebung organischer und psychischer Determinanten voraus, damit ein geeigneter Behandlungsplan erstellt werden kann. Wegen der häufigen Inzidenz einer Komorbidität mit ADHD (Aufmerksamkeitsdefizit-/Hyperaktivitätsstörung) und Depression ist diese Erhebung bei Kindern mit Borderline-Persönlichkeitsorganisation ganz besonders wichtig,

Die psychoanalytische Psychotherapie, die für die Behandlung einer Borderline-Persönlichkeitsstörung empfohlen wird, konzentriert sich auf die Deutung, Konfrontation und Interpretation des Hier-und-jetzt, vor allem in den Bereichen der Übertragung, der äußeren Realität und des kommunikativen Prozesses zwischen Therapeut und Patient. Teil des Prozesses muß es sein, das Kind mit seinen organischen Defiziten – falls diese vorliegen – vertraut zu machen und die Selbstreflexion zu fördern.

Zur Interpretation der unreifen Abwehrmechanismen gehört, daß ihre Funktion sowie der Zweck ihres Einsatzes angesprochen werden. Der Dreh- und Angelpunkt dieses therapeutischen Ansatzes ist die besondere Rolle des Therapeuten, der dabei behilflich ist, die aus der Trennungs-/Individuationsphase rührenden Konflikte aufzulösen.

Schlußfolgerung

Nach Ansicht der meisten Forscher setzt sich die Borderline-Störung von der Kindheit ins Erwachsenenalter hinein fort (Weil, 1953). Pine (1974) beschreibt das chronische Versagen bei der Realitätsprüfung sowie bei den Objektbeziehungen, die unmerklich zu jedem Zeitpunkt in diesen Kindern vorherrschen und später aus dem Kind den »merkwürdigen Erwachsenen« werden lassen. Weil (1953) beschreibt denselben Verlauf. In seinem Artikel »Die Borderline-Kindheit des Wolfsmanns« beschrieb Blum (1974) diese Kontinuität sehr überzeugend. Mahler (1971), O. Kernberg (1975) und Kestenbaum (1983) unterstützen ebenfalls diese These. Das ist auch völlig richtig, wenn wir davon ausgehen, daß die Borderline-Persönlichkeitsorganisation bestehen bleibt, wenn es nicht zu einer intensiven therapeutischen Intervention kommt, die lange genug dauert, daß die innere Welt des Patienten sich verändert und es ihm möglich wird, seine inneren Objekte in Übereinstimmung mit der äußeren Realität zu modifizieren.

Wahrscheinlich hat die Borderline-Persönlichkeitsstörung bei Kindern und bei Erwachsenen die gleiche Ätiologie. Das unterschiedliche Erscheinungsbild der Störung rührt eher von den Unterschieden in den Entwicklungsstadien als von Unterschieden in der intrinsischen Psychopathologie der Borderline-Organisation her.

Die narzißtische Persönlichkeitsstörung

Definition

Das *DSM-IV* definiert die narzißtische Persönlichkeitsstörung als »ein tiefgreifendes Muster von Großartigkeit (in Phantasie oder Verhalten), Bedürfnis nach Bewunderung und Mangel an Empathie. Der Beginn liegt im frühen Erwachsenenalter und zeigt sich in verschiedenen Situationen« (dt. S. 747). Die Diagnose des erwachsenen Patienten muß mindestens fünf der folgenden Kriterien erfüllen:

- ☐ Hat ein grandioses Gefühl der eigenen Wichtigkeit (übertreibt z. B. die eigenen Leistungen und Talente; erwartet, ohne entsprechende Leistungen als überlegen anerkannt zu werden);
- ☐ Ist stark eingenommen von Phantasien grenzenlosen Erfolgs, Macht, Glanz, Schönheit oder idealer Liebe;
- ☐ Glaubt von sich, »besonders« oder einzigartig zu sein und nur von anderen besonderen oder angesehenen Personen (oder Institutionen) verstanden zu werden oder nur mit diesen verkehren zu können;
- ☐ Verlangt nach übermäßiger Bewunderung;
- ☐ Legt ein Anspruchsdenken an den Tag, d. h. übertriebene Erwartungen an eine besonders bevorzugte Behandlung oder automatisches Eingehen auf die eigenen Erwartungen;
- ☐ Ist in zwischenmenschlichen Beziehungen ausbeuterisch, d. h., zieht Nutzen aus anderen, um die eigenen Ziele zu erreichen;
- ☐ Zeigt einen Mangel an Empathie; ist nicht willens, die Gefühle und Bedürfnisse anderer zu erkennen oder sich mit ihnen zu identifizieren;
- ☐ Ist häufig neidisch auf andere oder glaubt, andere seien neidisch auf sie/ihn;

□ Zeigt arrogante, überhebliche Verhaltensweisen oder Haltungen.

(aus *DSM-IV*, S. 747)

Beschreibung

Obgleich das grandiose Gefühl der eigenen Wichtigkeit ein zentrales Moment der narzißtischen Persönlichkeitsstörung ist, gehört die Verletzlichkeit des Selbstwertgefühls als auffälliges Merkmal regelmäßig dazu. Diese übermäßige Empfindlichkeit macht Patienten mit einer narzißtischen Persönlichkeitsstörung sehr sensibel gegenüber Kritik oder Niederlagen, auf die sie mit Verachtung, Wut oder trotziger Opposition reagieren. Ihr vorherrschendes Anspruchsdenken spiegelt sich oft in einer Beeinträchtigung der Über-ich-Funktionen, die als mangelnde Betroffenheit, fehlendes Schuldgefühl oder Bedauern darüber, andere schlecht behandelt zu haben, zum Ausdruck kommt. Die sich daraus ergebende mangelhafte Selbstkontrolle erinnert an antisoziale Charakterzüge; persönliches Versagen, Niederlagen oder verantwortungsloses Verhalten werden möglicherweise durch Rationalisierung, durch Verdrehung von Tatsachen oder durch direkte Lügen zurechtgerückt. Die unreifen, verfolgenden und destruktiven Introjekte, die zur Ausbildung des Gewissens gehören, jedoch in das Über-Ich eines Menschen mit narzißtischer Persönlichkeitsstörung nicht richtig integriert sind, treten als paranoide Ängste zutage, die nach außen auf andere Menschen projiziert werden, oder drücken sich innerpsychisch in Form von somatischen und hypochondrischen Symptomen aus. Abschließend sei noch darauf hingewiesen, daß der ständige Neid des Patienten mit narzißtischer Persönlichkeitsstörung dazu führt, daß der Patient nicht fähig ist, sich auf andere zu verlassen; ebensowenig ist er imstande, die erfüllende Befriedigung zu empfinden, die aus der eigenen Leistung oder aus der Dankbarkeit für das, was andere getan haben, erwächst.

Der chronische heftige Neid, die Abwertung, die unreife Idealisierung der eigenen Person sowie anderer Menschen, der Drang nach omnipotenter Kontrolle sowie die narzißtischen Rückzugstendenzen und das reservierte Verhalten – all das sind Abwehrstrategien, die zum Schutz des grandiosen Selbst eingesetzt werden. Volkan (1979) beschreibt detailliert einige der Abwehrmanöver, die das grandiose Selbst vor dem Angriff der Realität schützen sollen; typisch dafür sind die Externalisierung des Konflikts und die Umstrukturierung der Realität (d. h., die Verantwortung auf andere schieben), Phantasien darüber, in einer Glaskugel zu leben (d. h., sich selbst hinter einer Wand von Zurückhaltung verbergen), sowie Phantasien aus dem Bereich zwischen Wunsch und Realität (z. B. Tagträume über die Erhöhung des eigenen Selbst).

Vergleichende Perspektiven

Normaler Narzißmus und narzißtische Persönlichkeitsstörung

Das pathologisch egozentrische Verhalten von Kindern mit narzißtischer Persönlichkeitsstörung steht im Gegensatz zu dem, was als normaler kindlicher Narzißmus betrachtet werden kann; es ist unabdingbar, sich diesen Gegensatz bewußt zu machen. Bei einem Kind mit normalem Narzißmus wird das Bedürfnis, sich abhängig zu fühlen und bewundert zu werden, erfüllt durch die altersgemäße Aufmerksamkeit, die ihm zuteil wird; das Kind ist fähig, auf Fürsorge mit Dankbarkeit zu reagieren und die fürsorgliche Haltung zu erwidern. Ein Kind mit pathologischem Narzißmus leugnet die Abhängigkeit, nimmt die Fürsorge in Anspruch mit dem Gefühl, darauf ein Recht zu haben, und bringt weder Dankbarkeit zum Ausdruck, noch erwidert es die empfangene Fürsorge.

Zum normalen Narzißmus des Kindes gehört die Neigung, großartige Leistungen oder Begabungen für sich zu reklamieren; das Kind entwickelt spielerische Phantasien darüber, alles hervorragend zu können oder außergewöhnliche Macht zu besitzen: Das Kind spielt Superman. Bei der pathologischen Form der narzißtischen Persönlichkeitsstörung glaubt das Kind unerschütterlich daran, daß es bereits alles erreicht hat, was es zu sein wünschte, und diese Erfahrung hat nichts mit Spiel zu tun (so nannte sich ein Kind namens Matt immer »Super-Matt«; Egan und Kernberg, 1984).

In dem grandiosen Selbst des Kindes verschmelzen die positiven Aspekte des tatsächlichen Selbst, das Ideal-Selbst und die idealen Rollen-Vorbilder; alles, was nicht in dieses Bild paßt, wird eliminiert (Abb. 4f); das Ergebnis ist ein stark überzogenes Selbstbild, neben dem kein Raum ist für einen weiteren außergewöhnlichen Menschen. Im Gegenteil: Alle anderen Menschen müssen weniger wert sein. Das Kind muß seine eigene Leistung kontrollieren oder zerstören (wie beispielsweise der Junge, der seine Preisurkunde zerriß, als er erfuhr, daß sein Schulkamerad auch einen Preis erhalten hatte). Im Gegensatz zu dem normalen Konkurrenzdenken des Kindes, das zu verlieren lernt, um nicht die Beziehung zu den Eltern oder dem Freund zu gefährden, will das Kind mit narzißtischer Persönlichkeitsstörung beim Wettstreit oder Spiel den Rivalen ausschalten.

Die Abhängigkeit und die Bedürfnisse des normalen Kindes entsprechen realistischen Erwartungen und können erfüllt werden. Die Bedürfnisse des Kindes mit narzißtischer Persönlichkeitsstörung übersteigen das Maß und müssen erzwungen werden; da jegliches Gefühl von Dankbarkeit oder Anerkennung von vornherein ausgeschlossen ist, bewirkt dieses Verhalten Wut bei der Pflegeperson, die sich gezwungen sieht, den Bedürfnissen des Kindes nachzukommen. Doch das Gebotene reicht niemals aus, die Bedürfnisse des grandiosen Selbst zu befriedigen. Das Kind fühlt sich ungeliebt, ganz gleich, wieviel Liebe und Fürsorge es bekommt. Dazu kommt noch der Neid, den das Kind empfindet, weil es nicht das alleinige Zentrum alles Guten ist; es gibt auch die anderen, die Dinge besitzen, die es selbst haben möchte. Dieser Neid macht das Kind unfähig, Fürsorge anzunehmen und Zufriedenheit ohne Groll zu empfinden.

Ein normales Kind hat eine echte Bindung gegenüber anderen und ist an ihnen interessiert; es vertraut den Menschen, die in seinem Leben eine wichtige Rolle spielen, und kann seine Abhängigkeit von ihnen akzeptieren. Das Kind mit pathologischem Narzißmus kann hingegen über die unmittelbare Situation von Bedürfnisbefriedigung hinaus weder Vertrauen empfinden noch Abhängigkeit akzeptieren. Ein normales Kind kann bereits im Alter von zwei Jahren in kurzen Trennungsmomenten eine positive Besetzung der Mutter aufrechterhalten; das Kind mit narzißtischer Persönlichkeitsstörung entwickelt nur instabile Bindungen, die bei der geringsten Frustrationserfahrung ins Gegenteil umschlagen.

Aufgrund ihres Bedürfnisses, immer die Besten und Größten zu sein, sind narzißtische Persönlichkeiten besonders verletzlich gegenüber Frustration oder Kritik. Mehr noch: Die Belastung, die es bedeutet, die eigene Sonderstellung ständig aufrechtzuerhalten, macht sie anfällig für besonders viele Konfrontationen mit den Frustrationen des täglichen Lebens. Um sich gut fühlen zu können, benötigen sie ständige und exzessive Bewunderung, denn sie leiden unter einer pathologischen Form der Regulierung des Selbstwerts; normaler Narzißmus mit einer normalen Selbstwertregulierung führt dagegen zu realistischer Akzeptanz des eigenen Selbst (so werden beispielsweise negative Eigenschaften ebenso akzeptiert wie positive).

Ein normaler Mensch zieht Befriedigung aus der Erfüllung von Aufgaben, auch aus den Anstrengungen, die er zur Erreichung seines Zieles unternimmt. Die gesunde Spannung, die zwischen dem tatsächlichen Selbst, dem Idealselbst und dem idealen Rollenvorbild herrscht, bewirkt, daß das Gewissen des Menschen sich durch Leistung belohnt fühlt. Selbstverständlich kann dieser Mensch die Leistungen anderer Menschen gleichfalls anerkennen. Der Patient mit narzißtischer Persönlichkeitsstörung hingegen, der bereits sein eigenes Ideal darstellt, macht völlig andersgeartete Erfahrungen. Er muß alles von sich weisen, das nicht zu seinem grandiosen Selbstgefühl paßt, und das bedeutet, daß er andere nur verzerrt wahrnimmt. Aufgrund des durch Spaltung (Abb. 4f) verursachten Mangels an Integration des Selbst werden andere Menschen gefürchtet und abgewertet.

Verbindung mit anderen im DSM-IV aufgeführten Störungen (Achse I- und Achse II-Störungen)

Bei Erwachsenen tritt Komorbidität mit Depression, Dysthymie, Substanzmißbrauch und bipolarer Störung auf (Ronningstam, 1998). Bei Kindern und Jugendlichen ist das klinische Bild der narzißtischen Persönlichkeitsstörung begleitet von depressiven Störungen, Angststörungen (insbesondere Trennungsangst), Störung mit oppositionellem Trotzverhalten und Phobien. (Bei Jugendlichen im stationären Setting, die die schwersten Formen des pathologischen Narzißmus zeigen, treten besonders häufig Anorexia nervosa und disruptive Störungen auf.)

Nach einer Studie (Morey, 1988) gibt es 50 Prozent Überschneidung zwischen der narzißtischen Persönlichkeitsstörung und der Borderline-Persönlichkeitsstörung; Erwachsene mit einer narzißtischen Persönlichkeitsstörung haben eine fünfmal höhere Wahrscheinlichkeit, gleichzeitig eine antisoziale Persönlichkeitsstörung zu haben. In den Fällen von Überschneidungen mit antisozialem Verhalten ist die Prognose deutlich schlechter. In bezug auf Kinder gibt es klinische Berichte von Überschneidungen mit Borderline- und antisozialer Persönlichkeitsstörung.

Entwicklung der Psychopathologie

Die im *DSM-IV* aufgeführten Kriterien für eine narzißtische Persönlichkeitsstörung bei Erwachsenen haben unmittelbare Parallelen in der bei Kindern auftretenden Form, wie es bei Matt deutlich wurde, der sein Gefühl grenzenloser Macht dadurch zum Ausdruck brachte, daß er sich selbst als Super-Matt bezeichnete. Wenn er, der Boß, seine Angestellten zu sich nach Hause einbestellte, erwartete er, als überlegen anerkannt zu werden. Daß er von ihnen erwartete, sofort Bericht zu erstatten, illustriert seine Anspruchshaltung, seinen Mangel an Empathie und die Art, wie er sie abwertete. Schrieb er »Algebra-Gleichungen« an die Tafel, dann demonstrierte er hochnäsige Arroganz und lehnte alle Antworten in Bausch und Bogen als dumm ab. Er bestand auf seiner omnipotenten Kontrolle und war darauf bedacht, den Therapeuten zu herabzusetzen – der die Jagd des Jungen nach Fehlern und dessen abwertende Bemerkungen kaum aushielt. Alle diese Merkmale spiegeln sich im Selbstwertgefühl des Kindes, in seinen Schulleistungen und in der Art, wie er mit seiner Familie, seinen Freunden und Kameraden interagiert.

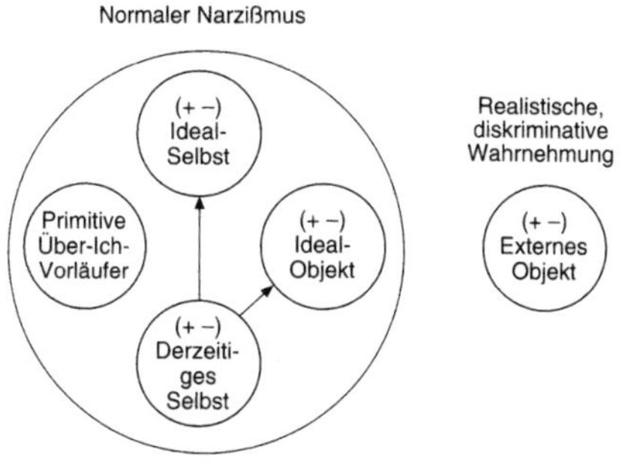

Abb. 4f1: Normale Selbstwertregulierung

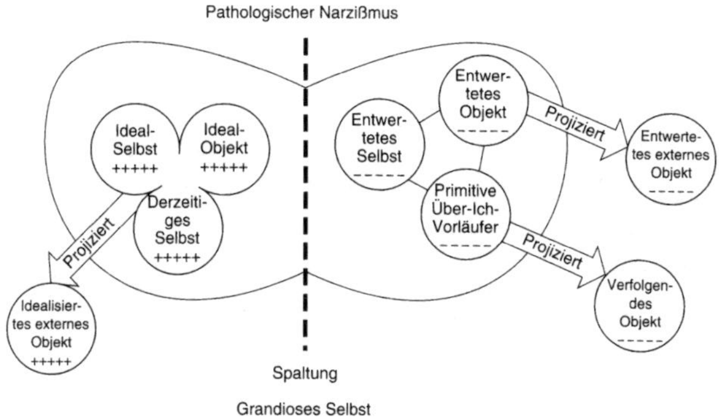

– : negative Affekte
\+ : positive Affekte
(+ -): keine Integration der positiven und negativen Aspekte

Abb. 4f2: Pathologische Selbstwertregulierung

Selbstwert. Die egozentrische Einstellung bzw. das übersteigertes Selbstgefühl, das sich in Arroganz ausdrückt, geht mit extremer Verletzlichkeit und Überempfindlichkeit gegenüber Kritik einher. Durch diese paradoxe Situation befindet sich das Selbstwertgefühl in chronisch prekärem Gleichgewicht. Das Gefühl von Großartigkeit wird bedroht von der Frustration, sich mit den alltäglichen Zwängen arrangieren zu müssen.

Interaktionen. Das Kind mit narzißtischer Persönlichkeitsstörung ist aufgrund seines überzogenen Gefühls von der eigenen Wichtigkeit unfähig, andere Menschen als wertvoll zu schätzen oder ihnen freundliche Gefühle entgegenzubringen. Da es von seinen Ansprüchen überzeugt ist, beutet es andere aus und erträgt Frustrationen schlecht. Diese Charakterzüge führen dazu, daß das Kind tendenziell andere manipuliert; es zeigt sich aber auch eine Neigung zu lügen und zu stehlen oder zu anderen antisozialen Verhaltensweisen. Das wiederum führt dazu, daß das Kind von seinen Kameraden abgelehnt wird.

Das Kind kann nicht ertragen, daß andere anders sind als es selbst, es ist neidisch auf den Spaß, den andere Kinder haben, und zieht sich deshalb zurück, ein Verhalten, das wiederum zu Ablehnung seitens der Kameraden führt. Das Gefühl für wechselseitigen Austausch, das man normalerweise bei Kindern im Schulalter findet, ist praktisch nicht vorhanden. Durch alle diese Faktoren sind die Beziehungen zu Gleichaltrigen schwer beeinträchtigt.

Schulische Leistungen. Kinder mit einer narzißtischen Persönlichkeitsstörung haben keine Freude an der Erfahrung des Lernens. Sie sind häufig gute Schüler, allerdings weniger, weil sie Wissen zum persönlichen Nutzen oder als intrinsischen Wert erwerben wollen, sondern eher, weil sie mit ihren Leistungen die Bewunderung anderer erwecken wollen. Schwindet die Bewunderung, dann schwindet auch ihr Interesse, und Langeweile wird zum vorherrschenden Gefühl.

Die schwankende Leistungskurve bei pathologisch narzißtischen Kindern läßt sich auch mit ihrem Anspruchsdenken erklären: Es fällt ihnen nicht leicht, sich dazu zu bringen, ein neues Fach zu beherrschen, und ihre Noten verschlechtern sich, weil sie sich keine Mühe geben. Als Folge davon entwickeln sie eine funktionelle Lernstörung, deren Profil sich von der klassischen, auf neuropsychologischen Defiziten beruhenden Lernstörung stark unterscheidet.

Aversion gegen Blickkontakt. Die Unfähigkeit oder Weigerung, Augenkontakt aufzunehmen und zu halten, mag unterschiedliche Determinanten haben. Zum einen dient dieses Verhalten möglicherweise der Aufrechterhaltung der Illusion von der Besonderheit der eigenen Person: Solange der Patient sich buchstäblich »nicht umschaut«, vermeidet er es, sich mit anderen vergleichen zu müssen. Vielleicht hat dieses Verhalten aber auch seinen Ursprung in einer frühen Diskordanz zwischen dem Kind und der Art, wie das Kind von der Pflegeperson wahrgenommen wird, einer Art, bei der das Kind nicht die völlige emotionale Anerkennung seiner Einzigartigkeit und Individualität erhält. Durch das Abwenden des Blickes vermeidet das Kind den Schmerz, nicht gesehen und erkannt zu werden. Durch Wegschauen kann man leichter kritische Urteile und andere unwillkommene Dinge vermeiden.

Selektive Taubheit oder Abschalten. Kinder mit narzißtischer Pathologie schalten manchmal gegenüber einem Elternteil einfach ab, wenn er ihnen zu nahe kommt; damit bewahren sie die Integrität des grandiosen Selbst. Dabei mag das, was als eindringend erlebt wird, nicht nur der Inhalt des von den Eltern Gesagten sein, sondern auch die Unerbittlichkeit der Sprachbarriere: Der Klang, der Sprachrhythmus, der Zeitpunkt und die Angemessenheit – alle diese Faktoren bestimmen die Aufnahmebereitschaft des Kindes für verbale Interventionen. Es ist nicht überraschend, daß das Kind dieses Muster manchmal auch auf den Therapeuten ausdehnt und diesen »abschaltet«. Eltern und

Therapeut reagieren darauf häufig mit Rückzug; das verstärkt wiederum beim Kind das Gefühl von Verlassenheit und Deprivation und wirkt als Katalysator für dessen narzißtische Abwehrmechanismen. Ein Teufelskreis kommt in Gang und führt dazu, daß das narzißtische Kind sich auf Dauer absondert, und das Kind – anstatt von einer warmen Hülle umgeben zu sein, die ihm emotionalen Halt gibt, wie es der Blick einer Mutter vermag – zieht es vor, anderen gegenüber »taub« zu sein, so wie es gewissen Dingen gegenüber »blind« ist.

Pathologisches Spiel. Narzißtische Kinder zeigen gegenüber dem Spiel eine deutliche Hemmung, die sich anfänglich als Langeweile ausdrückt; im Verlauf der Sitzung, in der ihre Störung diagnostisch erfaßt werden soll, beklagen sie sich sehr bald darüber, daß es im Spielzimmer kein Spielzeug gibt, mit dem es sich lohnt zu spielen. Dieses Phänomen hat psychodynamische Wurzeln. Durch Abwertung wird das aufgeblähte Selbstwertgefühl geschützt: Nicht ich habe ein Problem beim Spielen, sondernd das Spielzeug taugt nichts. Wenn das Kind Langeweile vorschützt, dann verbirgt sich dahinter die Bedrohung, die für das grandiose Selbst darin liegt, bei strukturierten Spielen vielleicht zu verlieren; damit wird auch das Risiko von Wutausbrüchen vermieden. Ebenso werden auch die unreifen Aggressionsphantasien abgewehrt, die im Verlauf der Behandlung auftauchen, wenn das Kind mit sadistischem Vergnügen Spiele erfindet, bei denen es die Puppenfiguren auseinandernimmt, ihnen Arme und Beine ausreißt und sie massakriert.

Trennungsangst. Ein weiteres Paradox wird in der starken Trennungsangst von narzißtischen Kindern deutlich. Das Kind, das sich eben noch als wichtig, mächtig und voll berechtigter Ansprüche dargestellt hat, reagiert extrem verletzlich auf Alleinsein: Es klammert sich an seine Betreuungsperson, verläßt nur ungern das Haus, kann nicht ins Ferienlager fahren oder auch nur woanders übernachten.

Die Präsenz der Betreuungsperson dient als Hilfestellung und wird vom Kind als eine selbstverständliche Erweiterung seines grandiosen Selbst erlebt; auch die Eltern machen sich häufig Sorgen darüber, wie ihr Kind wohl ohne sie zurechtkommt. Die Trennungsangst wird nicht oft als größtes Problem gesehen; weil die Grandiosität des Kindes die Aufmerksamkeit des Klinikers davon ablenkt, wie zerbrechlich sich das Kind fühlt, wenn es mit Trennung oder Alleinsein konfrontiert ist.

Sorge um das Selbstbild. Ein Kind mit einer narzißtischen Persönlichkeitsstörung ist häufig geradezu besessen von seinem Spiegelbild. In manchen Fällen entwickelt sich eine Spiegelsucht, bei der das Kind viel Zeit damit verbringt, zwanghaft im Spiegel das eigene Bild anzuschauen, als ob es vom

Spiegel die Antwort auf die Frage erhalten könnte, wer oder was es ist. Die Tatsache, daß das Bedürfnis, in den Spiegel zu schauen, sich niemals befriedigen läßt, zeigt einen Mangel an positiver und wechselseitiger Blick-Interaktion mit der Betreuungsperson als menschlichem Spiegel (P. Kernberg, 1987).

Justins Spiegelbild. In einem 1983 aufgenommenem Videoband beobachtet Broussard einen Jungen vom 18. Lebensmonat bis zum 4. Lebensjahr. Aus den Aufnahmen wird ersichtlich, daß Justin keinen Augenkontakt mit seiner Mutter hat. Er ist so fasziniert von seinem Spiegelbild, daß er viel Zeit vor dem Spiegel verbringt, wobei er sich selbst und seine Bewegungen anschaut. Andere Menschen schließt er aus, auch den Testpsychologen. Justins Mutter nahm tatsächlich nur selten die Bedürfnisse, Wünsche oder Nöte des Kindes zur Kenntnis; es schien fast, als nähme sie ihren Sohn nur wahr, wenn sie sich beide in einer wechselseitig verführerischen Interaktion befanden. Justin konstruierte ein grandioses Selbst, um sich vor dem psychischen Schmerz zu schützen. Bei einer psychologischen Nachuntersuchung im Alter von 17 Jahren zeigte Justin eine voll ausgebildete narzißtische Persönlichkeitsstörung.

Die narzißtische Persönlichkeitsstörung bei Jugendlichen

Bei einer Durchsicht der Krankenakten von Jugendlichen im stationären Setting fanden P. Kernberg und Mitarbeiter (1998) mittlere bis hohe Narzißmuswerte selbst bei den fast 50 Prozent der Fälle, bei denen keine Persönlichkeitsstörung diagnostiziert wurde; für ihre Untersuchung verwendeten sie eine modifizierte Version der von Gunderson und Mitarbeitern (1990) entwickelten diagnostischen Kriterien. Natürlich war die Ausprägung stärker bei Patienten, bei denen schließlich eine narzißtische Persönlichkeitsstörung identifiziert wurde. Der Narzißmus war auf beide Geschlechter gleich verteilt, doch manifestierte er sich unterschiedlich: Jungen traten tendenziell prahlerischer und anmaßender auf und zeigten mehr Mißachtung für konventionelle Werte und Regeln; Mädchen dagegen zeigten als Reaktion auf Kritik, Unterlegenheit, Enttäuschung und Trennung signifikant höhere Tendenzen zu distanziert-abweisendem Verhalten, Pseudo-Indifferenz und Rückzug auf sich selbst.

Das Sexualverhalten der Jugendlichen mit narzißtischer Persönlichkeitsstörung war hochgradig exhibitionistisch. Entweder gingen die Probanden gar nicht mit Mädchen aus, oder sie taten es, um anzugeben, und suchten sich als Trophäen die beliebtesten, attraktivsten und perfektesten Partnerinnen; manchmal jedoch gingen sie statt dessen mit wenig begehrten Mädchen aus, um im Vergleich mit diesen um so mehr zu glänzen und gleichzeitig in den Genuß bedingungsloser und dankbarer Bewunderung zu gelangen.

Insgesamt wurden 90 Prozent der Varianz bei Patienten mit narzißtischer Persönlichkeitsstörung im stationären Setting durch die Qualität der zwischenmenschlichen Beziehungen des Jugendlichen (53 Prozent), seine Grandiosität und Reaktionsbereitschaft (88 Prozent, erhoben mit einer Testskala für Hypersensitivität) und die Kombination von moralischer und sozialer Anpassung erklärt.

Psychologische Tests und Diagnosemethoden

Psychologische Tests

Die eigenständige Diagnose einer narzißtischen Persönlichkeitsstörung kann durch projektive Tests validiert werden. Abrams (1993) berichtete aus seiner Arbeit mit dem CAT (TAT für Kinder), daß Helden ineffiziente und überwältigte Versager sind; Vaterfiguren sind meist unreife, inkompetente, prahlerische Clowns, und die Interpretation von Mutterfiguren reicht von fürsorglich bis zu nicht beschützend, kritisierend, unreif und egozentrisch. Gleichaltrige werden wenig differenziert gesehen, sie werden als unterwürfig beschrieben und tun alle das gleiche. Wahrnehmungen von Figuren, die jünger sind als der Proband, tauchen nicht auf: Dieses Weglassen ist konsistent mit den intensiven Schwierigkeiten, die das pathologisch narzißtische Kind mit der Geschwisterrivalität hat, die leicht bis zur Mißhandlung gehen kann. Alle kognitiven Funktionen des Probanden sind offensichtlich intakt, doch Triebkontrolle, Beherrschung und Abwehroperationen sind unzulänglich und unreif. Bezüglich Objektbeziehungen zeigt der Test anstelle von deutlich unterscheidbaren Personen mit individuellen Zügen nur eine geringe Differenzierung zwischen Personen, die schattenhaft und vage dargestellt sind, und solchen, die übertrieben dargestellt sind.

Eine Untersuchung von 36 Kindern mit narzißtischer Persönlichkeitsstörung (zwischen 6 und 12 Jahren) ergab positive Werte auf mehreren Exner-Skalen (Bardenstein, 1998). Sie verzerrten die Realität und überließen sich einer befremdlichen oder von Denkstörungen geprägten Bilderwelt und waren kaum fähig, die konventionelle Realität zu sehen. Diese Befunde verweisen darauf, daß die Funktionsfähigkeit dieser Kinder auch durch deren falsche oder verzerrte Schlußfolgerungen beeinträchtigt wird. Aus dem Hypervigilanz-Index (HVI) ergibt sich, daß Kinder mit narzißtischer Persönlichkeitsstörung sehr viel Energie darauf verwenden, das Selbst gegen die von ihnen wahrgenommene Böswilligkeit der Welt zu schützen; in zwischenmenschlichen Beziehungen bleiben sie auf der Hut, sie mißtrauen den Motiven anderer

Menschen und verteidigen hitzig ihren persönlichen Bereich. Die HVI-Konstellationen treten nur sehr selten bei normalen Kindern und Jugendlichen auf; sie waren ein Unterscheidungsmerkmal für die Population der über siebenjährigen Kinder mit narzißtischer Persönlichkeitsstörung. Auch auf dem Coping Deficit Index (CDI), einem Maß für die generellen Coping-Fähigkeiten, erzielten die meisten Kinder positive Werte, vor allem im Bereich der interpersonellen Beziehungen. Ein positiver CDI-Wert wird mit Beziehungsunfähigkeit und chaotischen Beziehungen in der Vergangenheit assoziiert. Ebenfalls erhöht war der Depressions-Index (DEPI); dies wies auf die Inzidenz von dysphorischem Affekt, geringem Selbstwertgefühl und psychologischem Schmerz hin, der in den gezeigten Symptomen der Patienten nicht konsistent erkennbar ist.

Die hohe Anzahl an Raum-Antworten im Rorschach-Test korreliert mit einer trotzigen und entfremdeten Haltung, die zum Zusammenprall mit anderen Menschen der Umgebung führen kann. Zorn und Groll sind leicht auszulösen; die Rolle des Nonkonformisten bringt zusätzliche Distanz. Offenbar unterliegen auch die kognitiven Prozesse der Notwendigkeit, das Selbst zu stützen, denn Kinder mit narzißtischer Persönlichkeitsstörung wenden sich ihrer eigenen inneren Bilderwelt als der besten Ressource beim Lösen von Problemen oder beim Aussprechen von Forderungen zu. Ihre Anfälligkeit für Simplifizierungen und Informationsverzerrungen stellt die Effizienz ihres Problemlösestils ernsthaft in Frage. All diese Konstellationen, die in normalen Vergleichsgruppen selten auftreten, sind frühreife Entwicklungsformen, die zeitstabil sind und wahrscheinlich nicht im Verlauf des Reifeprozesses verschwinden (Erdberg, 1996; persönliche Mitteilung).

Charakteristika und Dynamik einer Familie mit einem Kind mit narzißtischer Persönlichkeitsstörung: eine Fallgeschichte

Der bereits erwähnte Matt war 8 Jahre alt, als er wegen einer diagnostischen Evaluation zu uns kam. Er war der ältere von zwei Brüdern, und er hatte keine Freunde, weil er sich egoistisch, dominierend und anspruchsvoll verhielt. Er kommandierte andere Kinder herum, als seien sie seine Sklaven (er nannte tatsächlich die Kinder, die mit ihm zusammen an einer Nachbarschaftszeitung arbeiteten, seine »Angestellten«).

Obgleich er intelligent war und kein organisches Handicap hatte, lagen seine Leistungen deutlich unterhalb seines Potentials. Er beteiligte sich an keiner sportlichen Aktivität: Er wollte weder schwimmen noch Rad fahren oder Ball spielen, und er war unfähig, mit der Tatsache fertig zu werden, daß es zum Erwerb solcher Fähigkeiten einer gewissen Anstrengung seinerseits bedurfte. Überhaupt strengte er sich nur ungern an, denn er hätte sich zutiefst gedemütigt gefühlt, wenn er nicht sofort Erfolg gehabt hätte. Sein prahlerisches Gehabe und sein Anspruchsdenken brachten ihn dazu, sein schlechtes Benehmen abzuleugnen und sich in sich selbst zurückzuziehen.

Er quälte und schlug seinen Bruder, der erst nach einer langen Pause zur Welt gekommen war, weil die Eltern sich Sorgen gemacht hatten, wie ihr Erstgeborener auf ein Geschwister reagieren würde. Die Mutter konzentrierte ihre Aufmerksamkeit auf Matt in dem Versuch, durch ihn ihre eigenen Hoffnungen zu erfüllen. In der Familie war sie die dominante Figur, und wenn Matt in der Interaktion mit Gleichaltrigen dominierte, versuchte er, ihren Stil zu imitieren. Seine Mutter hatte viel Talent zum Organisieren und Durchführen von Plänen und hatte dadurch in ihrem Ort eine gewisse Prominenz erlangt, doch Matt gegenüber äußerte sich dieses Talent in Form von Kontrolle: Sie überwachte ihn von morgens bis abends, achtete darauf, was er aß (nur ein Stück von den Halloween-Süßigkeiten durfte er pro Tag essen, so daß sie im Mai noch nicht aufgegessen waren); sie kontrollierte seine Schlafenszeit in der Weise, daß Matt gezwungen wurde, Punkt 8 Uhr schlafen zu gehen, ganz gleich, ob er gerade mit irgend etwas beschäftigt war oder nicht. Als Reaktion auf dieses eindringende Verhalten und die extreme Kontrolle seiner Mutter mußte Matt ein grandioses Selbst und andere narzißtische Abwehrmechanismen entwickeln.

Obwohl Matt keine Freunde und im Alltag erhebliche Schwierigkeiten hatte, leugnete er, überhaupt ein Problem zu haben. Er beleidigte den Therapeuten und wertete ihn ab; er setzte alles daran, ihn dumm dastehen zu lassen, und sagte das auch. Ununterbrochen vermittelte er, wie sehr er sich langweile und wie sehr es ihn ärgere, daß er zu den Sitzungen kommen mußte. Bereits mit 8 Jahren entsprach er den Kriterien für eine narzißtische Persönlichkeitsstörung, einschließlich der Zeit- und Situationsstabilität seiner Wesenszüge.

Die Dynamik und die Struktur von Matts Familie illustrieren einige der Merkmale, die wir bei Eltern von Kindern mit narzißtischer Persönlichkeitsstörung finden. Die Mutter war selbst narzißtisch; sie idealisierte ihr Kind und konnte seine Verletzlichkeiten nicht akzeptieren. Für sie war er nur ein Mittel, ihren eigenen Selbstwert zu bestätigen. Der Vater war passiv, hatte kaum Autorität und war offenbar eine Randfigur.

Die Eltern entsprachen der Beschreibung von Rinsley (1989): Sie förderten die Individuation des Kindes, soweit sie mit Leistung verbunden war, doch die Ablösung förderten sie nicht. Dem Kind war es nicht möglich, autonom zu werden oder sich auch nur als autonom zu empfinden. Adoptivkinder, Kinder mit Mißbrauchserfahrung, verwöhnte Kinder aus reichen Familien sowie Scheidungskinder sind beim Zusammentreffen dieser Faktoren besonders gefährdet, eine entsprechende Psychopathologie zu entwickeln, denn in jeder dieser speziellen Situationen wird das Kind möglicherweise entsprechend den elterlichen Wünschen instrumentalisiert: Statt die Freiheit zu haben, sich abzulösen und autonom zu werden, lebt es die Wünsche und Bedürfnisse der Eltern aus. Muß ein Junge die Vaterrolle übernehmen, wie es manchmal nach einer Scheidung vorkommt, wird dadurch das normale kindliche Verlangen erstickt, mit dem gleichgeschlechtlichen Elternteil zu konkurrieren. Will jedoch ein Elternteil alles auslöschen, was an den früheren Ehepartner erinnert, dann wird möglicherweise das Kind ein grandioses Selbstgefühl entwickeln, um sich vor diesem Einbruch in seine Autonomie zu schützen. Bei einem Kind, das zuviel Nachsicht erfährt oder körperbehindert ist, mag vielleicht die Phase des normalen kindlichen Narzißmus über die normale Zeit hinaus verlängert werden.

Das Syndrom der narzißtischen Persönlichkeit kann auch durch eine unselbständige und unsichere Mutter verstärkt werden, die zur Stärkung ihres Selbstwertgefühls ein Kind braucht, das sich absolut perfekt benimmt, oder durch einen Vater, der keine Autorität ausübt, dem Kind alles nachsieht und nicht imstande ist, konsistente Grenzen zu setzen. Weitere Risikofaktoren: Eltern, die übermäßig eindringend und zu stark auf das Kind bezogen sind und dadurch dem Kind bei der Ausbildung des Körpergefühls und des Gefühls für das eigene Selbst im Wege stehen; Eltern, die die Generationsgrenzen nicht beachten und dadurch das Bedürfnis des Kindes übergehen, aus der Phase der kindlichen Omnipotenz herauszuwachsen; Eltern, die dem Kind keine Rückmeldung über ihre und seine eigenen Gefühle geben, ihm nicht signalisieren, daß sie emotional erreichbar sind, und es dadurch zwingen, zum Ausgleich sein eigener (idealer) Vater oder seine eigene Mutter zu werden; Eltern, die aus Furcht, die Gefühle des Kindes zu verletzen, nur ungern kritisieren und es dadurch versäumen, dem Kind die klaren Regeln zu vermitteln, die es zur Ausbildung seines Über-Ich benötigt, und nicht zuletzt Eltern, die ihr Kind mit Samthandschuhen anfassen und darauf verzichten, es mit seinem ungezogenem Verhalten zu konfrontieren – als ob sie dadurch mit dem Kind-Monster in Frieden leben könnten (wie beispielsweise die Mutter, die sich entschuldigt, weil kein Orangensaft im Haus ist, wenn das tobende Kind danach verlangt, die aber dieses aggressive Auftreten des Kindes nicht anspricht, wodurch dieses ein inneres Bild von sich selbst als Monster entwickelt, das niemand zu bändigen wagt).

Behandlung

Das Ziel der Behandlung eines Kindes ist die Transformation des pathologischen Narzißmus in einen normal-kindlichen Narzißmus bzw. einen normalen Narzißmus, wenn der Patient kein Kind mehr ist. Es sollten vor allem die verschiedenen Formen der falschen Selbstwertregulierung angesprochen werden, und zwar in einer Weise, daß die Quelle für Befriedigung und Selbstbelohnung die emotionale Entwicklung nicht behindert, sondern fördert. Der Therapeut sollte einen psychodynamischen Hintergrund haben und die Entwicklungsfaktoren verstehen, die zu der Pathologie führen; dadurch können Interventionen auf die Entwicklungsstufe des Patienten sowie auf die spezielle Persönlichkeitspathologie abgestimmt werden.

Einzeltherapie. Wir empfehlen eine einsichtsorientierte psychoanalytische Behandlung mit einem Minimum von zwei bis vier Sitzungen pro Woche. Ein wichtiges Behandlungsziel ist die Auflösung der egozentrischen Grandiosität. Die von Kohut (1971, 1972) als grandioses Selbst beschriebene Persönlichkeitstruktur entspricht den meisten im *DSM-IV* aufgeführten Kriterien: das grandiose Gefühl der eigenen Bedeutung, die Beschäftigung mit Phantasien von grenzenlosem Erfolg, die Gefühle der Einzigartigkeit, das Anspruchsdenken, die Ausbeutermentalität, die Arroganz und die Überheblichkeit. Diese Züge entfalten sich im Verlauf der Beziehung zum Therapeuten, und wenn sie identifiziert und benannt werden, kann der Patient seine unzulänglichen Lösungsversuche betrachten und alternative Ansätze entwickeln, die seinen Bedürfnissen nach positivem Selbstwert und Selbstachtung entsprechen. Der Patient braucht die therapeutische Hilfestellung, um zu erkennen, wie eng begrenzt seine bisherigen Versuche waren, und er sollte beginnen, sein wahres Selbst von der idealisierten Version zu unterscheiden und zu akzeptieren. Hilfe wird auch benötigt, wenn der Patient herausfinden soll, wie seine grandiosen Hoffnungen durch realistische und erreichbare Ziele ersetzt werden können. Nicht zuletzt braucht der Patient therapeutische Unterstützung, um anzuerkennen, daß auch andere Menschen wertvolle Qualitäten haben, und dies ohne unter destruktiven und entfremdenden Neidgefühlen zu leiden.

Das nächste Ziel ist dann, die unreifen Abwehrmechanismen, die die Pathologie aufrechterhalten, abzulegen und besser geeignete Coping-Strategien zu entwickeln. Um ihre Grandiosität zu bewahren, greifen Patienten mit narzißtischer Persönlichkeitsstörung zu Abwehrstrategien wie Spaltung, Verleugnung, Idealisierung, omnipotente Kontrolle, projektive Identifikation und – sehr typisch – Abwertung (O. Kernberg, 1975). Durch diese Art der Abwehr werden die Fähigkeiten des Ich geschwächt und damit auch die effektive Anpassung des Patienten an andere Menschen und an seine Umgebung; da von diesen Strategien vor allem die zwischenmenschlichen Beziehungen betroffen sind, führen sie zu unbefriedigenden Interaktionen: Dem Interaktionspartner wird die Rolle des kontrollierenden, abgewerteten Opfers zugewiesen (Sandler, 1976), ein Muster, das zu Konflikt und Beziehungsabbruch führt. Die Arbeit an diesen Persönlichkeitsmerkmalen erfordert Takt und Einfühlungsvermögen, um das empfindliche Selbstwertgefühl des Patienten nicht zu verletzen. Wird der Patient zum falschen Zeitpunkt und ohne entsprechende Vorarbeit mit diesem Problem konfrontiert, dann bricht er möglicherweise die Behandlung ab oder verfällt in tiefe Depression oder beginnt, seinen Schmerz auszuagieren.

Ein drittes Behandlungsziel besteht darin, das Bedürfnis des Patienten, seine charakterlich bedingte Depression zu verstehen, zu erkennen und anzusprechen, und zwar in bezug auf die progressive Erkenntnis des Patienten, daß seine Illusionen von Leistung, von Beziehung und davon, daß er sich selbst genug ist, tatsächlich Illusionen sind, nämlich Produkte seiner Grandiosität. An dieser Stelle wird der Patient mit seiner Selbsttäuschung und seiner mißlungenen Anpassung konfrontiert und muß diesen Gefühlen nachgehen.

Das vierte Behandlungsziel ist die Arbeit an altersentsprechenden Beziehungen zu Gleichaltrigen. Die Fähigkeit, Freundschaften zu schließen und zu halten, ist eine entscheidende Komponente bei der Regulierung des Selbstwerts. In der Therapie muß der Patient Toleranz und Empathie entwickeln, damit er damit fertig wird, nicht das alleinige Zentrum der Aufmerksamkeit zu sein, und damit er imstande ist, andere zu akzeptieren und sich mit ihnen auszutauschen.

Ein weiteres Behandlungsziel ist die Auflösung der Trennungsangst. In dem Maß, wie die Arbeit an der Grandiosität, den unreifen Abwehrmechanismen und den Beziehungen zu Gleichaltrigen vorankommt, wird vermutlich auch die Autonomie des Patienten größer werden und sich seine Anpassung verbessern. In dieser Übergangsperiode kann eine gezielte Medikation durchaus hilfreich sein.

Narzißtische Übertragung. Der Therapeut muß taktvoll vorgehen, wenn er dem Kind die Nachteile seines grandiosen Verhaltens deutlich machen will. Zu diesem Zweck könnte der Therapeut auf die Paradigmen hinweisen, die sich in der therapeutischen Beziehung entfalten (z. B. die Tendenz des Patienten, sich als Zwillingsbruder des Therapeuten zu fühlen, die Art und Weise, wie er das Anderssein des Therapeuten, das seinen Neid weckt, ausblendet, das Bedürfnis, entweder die bedingungslose Bewunderung des Therapeuten zu erlangen und dadurch den eigenen Selbstwert zu erhöhen oder den Therapeuten als bewundernswert und allmächtig hinzustellen, in dessen Glorienschein der Patient sich sonnen kann, und nicht zuletzt das Bedürfnis, den Therapeuten herabzusetzen, verbunden mit der Überzeugung, daß er der bessere Therapeut wäre). Kohut (1971, 1972) beschreibt alle diese Paradigmen als narzißtische Übertragungsmechanismen; sie kommen bei Kindern und bei Erwachsenen gleichermaßen zum Ausdruck. Sind sie einmal mit dem Kind durchgearbeitet, so daß es sie als verzerrte und illusorische Beziehungsformen mit konkreten Nachteilen erkennen kann, dann kann es allmählich seine unreifen Interaktionsmuster, Abwehrmechanismen und Coping-Strategien aufgeben und sich gesund weiterentwickeln.

Gegenübertragung. Die Effizienz der Therapie kann dadurch gefährdet sein, daß der Patient mit einer narzißtischen Persönlichkeitsstörung versucht, durch Herabsetzung, Aggression und Neid beim Therapeuten Ablehnung und Rückzug zu provozieren. Mehr noch: Der Therapeut könnte sich möglicherweise der Grandiosität und omnipotenten Kontrolle des Patienten unterordnen, wenn er versucht, den Patienten zu beruhigen, statt die problematische Interaktion direkt zu attackieren. Der Therapeut ist in ständiger Gefahr, in die oben erwähnte komplementäre Rolle (Sandler, 1976) zu verfallen, die von dem verbalen und nonverbalen Verhalten des Patienten provoziert wird.

Gruppentherapie. Die Arbeit an der Beziehungsdynamik, die nicht nur zwischen dem Patienten und dem Gruppentherapeuten deutlich wird, sondern auch zwischen den gleichaltrigen Mitpatienten in der Kleingruppe, kann für Jugendliche mit unzulänglichen sozialen Fähigkeiten recht effektiv sein. Vor dem Hintergrund der psychodynamischen Theorien richtet sich diese Form der Intervention auch auf Freundschaften und Interaktionen mit Gleichaltrigen, die der entsprechenden Entwicklungsstufe angemessen sind.

Familientherapie. Trägt die Familie zur Aufrechterhaltung der Pathologie des Patienten bei – z. B. dadurch, daß sie den abwertenden, idealisierenden und omnipotenten Patienten zu beruhigen versucht oder sich nicht gegen diese Mechanismen zur Wehr setzt bzw. sich aus der Interaktion zurückzieht –, dann kann Familientherapie hilfreich sein. Der Technik der Familientherapie liegt die gleiche psychodynamische Theorie zugrunde wie der Einzeltherapie (Berkowitz et al., 1974). Falls der Patient nur einmal wöchentlich zu Einzeltherapiesitzungen kommen kann, wird eine Familientherapie die Einzeltherapie wirksam unterstützen. Das gibt auch den Eltern Gelegenheit zu lernen, der Grandiosität des Kindes Grenzen zu setzen und seiner Persönlichkeitspathologie keine weitere Nahrung zu geben.

Schlußfolgerung

Da wir heute die Psychodynamik der narzißtischen Persönlichkeitsstörung bei Kindern besser verstehen, die Ätiologie dieser Störung genauer kennen und spezifische therapeutische Strategien entwickelt wurden, hat sich die Prognose deutlich verbessert.

Die antisoziale Persönlichkeitsstörung

> Im Jahr 1993 entführten zwei elfjährige Jungen ein zweijähriges Kind aus einem Einkaufszentrum in den Außenbezirken von Liverpool (England). Sie versuchten, es in einen nahegelegenen Kanal zu stoßen, und schleiften es dann zu einer Eisenbahnböschung. Sie warfen Ziegelsteine und andere schwere Steine auf das Kind, versetzten ihm Fußtritte an den Kopf und erschlugen es dann mit einer schweren Eisenstange. Danach legten sie die Leiche des Kindes auf die Schienen in dem Versuch, einen Unfall vorzutäuschen. Ein durchfahrender Zug überfuhr den Körper des Kindes. Ein Journalist erwähnte in seinem Bericht das »bestürzende Fehlen jeglicher Reue« bei einem der beiden Jungen. Beide Jungen kamen aus Scheidungsfamilien und lebten in einer gewalttätigen Umgebung.
>
> Aus der *Newsweek* vom 6. Dezember 1993, S.15

Definition

In den Vereinigten Staaten werden täglich zehn Menschen von Jugendlichen ermordet. Das Durchschnittsalter dieser meist männlichen Mörder, die mit Waffen (meist Feuerwaffen) töten, liegt bei 14,7 Jahren. Das *DSM-IV* kennt die Kategorie »antisoziale Persönlichkeitsstörung« allerdings erst ab dem 18. Lebensjahr. Bei Kindern und Jugendlichen, die Anzeichen einer antisozialer Persönlichkeitsstörung zeigen, wird im allgemeinen eine Störung des Sozialverhaltens diagnostiziert.

Diese Diagnose ist bei einem Jugendlichen unter 15 Jahren allerdings eines der entscheidenden Kriterien für die mögliche spätere Diagnose einer antisozialen Persönlichkeitsstörung. In einer Studie stellte man fest, daß Patienten mit antisozialer Persönlichkeitsstörung schon seit ihrer frühen Kindheit antisoziales Verhalten gezeigt hatten (Moffitt, 1993). Aus der folgenden *DSM-IV*-Liste der Kriterien für eine antisoziale Persönlichkeitsstörung bei Erwachsenen geht hervor, daß diese Kriterien die gleichen sind wie für eine Störung des Sozialverhaltens bei Kindern.

In Tabelle 4a (1) und (2) bringen wir einen Nachdruck des *DSM-IV* mit den Beschreibungen der Merkmale einer antisozialen Persönlichkeitsstörung bei Erwachsenen bzw. einer Störung des Sozialverhaltens bei Kindern. Die 7 Kriterien aus der Erwachsenen-Liste finden sich auch in der Kinder-Liste.

Das Kriterium (1) – *das Versagen des Erwachsenen, sich in bezug auf gesetzmäßiges Verhalten gesellschaftlichen Normen anzupassen* – entspricht bei Kindern dem Kriterium (1): Lügen; dem Kriterium (6): drohen und einschüchtern, stehlen in Konfrontation mit dem Opfer (Überfall, Taschendiebstahl, Erpressung, bewaffneter Raubüberfall) sowie dem Kriterium (7): andere zu sexuellen Handlungen zwingen.

Kriterium (2) für Erwachsene – *Falschheit, die sich in wiederholtem Lügen, dem Gebrauch von Decknamen oder dem Betrügen anderer zum persönlichen Vorteil oder Vergnügen äußert* – entspricht bei Kindern dem Kriterium (11): lügt häufig, um sich Güter oder Vorteile zu verschaffen oder um Verpflichtungen zu entgehen.

Kriterium (3) für Erwachsene – *Impulsivität oder Versagen, vorausschauend zu planen* – findet seine Parallele bei der Störung des Sozialverhaltens in Kriterium (13) in Form von: Bleibt schon im Alter von 13 Jahren trotz elterlicher Verbote häufig über Nacht weg bzw. (14): Lief mindestens zweimal über Nacht von zu Hause weg (oder nur einmal mit Rückkehr erst nach längerer Zeit) sowie (15): Schwänzt schon vor dem Alter von 13 Jahren häufig die Schule.

Tabelle 4a (1) Antisoziale Persönlichkeitsstörung

Cluster B Persönlichkeitsstörungen
*301.7 Antisoziale Persönlichkeitsstörung

A. Es besteht ein tiefgreifendes Muster von Mißachtung und Verletzung der Rechte anderer, das seit dem 15. Lebensjahr auftritt. Mindestens 3 der folgenden Kriterien müssen erfüllt sein:
(1) Versagen, sich in bezug auf gesetzmäßiges Verhalten gesellschaftlichen Normen anzupassen, was sich in wiederholtem Begehen von Handlungen äußert, die einen Grund für eine Festnahme darstellen;
(2) Falschheit, die sich in wiederholtem Lügen, dem Gebrauch von Decknamen oder dem Betrügen anderer zum persönlichen Vorteil oder Vergnügen äußert,
(3) Impulsivität oder Versagen, vorausschauend zu planen,
(4) Reizbarkeit und Aggressivität, die sich in wiederholten Schlägereien oder Überfällen äußert,
(5) Rücksichtslose Mißachtung der eigenen Sicherheit bzw. der Sicherheit anderer,

(6) Durchgängige Verantwortungslosigkeit, die sich im wiederholten Versagen zeigt, eine dauerhafte Tätigkeit auszuüben oder finanziellen Verpflichtungen nachzukommen,
(7) Fehlende Reue, die sich in Gleichgültigkeit oder Rationalisierung äußert, wenn die Person andere Menschen gekränkt, mißhandelt oder bestohlen hat.

B. Die Person ist mindestens 18 Jahre alt.

C. Eine Störung des Sozialverhaltens (siehe *DSM-IV*, S. 129) war bereits vor Vollendung des 15. Lebensjahres erkennbar.

D. Das Antisoziale Verhalten tritt nicht ausschließlich im Verlauf einer Schizophrenie oder einer Manischen Episode auf.

(2) Störung des Sozialverhaltens

*312.8 Störung des Sozialverhaltens

A. Es liegt ein repetitives und anhaltendes Verhaltensmuster vor, durch das die grundlegenden Rechte anderer und wichtige altersentsprechende gesellschaftliche Normen oder Regeln verletzt werden. Dies manifestiert sich durch das Auftreten von mindestens drei der folgenden Kriterien während der letzten zwölf Monate, wobei mindestens ein Kriterium in den letzten sechs Monaten aufgetreten sein muß:
(1) Bedroht und schüchtert andere häufig ein,
(2) Beginnt häufig Schlägereien,
(3) Hat Waffen benutzt, die anderen schweren körperlichen Schaden zufügen können (z. B. Schlagstöcke, Ziegelsteine, zerbrochene Flaschen, Messer, Gewehre),
(4) War körperlich grausam zu Menschen,
(5) Quälte Tiere,
(6) Hat in Konfrontation mit dem Opfer gestohlen (Überfall, Taschendiebstahl, Erpressung, bewaffneter Raubüberfall),
(7) Zwang andere zu sexuellen Handlungen,
(8) Beging vorsätzlich Brandstiftung mit der Absicht, schweren Schaden zu verursachen,
(9) Zerstörte vorsätzlich fremdes Eigentum (jedoch nicht durch Brandstiftung),
(10) Brach in fremde Wohnungen, Gebäude oder Autos ein,
(11) Lügt häufig, um sich Güter oder Vorteile zu verschaffen oder um Verpflichtungen zu entgehen (d. h. »legt andere herein«),
(12) Stahl Gegenstände von erheblichem Wert ohne Konfrontation mit dem Opfer (z. B. Ladendiebstahl, jedoch ohne Einbruch, sowie Fälschungen),
(13) Bleibt schon vor dem Alter von 13 Jahren trotz elterlicher Verbote häufig über Nacht weg,

(14) Lief mindestens zweimal über Nacht von zu Hause weg, während er/sie noch bei den Eltern oder bei einer anderen Bezugsperson wohnte (oder nur einmal mit Rückkehr erst nach längerer Zeit),
(15) Schwänzt schon vor dem Alter von 13 Jahren häufig die Schule.
(16) Aus dem DSM-IV-CD-Arbeitsbuch: Der 15jährige Joe wird von einer Klassenkameradin »beschuldigt, er habe sie zum Geschlechtsverkehr mit ihm gezwungen. Er erwiderte, sie habe eingewilligt, mit ihm zu schlafen, sei dann aber wütend auf ihn geworden, weil er mit anderen Mädchen ausging.«

B. Die Verhaltensstörung verursacht in klinisch bedeutsamer Weise Beeinträchtigungen in sozialen, schulischen oder beruflichen Funktionsbereichen.

C. Bei Personen, die 18 Jahre oder älter sind, sind nicht die Kriterien einer Antisozialen Persönlichkeitsstörung erfüllt.

Bestimme den Typus nach dem Alter der Person bei Störungsbeginn:
Typus mit Beginn in der Kindheit: Der Beginn mindestens eines der für die Störung des Sozialverhaltens charakteristischen Kriterien muß vor dem Alter von 10 Jahren liegen.
Typus mit Beginn in der Adoleszenz: Keines der für die Störung des Sozialverhaltens charakteristischen Kriterien tritt vor dem Alter von 10 Jahren auf.

Bestimme den Schweregrad:
Leicht: Zusätzlich zu den für die Diagnose erforderlichen Symptomen treten wenige oder keine weiteren Probleme des Sozialverhaltens auf, und die Probleme des Sozialverhaltens fügen anderen nur geringen Schaden zu.
Mittelschwer: Die Anzahl der Probleme des Sozialverhaltens und die Auswirkung auf andere liegen zwischen »leicht« und »schwer«.
Schwer: Zusätzlich zu den für die Diagnose erforderlichen Symptomen treten viele weitere Probleme des Sozialverhaltens auf, oder die Probleme des Sozialverhaltens fügen anderen beträchtlichen Schaden zu (z. B. erzwungener Geschlechtsverkehr, körperliche Grausamkeit, Verwendung einer Waffe, Stehlen in Konfrontation mit dem Opfer, Einbruch).

Kriterium (4) der Erwachsenenliste – *Reizbarkeit und Aggressivität, die sich in wiederholten Schlägereien oder Überfällen äußert* – entspricht den Kriterien (2) und (3), d. h. der Tendenz des Kindes bzw. des Jugendlichen, häufig Schlägereien zu beginnen und eine Waffe zu benutzen, die anderen schweren körperlichen Schaden zufügen kann.

Das Kriterium *Rücksichtslose Mißachtung der eigenen Sicherheit und der Sicherheit anderer* entspricht den Kriterien (4) und (5), nämlich der körperlichen Grausamkeit gegenüber Menschen und Tieren.

Das für Erwachsene angeführte Kriterium – *Durchgängige Verantwortungslosigkeit (d. h. ständiges Versagen, einer Arbeit nachzugehen oder finanziellen Verpflichtungen nachzukommen)* – spiegelt sich bei Kindern und Jugendlichen in Kriterium (15): Schulschwänzen.

Das Kriterium – *Fehlende Reue, die sich in Gleichgültigkeit oder Rationalisierung äußert, wenn die Person andere Menschen gekränkt, mißhandelt oder bestohlen hat* – findet sein Gegenstück in dem Fallbericht des wegen Vergewaltigung angeklagten 15jährigen Jungen, der zugab, daß sein Opfer es ihm übelnahm, daß er mit anderen Mädchen ausging, aber eingewilligt hatte, mit ihm Geschlechtsverkehr zu haben.

Beschreibung

Drei Fallgeschichten von Kindern bzw. Jugendlichen auf unterschiedlichen Entwicklungsstufen und mit unterschiedlichem Schweregrad können die wesentlichen Merkmale der antisozialen Persönlichkeitstörung illustrieren; das Alterskriterium ist dabei natürlich ausgenommen.

Ein sechsjähriger Junge

Herman war der ältere von zwei Geschwistern; sein Bruder war 4 Jahre alt. Herman wurde zu uns zur Begutachtung gebracht, weil er andere Kinder tyrannisierte, ihre Sachen kaputtmachte, seinen Kameraden und in seiner Familie Geld und andere Dinge stahl und sowohl in der Schule als auch zu Hause log. Er mokierte sich über Autorität und war unempfänglich für Strafen oder Belohnungen. Er mißhandelte seinen Bruder körperlich, verdrehte ihm den Arm und versuchte, ihn die Treppe hinunterzuwerfen, übte verbalen Terror aus, indem er sagte, er wünschte, sein Bruder wäre tot, er gehöre ja nicht zur Familie, und er werde ihn in Stücke hacken. Als Herman zum erstenmal bei einem Jungen in der Nachbarschaft war, trat er zur Begrüßung auf das Meerschweinchen, das der Junge in den Händen hielt.

Herman kam aus einer intakten Familie. Schwangerschaft und Entbindung waren normal verlaufen, er war gestillt worden und hatte sich problemlos entwickelt. Er wurde als von klein auf äußerst aktives und aggressives Kind beschrieben, so daß seine Eltern ihm, als er zu laufen begann, ständig Grenzen setzen mußten. Der Vater sagte dazu, sein Sohn habe »die Mentalität eines Verbrechers«. Und wenn er so weitermache, werde er »zu einer echten Gefahr«, ja, er werde »ohne Behandlung zum Mörder« werden. Die Mutter, eine geduldige und liebevolle Frau Mitte Dreißig, fühlte sich ausgelaugt von den ständigen Ansprüchen, die ihr älterer Sohn stellte; man konnte ihn nicht alleinlassen, weil zu befürchten war, daß er seinen Bruder mißhandelte oder Sachen zerschlug. Herman klammerte sich manchmal an seine Mutter und küßte sie auf eine fordernde, manipulierende Art; dann wieder, wenn sie seinen Forderungen nicht nachkam, nannte er sie dumm und dämlich.

Nur selten war er in der Lage, über seine Gefühle und seine subjektive Erfahrung zu sprechen. So sagte er einmal, er würde gern seinen Bruder »erwürgen, ihm mit dem schärfsten Messer den Kopf abschneiden und ihn seinen Eltern zu essen geben«. Er sprach von seinem Haß auf Mädchen und erzählte, wie er zusammen mit einem Freund, dessen Persönlichkeit ähnliche Züge aufwies wie seine eigene, dornige Äste in den Sand steckte, damit die Mädchen in der Schule darüberfallen und sich weh tun sollten. Er machte die Bemerkung, daß er »in einer schlechten Welt« »alle Mädchen erwürgen« würde, sie »wie Kartoffeln zerstampfen oder sie zerstückeln und die Stücke weit hinaus in den Weltraum schicken« wolle. »In einer schlechten Welt wirst du entweder gekillt oder du killst selber.« Dann fügte er hinzu, manchmal käme ein Gefühl, »ich kann's nicht erklären«, ein Gefühl von »Traurigkeit, man kann nichts machen, die Welt ist leer, kein Adam, keine Eva, kein Gras – eine Welt wie aus Wachs.«

Dieses Kind zeigte kein psychotisches Verhalten, es hatte weder Wahnvorstellungen, noch litt es unter Halluzinationen. Was es sagte, enthüllte sein Alleinsein, seine paranoide Erfahrung, in einer Welt zu leben, wo alle nur töten wollen. Seine extreme Isolation und die zu Eis erstarrte öde Welt machen das fast völlige Fehlen irgendeiner Art affektiver Besetzung anderer Menschen deutlich.

Herman machte seine Bemerkungen über den Kontrast zwischen den Regeln einer guten Welt und denen einer schlechten Welt in Gegenwart seiner Mutter; er signalisierte damit, daß er sich dessen bewußt war, was sie gern hören wollte, und auch, daß er versuchte, ihren Erwartungen zu entsprechen: Er internalisierte die Werte nicht als seine eigenen, sondern plapperte sie nur nach.

Das normale Spielen auf dem Spielplatz, bei dem die Mädchen die Jungen jagen, erlebte er auf einem paranoiden Hintergrund: »Die Mädchen wollen uns fangen und umbringen und uns alles heimzahlen, was wir ihnen getan haben.« Kinder wie Herman verwandeln ein entwicklungsgemäßes Spiel zwischen Jungen und Mädchen in ein aggressives Ereignis ohne jeden Spielcharakter.

Eine hauchfeine Linie trennte Herman von den jugendlichen Mördern in Jonesboro, Arkansas, die 1998 im Alter von 10 und 11 Jahren sorgfältig planten, wie sie ihre Schulkameraden mit einem Maschinengewehr umbringen könnten. Sie stellten sich an eine strategisch günstige Stelle, wo die Kinder vorbeigehen mußten, wenn sie das Schulgebäude verließen; um das zu erreichen, lösten sie Feueralarm aus. All das wurde mit Vorbedacht geplant und ausgeführt. Herman agierte mit 6 Jahren genau die gleichen mörderischen Impulse aus, wenn er einen jüngeren Bruder körperlich und seelisch quälte. Mit 8 Jahren konstruierte er Spielszenen mit interplanetarischen Schlachten, in denen Dinosaurier die Menschen für abstoßend, stinkend und dumm erklärten; die menschlichen Spielfiguren wurden unter einer Schicht von Salzteig erstickt, und alle ihre Katzen und Hunde wurden bombardiert. Dann proklamierte er gerne: »Unter der Todesdusche sind alle tot.« Durch die Behandlung erlangte Herman allmählich die Fähigkeit, mit dem Thema »Tod« spielerisch umzugehen, anstatt seine mörderischen Impulse in Handlung umzusetzen; er wurde nicht mehr von der Schule gewiesen und konnte auch im Sommer im Ferienlager bleiben, wo es ihm nun gelang, Freundschaften zu schließen.

Ein zehnjähriges Mädchen

Maggie war ein afro-amerikanisches Kind mit einer stürmischen Vorgeschichte. Beschrieben wurde sie als reizbar, aggressiv, bedrohlich und gewalttätig ihrem siebenjährigen Bruder gegenüber, den sie am Wochenende vor ihrer Einweisung mit einer Glühbirne verbrannt hatte. Als sie kam, war ihre hauptsächliche Klage: »Ich habe Angst«. Maggie bedrohte auch ihre Kameraden und griff sie an, sie hatte ein langes Register mit Lügen und Stehlen; vor allem bestahl sie ihre Mutter. Sie hatte Selbstmordphantasien und hatte vor kurzem versucht, in der Schule aus einem Fenster im 2. Stockwerk zu springen. Medikamente wie Ritalin, Mellaril, Klonopin, Tegretol, Propanolol und Valproate hatten keine Wirkung gezeigt.

Als sie zur Welt kam, war ihre Mutter 13 Jahre alt. Mit 19 heiratete die Mutter, nachdem sie von ihrem Lebensgefährten verlassen worden war. Der neue Ehemann wurde aus einem vorbeifahrenden Auto heraus erschossen, und Maggie war Zeugin dieses Mordes.

Im Umgang mit Erwachsenen war Maggie typischerweise unkooperativ und zog sich zurück. Sie war manipulativ, fordernd und herausfordernd, trotzig, wütend, mürrisch und provokativ. Wärend der gesamten Zeit ihres Aufenthaltes im stationären Setting blieb sie bedrohlich und aggressiv und reagierte nicht auf Anweisungen oder Strafen.

Nach ihrer Verlegung in eine spezielle Einrichtung wurde Maggie so beschrieben: »Besserer Kontakt zum Lehrer, entwickelt Vertrauen«, und obgleich sie an manchen Tagen schwierig war, hielt man es in der Schule für möglich, mit ihr zu arbeiten. Geschrieben wurde dieser Bericht des leitenden Schultherapeuten zwei Wochen nachdem Maggie das psychiatrische Krankenhaus verlassen hatte, in dem sie vom Zeitpunkt ihrer Einweisung an keine wesentliche Veränderung gezeigt hatte. Es ist jedoch nicht sehr wahrscheinlich, daß sie sich so sehr verändert haben sollte, und es ist kennzeichnend für Fälle wie den ihren, daß die Hoffnung auf Veränderung eher die guten Wünsche der Ärzte ausdrückt als den tatsächlichen und objektiven Status des Patienten. Die Erwachsenen, die mit solchen Kindern zu tun haben, bringen gemeinhin ihren guten Glauben zum Ausdruck, halten den Patienten den erlittenen Streß zugute und bagatellisieren deren Handlungen (Myers, 1995). Eine Beurteilung könnte beispielsweise so lauten: »Wäre dieses Kind nicht in Entwicklung begriffen, könnte man es als antisoziale Persönlichkeit betrachten. Sein Verhalten hätte eine schlechte Prognose, doch gelegentlich sagt es, daß es ihm leid tut ...«

Ein Mädchen in der Adoleszenz

Die 16jährige Joanne war im Alter von einer Woche adoptiert worden. Ihre beiden jüngeren Geschwister waren die leiblichen Kinder ihrer Eltern, Akademiker in den mittleren Lebensjahren. In der Grundschulzeit hatte sie unter epileptischen Anfällen (Petit mal) gelitten und war als lernbehindert eingestuft und in ein spezielles Lernprogramm überwiesen worden. In den ersten Schuljahren war ihre Arbeit ungleichmäßig, in der High School war sie erfolgreich in Fächern, die sie mochte, nicht aber in Fächern, die ihr nicht zusagten. Geschichte lehnte sie beispielsweise ab, denn es brächte ihr keinen Nutzen, etwas über »tote Leute« zu lernen.

Sie hatte Wutausbrüche und verhielt sich grausam gegenüber anderen Kindern ihrer Altersstufe. Die Eltern hatten Angst, sie mit den jüngeren Geschwistern alleinzulassen. Mit 15 wurde sie von einem als Drogendealer bekannten Mann Anfang 20 schwanger; die Schwangerschaft wurde abgebrochen. Mehrmals lief sie von zu Hause weg; einmal lebte sie einige Monate lang als »Obdachlose« mit ihrem Freund zusammen. Sie wurde wegen Einbruchdiebstahls von der Polizei festgenommen. Mit Stehlen begann sie in der Grundschule; gelogen habe sie, seit sie klein war, lautete die Selbstbeschreibung des Mädchens. Sie handelte aus ihren Impulsen heraus und zeigte keine Reue. Gute Freundinnen hatte sie nicht, ihre einzigen Freunde waren männlich.

Als Jugendliche war Joanne attraktiv, doch hatte sie einen rauhen und vulgären Umgangston und wirkte enttäuscht und verbittert. Sie sprach nur wenig, teilweise, weil sie nicht verstand, was man ihr sagte, teilweise, um Informationen zurückzuhalten (»Ich sage nicht ja, und ich sage nicht nein«). Sie sprach leise, und was sie sagte, war nicht klar und lieferte keine Informationen; sie sprach ein Thema nur an, wenn sie merkte, daß der Interviewer bereits darüber Bescheid wußte. Ihre Handlungen waren geprägt von Gleichgültigkeit und Zynismus. Ihre Einstellung gegenüber Erwachsenen war von Mißtrauen gefärbt. In den Interaktionen mit professionellen Helfern und den Eltern gab sie sich geringschätzig und abweisend. In Situationen, in denen Schuldgefühle oder Reue zu erwarten gewesen wären, erklärte sie gerne, daß ihr die Bedeutung dieser Gefühle unbekannt sei: »Was soll das sein?« Insgesamt vermittelte sie ein Gefühl von Hoffnungslosigkeit im Blick auf ihre Zukunft. »Ich kann nur einen Tag auf einmal leben; ich gehe dahin, wohin es mich treibt.« In ihrer Beziehung zu ihren Eltern fühlte sie sich auf Abstand gehalten und erwartete nicht, irgend etwas von ihnen zu bekommen. Trotz deren offensichtlicher Fürsorge und Bereitschaft, ihr zu helfen, wies sie sie zurück und gestand ihre Aversion ihnen gegenüber.

Wahrscheinlich beruhte Joannes Gefühl der Distanz zwischen sich und ihren Eltern durchaus auf Gegenseitigkeit, vor allem seitens der Mutter, die, wenn sie von ihrer Tochter sprach, sich gleichgültig gab und nicht Partei für die Tochter ergriff. Der Vater brachte mehr Wärme, Betroffenheit und Zorn zum Ausdruck.

Wie Erwachsene, bei denen eine Persönlichkeitsstörung diagnostiziert wurde, hatte dieses junge Mädchen seit ihrer Kindheit gelogen und gestohlen und hatte früh mit sexuellen Aktivitäten begonnen. Mit persönlichkeitsgestörten Erwachsenen teilte sie die narzißtischen Züge der Selbstüberhöhung, des Anspruchsdenkens und die Reserviertheit, weiterhin die Impulsivität (von zu Hause weglaufen, nicht vorausplanen) und das Fehlen von Schuldgefühlen. Erwähnt werden müssen noch die fehlenden Freundschaften, die Unfähigkeit, aus Erfahrungen zu lernen, und die Ziellosigkeit. Ihre ungleichmäßigen Schulleistungen, die zum Teil durch eine leichte Dyslexie bedingt waren, rührten weit mehr von ihrer fehlenden Motivation her. Aufgrund ihrer Impulsivität und ihres Umgangs mit Menschen, die straffällig geworden waren, sowie wegen der Mißachtung ihrer eigenen Sicherheit muß die Patientin als selbstmord- oder unfallgefährdet eingestuft werden.

Differentialdiagnose

Da das *DSM-IV* weder die psychologischen Charakteristika der Störung des Sozialverhaltens noch die der antisozialen Persönlichkeitsstörung spezifiziert, müssen wir bei einer Anzahl diagnostischer Syndrome unbedingt auf die Unterscheidung zwischen antisozialen Verhaltensweisen und der eigentlichen antisozialen Persönlichkeitsstörung bzw. Psychopathie (Frick et al., 1994) achten, wobei letztere sowohl die gesamte Bandbreite verbrecherischen antisozialen Verhaltens als auch die Merkmale der narzißtischen Persönlichkeitsstörung umfaßt.

Cleckley (1941) charakterisiert Psychopathie folgendermaßen: Egozentrik, fehlende Schuldgefühle, oberflächlicher Charme, flache Emotionen, fehlende Empathie, fehlende Angst und und keine dauerhaften Beziehungen. Genau diese Phänomene unterscheiden bei Kindern eine leichte Störung des Sozialverhaltens von der eigentlichen antisozialen Persönlichkeitsstörung (P. Kernberg und S. Chazan, 1997). Kinder, die als antisozial beschrieben werden, sind unfähig, soziale Beziehungen aufrechtzuerhalten, sie sind aggressiver, haben weniger Angst und reagieren weniger gut auf eine Behandlung. Man kann sagen: Je geringer die Angst ist, desto stärker ist das antisoziale Verhalten, und desto schlechter ist die Prognose (Frick et al., 1994).

Wie bereits angemerkt wurde, besagt das *DSM-IV*, daß eine antisoziale Persönlichkeitsstörung nicht bei Patienten diagnostiziert werden sollte, die jünger sind als 18 Jahre; doch ist das Auftreten einer Störung des Sozialverhaltens bei Jugendlichen unter 15 Jahren eines der Schlüsselkriterien*. Moffitt (1993) konnte indessen aufzeigen, daß bei Patienten mit antisozialer Persönlichkeitsstörung diese Symptome bereits in der frühen Kindheit erkennbar waren; das steht im Gegensatz zu vielen Heranwachsenden, die nur als Teenager antisoziale Verhaltensweisen zeigen. Viele Forscher sind sich darin einig, daß die antisoziale Persönlichkeitsstörung zwei Seiten hat, nämlich die der narzißtischen Persönlichkeitsstörung einerseits und die des delinquenten Verhaltens andererseits.

Eine Möglichkeit, die eigentliche antisoziale Persönlichkeitsstörung bzw. Psychopathie als solche zu erkennen, besteht darin, die Sozialisierung als Kriterium einzubeziehen. Das *DSM-III* unterscheidet verschiedene Unterarten der Störung des Sozialverhaltens: Die nicht-sozialisiert-aggressiven, die einzelgängerisch-aggressiven und die undifferenzierten Arten wurden der psychopathischen Gruppe zugerechnet; zur Störung des Sozialverhaltens mit Sozialisation (aggressive und nicht-aggressive Untergruppen) gehört die große Mehrheit der nicht-psychopathischen Gruppe. Aggressive sozialisierte Kinder sind in gewissem Maß zu Beziehungen mit Gleichaltrigen fähig, ebenso auch

* Wie wir weiter oben ausgeführt haben, umfaßt die Störung des Sozialverhaltens alle Kriterien der antisozialen Persönlichkeitsstörung; das besagt, daß ein Kriterium der antisozialen Persönlichkeitsstörung darin besteht, daß man als Jugendlicher unter 18 Jahren eine antisoziale Persönlichkeitsstörung hat.

zu Bindungsverhalten, Schuldgefühlen, Scham und Reue; aggressive nicht-sozialisierte Kinder sind dagegen nicht imstande, Regeln zu begreifen oder die Gefühle anderer zu verstehen.

Da diese beiden Gruppen sich darin unterscheiden, wohin sie sich entwikkeln, ist es bedauerlich, daß das *DSM-IV* die so wichtige Unterscheidung zwischen sozialisierten und nicht-sozialisierten Kindern nicht berücksichtigt. Bei bedingter Haftentlassung verhielten sich sozialisierte straffällige Jugendliche verantwortungsbewußter, während junge Straffällige aus der Gruppe der nicht-sozialisierten Jugendlichen als Erwachsene aufgrund von Gewaltverbrechen (einschließlich Überfall, Vergewaltigung und Mord) zu Gefängnisstrafen verurteilt wurden. Wir möchten noch hinzufügen, daß sozialisierte antisoziale Jugendliche sich antisozial verhalten, um Zugang zu einer Gruppe zu finden, während der nicht-sozialisierte Jugendliche weder die Motivation noch die Fähigkeit hat, sich anderen anzuschließen, es sei denn für ein kurzfristiges Bündnis mit einer Bande, bei der letztlich jeder auf sich selbst gestellt ist.

Frick und Mitarbeiter (1994) untersuchten 95 Kinder zwischen 6 und 13 Jahren, die in eine Klinik eingewiesen worden waren; diese Studie erbrachte einen ähnlichen Befund, nämlich zwei Dimensionen im Verhalten von Kindern mit einer Störung des Sozialverhaltens. Die eine Dimension war gekennzeichnet von Impulsivität und Problemen wie straffälliges Verhalten; die andere Dimension hingegen wies psychische Merkmale auf, die unter dem Gesamtbegriff »gefühllos/emotionslos« subsumiert werden können und Charakteristika wie fehlende Schuldgefühle, fehlende Empathie und oberflächlichen Charme umfassen. Diese beiden Faktoren entsprechen denen, die Smith und Mitarbeiter (1997) für Jugendliche und Hare (1991) für Erwachsene beschreiben.

Frick et al. (1994) kamen zu der Schlußfolgerung, daß Impulsivität und problematisches Sozialverhalten mit geringer Intelligenz, schlechten Schulleistungen und Ängstlichkeit korrelieren, während die gefühllos-unemotionale Komponente mit der erregungsuchenden Selbsterhöhung und dem Mangel an Empathie korreliert, die zur narzißtischen Persönlichkeitsstörung gehören. In Verbindung mit einem höheren Grad an Intelligenz grenzen diese beiden unabhängigen Faktoren die Subgruppen der Psychopathen von den Kindern mit Störungen des Sozialverhaltens ab.

Um diese beiden Faktoren bei Kindern systematisch erfassen zu können, adaptierten beide Forschergruppen (Smith et al., 1997 für Jugendliche; Frick et al., 1994 für Kinder) die Psychopathy Checklist Scale (Hare, 1991) an das jeweilige Entwicklungsstadium des Kindes. Die Ergebnisse brachten den überzeugenden Nachweis, daß die eigentliche antisoziale Persönlichkeitsstörung bzw. Psychopathie sowohl bei Kindern als auch bei Jugendlichen auftritt. Es gibt signifikante Unterschiede zwischen Jugendlichen, bei denen ein phasenspezifisch gestörtes Sozialverhalten vorliegt, und denen, die eine psychopathische Störung des Sozialverhaltens zeigen. Die Unterscheidung zwischen diesen Gruppierungen ist deshalb so bedeutsam, weil die Prognose der zweitgenannten Gruppe viel schlechter ist: Jugendliche mit psychopathischer antisozialer Persönlichkeitsstörung zeigten – ebenso wie die Erwachsenen mit dieser Diagnose – schwere Formen von Narzißmus mit weniger Angst und mehr Gleichgültigkeit sowie einen lebenslänglich chronischen Zustand (Moffitt, 1993).

Loeber und Schmaling (1985) untersuchten die Unterscheidung zwischen manifestem und verdecktem antisozialen Verhalten. Wir halten ihre Befunde für klinisch relevant: Manifeste, offen gezeigte Verhaltensweisen wie streiten, schlagen, schreien – das heißt, Verhaltensweisen, die auf eine gewisse, wenn auch negativ gefärbte Emotionalität hinweisen –, werden hauptsächlich mit der Bandbreite des oppositionellen Trotzverhaltens assoziiert, zu dem auch Brüllen, impulsive Handlungen, Wutausbrüche und Launen gehören. Dagegen werden unoffene, versteckte Verhaltensweisen – also Handlungen, die außerhalb der Aufsicht von Erwachsenen vorgenommen werden wie beispielsweise Lügen, Stehlen oder Vandalismus – mit Alkoholismus, Umgang mit straffälligen Jugendlichen und Schulschwänzen assoziiert. In einer Metastudie mit 11 000 Kindern erklärte diese Dimension – manifest/verdeckt – 69 Prozent der Varianz.

In einer Studie mit 48 Probanden zwischen 13 und 17 Jahren wurde eine im Blick auf das Stadium der Adoleszenz modifizierte Form der Psychopathy Checklist von Hare verwendet (Frick et al., 1994); es ergaben sich Faktoren, die mit der narzißtischen Persönlichkeitsstörung und der antisozialen Persönlichkeitsstörung korrelierten, so wie diese Störungen im *DSM-IV* definiert werden. Die beiden Faktoren (manifest/verdeckt) wurden dazugenommen, und es ergab sich folgende Abstufung innerhalb der Psychopathie: Werte um 29 oder mehr Punkte entsprachen einer psychopathischen Störung des Sozialverhaltens, 20 bis 28 Punkte entsprachen einer moderaten psychopathischen Störung des Sozialverhaltens, und weniger als 20 Punkte entsprachen einer nicht-psychopathischen Störung des Sozialverhaltens. Die Jugendlichen mit 29 oder mehr Punkten hatten alle bereits mit Gewalt zu tun gehabt; die Mehrheit von ihnen hatte bereits vor dem 10. Lebensjahr Problemverhalten gezeigt. Bei dem Drittel der Jugendlichen mit nicht-psychopathischer Störung des Sozialverhaltens fand sich keine Gewalt in ihrer Lebensgeschichte, und die größere Mehrheit hatte erst nach dem 10. Lebensjahr eine Störung des Sozialverhaltens gezeigt. (Die Irrtumswahrscheinlichkeit war geringer als .001).

Moffitt (1993) untersuchte antisoziale Verhaltensweisen im Entwicklungsverlauf bei einer Population männlicher Straftäter. Seine Analyse des Zusammenhangs zwischen dem Alter des Probanden bei Beginn des antisozialen Verhaltens und der aktuellen Verhaftung erbrachten deutliche Hinweise darauf, daß es zwei Typen antisozialer Verhaltensweisen gibt, nämlich einen Typus, der auf eine chronische, lebenslange Persistenz des antisozialen Verhaltens hinweist, und einen zweiten Typus, der auf die Zeit der Adoleszenz beschränkt bleibt. Klinisch relevant ist diese Unterscheidung deshalb, weil dadurch die phasenspezifische, adoleszente Form der antisozialen Persönlichkeitsstörung von der Psychopathie als chronischem Persönlichkeitsmerkmal abgegrenzt werden kann, bei der bereits im Kindesalter Störungen des Sozialverhaltens vorlagen; das bestätigt die diagnostische Bedeutung dieses Kriteriums.

Das Verhalten von 7–11jährigen Kindern mit gestörtem Sozialverhalten ist ein besserer Prädiktor für Probleme mit Polizei und Justiz im Erwachsenenalter, als es Verhaltensprobleme in der Adoleszenz sind. Bei 75 Prozent der Jugendlichen mit phasenspezifischen antisozialen Verhaltensweisen läßt sich im Vergleich mit Gleichaltrigen, bei denen antisoziales Verhalten bereits im Vorschulalter vorlag, kein Unterschied im Verhalten feststellen. Ungehorsam im Vorschulalter und aggressives Verhalten im Alter von 3 Jahren manifestieren sich später als kindliche Störung des Sozialverhaltens und führen im Teenager-Alter zu einer polizeilichen Festnahme (White et al., 1990). Da sich jedoch die auf die Adoleszenz beschränkte antisoziale Persönlichkeit in der Zeit der Adoleszenz nicht von der lebenslangen antisozialen Persönlichkeit unterscheiden läßt, werden die beiden Formen in vielen Untersuchungen miteinander vermischt.

Moffitt (1993) erkennt einige qualitative Unterschiede zwischen diesen Gruppen. So spiegelt sich beispielsweise in den Straftaten der Gruppe mit der auf die Adoleszenz beschränkten antisozialen Persönlichkeit die Rebellion gegen Autorität und elterliche Kontrolle bzw. der Wunsch, an den Privilegien der Erwachsenen teilzuhaben. Die Straftaten gehören zu den Bereichen Vandalismus, Störung der öffentlichen Ordnung, Substanzmißbrauch, Weglaufen und Diebstahl. Die sehr unterschiedlichen Straftaten, die von der Gruppe der lebenslänglich antisozialen Persönlichkeiten begangen werden, umfassen opferbezogene Verbrechen wie Gewaltanwendung und Mord und werden eher von einem alleinhandelnden Individuum (Einzeltäter) begangen.

In der Gruppe der Jugendlichen mit phasenspezifischem antisozialen Verhalten nimmt die Kriminalität in dem Maße ab, wie die Möglichkeiten für reguläre Arbeit und Eheschließung zunehmen. Die größere Mehrheit der Jugendlichen dieser Gruppe findet zu einer normalen Lebensweise zurück, denn sie sind flexibel genug, solche Gelegenheiten zu ergreifen, und sind auch nicht mit einer ständig wachsenden Anzahl früher begangenen Straftaten belastet. Sie leiden auch nicht unter Beeinträchtigungen ihrer sozialen Fähigkeiten bzw. ihrer Beziehungsfähigkeit oder schlechten Schulleistungen. Dagegen suchen sich die chronischen Straftäter solche Arbeitsstellen, Ehepartner und Freunde aus, die zur Aufrechterhaltung ihrer antisozialen Lebensweise beitragen und als Verstärkung ihrer antisozialen Persönlichkeit oder Psychopathie wirken.

Die Prävalenz der schweren lebenslangen antisozialen Störung ist für alle Altersstufen ungefähr gleich: 5 Prozent der Vorschulkinder, 3–6 Prozent der 4–9jährigen Jungen, 3–6 Prozent der männlichen jungen Erwachsenen und 4–5 Prozent der Erwachsenen. Diese statistischen Daten validieren die Hypothese von der lebenslangen antisozialen Störung; die gleichbleibende Prävalenzrate validiert die Kontroverse darüber, daß der antisozialen Persönlichkeitsstörung konsistent eine Störung des Sozialverhaltens bei Kindern vorausgeht. Eine polizeiliche Festnahme ist bei Kindern zwischen 7 und 11 Jahren ein Prädiktor für eine lebenslange Tendenz zum Begehen von Straftaten. In welcher Form sich die antisozialen Verhaltensweisen letztlich manifestieren, hängt vom Alter und den jeweiligen Umständen ab; die diesem Verhalten zugrundeliegende Persönlichkeitsorganisation wird jedoch tendenziell beibehalten.

Moffitt zufolge scheinen sich Teenager mit phasenspezifischen antisozialem Verhalten nicht wesentlich anders zu verhalten als Teenager der Kategorie mit dem früh einsetzenden und persistierenden devianten Verhalten. Benötigt wird deshalb eine spezifischere klinische Beschreibung, wie sie weiter unten in diesem Kapitel folgt. Das phasenspezifische antisoziale Verhalten in der Adoleszenz kann auch im Zusammenhang mit anderen Persönlichkeitskategorien auftreten, einschließlich gewisser Varianten des normal-neurotischen Bereichs, doch für die Gruppe der persistierend lebenslangen Straftäter sind solche Verhaltensweisen mit großer Wahrscheinlichkeit die Vorläufer einer antisozialen Persönlichkeitsstörung.

Farrington et al. (1990) weist nach, daß es in der psychopathischen Persönlichkeit eine Kontinuität gibt, die das ganze Leben hindurch anhält, sogar bis zum 69. Lebensjahr, auch wenn das kriminelle Verhalten abnimmt. In der Lebensgeschichte eines Menschen kommen dessen psychopathische Züge darin zum Ausdruck, daß er seine Familie für seine Zwecke mißbraucht, ausnutzt oder vernachlässigt; anders gesagt, in den narzißtischen Persönlichkeitsmerkmalen, die den Patienten mit antisozialer Persönlichkeitsstörung kennzeichnen.

Ätiologie

Laut Moffitt (1993) verbinden sich mehrere ätiologische Faktoren mit Milieufaktoren und bilden die Grundlage für das persistierende lebenslange antisoziale Verhalten. Zu den möglichen Ursachen rechnet er: Störung in der Embryonalentwicklung des Gehirns, pränatale Faktoren im Zusammenhang mit Substanzmißbrauch bei der Mutter sowie perinatale Defizite im Zusammenhang mit der Ernährung. Die neuropsychologischen Defizite wirken sich auf die Fähigkeit des rezeptiven Zuhörens, des Lesens und Problemlösens aus; sie beeinflussen auch die Ausdrucksweise, die Schreibfähigkeit und das Gedächtnis. Die Defizite bei der Ausführung entsprechen dem, was als Teilleistungsstörung beschrieben wird; dazu gehören fehlende Aufmerksamkeit und impulsive Handlungen.

Price und Mitarbeiter (1990) weisen darauf hin, daß neuropsychologische Defizite das chronische antisoziale Verhalten beeinflussen, und zwar, wenn es zusammen mit der Aufmerksamkeitsdefizit-Störung mit Hyperaktivität (ADHT) auftritt; sie verweisen auch auf die Störung des sozialen Verhaltens, die zu extremem antisozialen Verhalten eskaliert. In ihrer Studie zeigten Jungen zwischen 3 und 5 Jahren beim Bayley- und McCarthy-Test zur motorischen Koordination sowie beim Stanford Binet-Test zur kognitiven Leistung mehr als eine Standardabweichung unter die Norm ihrer Altersgruppe. Immer häufiger stehen die kognitiven, linguistischen und behavioralen Eigenschaften von Psychopathen in Verbindung mit Ausfällen im Frontallappen, speziell im orbitalen frontalen Kortex, dem intramedial-temporalen Kortex und dem Cingulum (zwischen Stirn- und Schläfenlappen verlaufende Assoziationsfasern). Spezielle Schädigungen könnten erklären, weshalb Psychopathen in verschiedenen Bereichen unfähig sind, die semantische Bedeutung von Sprache zu verstehen und in ihre Kommunikation einzubeziehen. Ihr Umgang mit dem gesprochenen Wort scheint relativ oberflächlich zu sein; subtile und abstraktere Bedeutungen kann der Psychopath nicht erfassen (Intrator et al., 1997). Die Forschung im Bereich der Bildersprache des Gehirns wird vielleicht Klarheit darüber bringen, wie es möglich ist, daß ein Psychopath die emotionalen Implikationen von Worten, Ereignissen und Erfahrungen nicht einzuschätzen vermag.

Tritt in der Familie des Kindes bereits antisoziales Verhalten auf, dann lebt laut Moffitt (1993) das Kind in einer Umgebung, die in entscheidenden Bereichen Defizite aufweist. Konstitutionelle Dispositionen und die Übermittlung von Einstellungen und Ansichten von einer Generation zur nächsten dienen der Aufrechterhaltung der Spirale des antisozialen Verhaltens. Moffitt erwähnt, daß gemäß den Befunden aus der Neuseeland-Längsschnittuntersuchung die neuropsychologischen Defizite der Kinder sowie eine Notsituation der Familie aggressives Verhalten der Kinder bei der Konfrontation mit einem Opfer oder einem Gegner massiv beeinflußten. Studien zum genetischen Einfluß auf Verhalten bzw. zum Verhalten von Adoptivkindern berichten gleichfalls, daß die höchste Rate an Straftaten da auftritt, wo Pflege- oder Adoptiveltern bzw. die leiblichen Eltern kriminelle Handlungen begehen (Mednick et al., 1984).

In dem Maße, wie die Gelegenheiten zum sozialen Lernen abnehmen, erhalten und verstärken sekundäre Komplikationen die pathologische Anpassung und führen letztlich zur chronischen Pathologie. Die Unfähigkeit, funktionalere soziale Alternativen zu erlernen, führt dazu, daß die Möglichkeiten für Veränderungen immer geringer werden. Diese Unfähigkeit zeigt sich überdeutlich darin, daß der Psychopath die allgemeine Vorstellung von sozialem Verhalten nur dahingehend interpretiert, wie er sie am besten für seine Zwecke manipuliert, um aus der Haft oder aus der Behandlung entlassen zu werden.

Die Komorbidität mit Lernstörungen, Hyperaktivität und sich später entwickelnder Manie, Schizophrenie, Drogen- und Alkoholkonsum, Depression und Angststörungen machen die Situation noch schwieriger und führen zu einer chronischen Störung.

Der von Moffitt postulierte Unterschied zwischen dem chronisch antisozialen Weg und dem anscheinend phasenspezifischen, auf die Zeit der Adoleszenz beschränkten antisozialen Verhalten wird durch die Tatsache gestützt, daß vier Fünftel der männlichen Bevölkerung als Teenager wegen kleinerer oder größerer Vergehen in Kontakt mit der Polizei gerieten (Farrington et al., 1990). In der Gruppe der 13jähringen bilden die Kinder mit phasenspezifischem antisozialem Verhalten die Mehrheit, doch drei Viertel von ihnen sind vor dem 30. Lebensjahr wieder in die Normalpopulation integriert. Da das Ende der Adoleszenz häufig durch gesellschaftliche Konventionen um bis zu 10 Jahre nach Erlangung der sexuellen Reife hinausgeschoben wird (beispielsweise durch lange Schul- und Ausbildungszeiten und dadurch bedingten verzögerten Eintritt in die Arbeitswelt und Zugang zu Besitz), ist der Zeitrahmen für phasenspezifisches, adoleszentes antisoziales Verhalten beträchtlich. Darüber hinaus vertritt Moffitt die These, daß hier eine Tendenz zur Nachahmung des Verhaltens von chronisch antisozialen Kameraden vorliegt, weil das Leben dieser professionellen Kriminellen ein Mehr an sofort erreichbarem Gewinn verspricht. (Diese Sichtweise erklärt in gewisser Weise das zu bestimmten Zeiten vermehrt auftretende delinquente antisoziale Verhalten von aufeinanderfolgenden Generationen männlicher Jugendlicher, die, wie Moffitt berichtet, in den Jahren 1938, 1961 und 1983 in England vermehrt in kriminelle Handlungen verwickelt waren). Wenn Jugendliche mit auf die Adolezenz beschränktem antisozialem Verhalten zu jungen Erwachsenen heranreifen und damit Zugang zu regulärer Arbeit und die Möglichkeit zum Aufbau von Beziehungen zu anderen bekommen, dann kehren sie in die Normalpopulation zurück.

Entwicklung der Psychopathologie

Kinder mit einer antisozialen Persönlichkeitsstörung haben chronische Verhaltensprobleme, die bereits in der frühen Kindheit auftreten. Schon im Alter von zwei Jahren können sich Symptome zeigen, wenn nämlich das Kind so impulsiv ist, daß es wie getrieben scheint und weder durch Strafe noch durch Belohnung dazu zu bringen ist, Grenzen zu respektieren. Die Eltern solcher Kinder leiden am Burnout-Syndrom, das bedeutet, sie fühlen sich gänzlich erschöpft und am Ende ihrer Kraft, und dies in einer Weise, wie man es bei Eltern anderer Kinder nur selten erlebt. Trotz ihrer aufopferungsvollen und engagierten Haltung müssen sie erleben, von ihren Kindern massiv abgelehnt und auf Distanz gehalten zu werden. Manchmal haben die Eltern tatsächlich Angst vor ihren Kindern. Bei psychotischen Kindern, die Dinge zerstören und eine physische Bedrohung darstellen können, ist es tatsächlich nicht ungewöhnlich, daß die Eltern mit dem ständigen Mißtrauen leben, ihr Sohn oder ihre Tochter könnte in aller Heimlichkeit planen, einen anderen Menschen ernsthaft zu verletzen.

Der Vater eines 11jährigen Jungen, auf den die Diagnose einer antisozialen Persönlichkeitsstörung zutraf, berichtete, er sei eines Nachts aufgewacht und habe seinen Sohn auf der Bettkante sitzen sehen, der ein Messer vor dem Gesicht des Vaters herumschlenkerte; der Junge sagte dazu, er hätte sich bloß einen Spaß erlaubt. Der Vater mißtraute seinem Sohn zutiefst und ließ ihn nie allein mit der kleinen Schwester. Der Junge hatte bereits einmal den Versuch unternommen, dem Kind auf den Bauch zu springen: Sie sollte platzen, denn das wäre lustig. Als er 3 Jahre alt war, überraschten ihn seine Eltern dabei, wie er gerade im Wohnzimmer Feuer legen wollte.

Die Mutter eines 17jährigen Jungen rief während einer psychiatrischen Begutachtung an, weil sie ein Küchenmesser vermißte. Die Psychiaterin begriff zu diesem Zeitpunkt noch nicht, wie ernst es der Mutter mit ihrer Besorgnis war, bis sie aus der Zeitung erfuhr, daß der Junge festgenommen worden war, weil er seine Nachbarin, eine ältere Frau, mit ebendiesem Messer ermordet hatte.

Die fehlende interne Kontrolle in Verbindung mit Gewissenlosigkeit ist etwas völlig anderes als das, was man in der Lebensgeschichte anderer Kinder vorfindet, die gleichfalls Schwierigkeiten mit der Selbstkontrolle haben, jedoch imstande sind, Bedauern und echtes Schuldgefühl zum Ausdruck zu bringen.

In den Akten und Lebensgeschichten dieser Kinder zeichnet sich eine gewisse Naivität seitens der Verantwortlichen und des professionellen Behandlungsteams ab. Selbst angesichts eindeutiger und unleugbarer Informationen kommt es häufig vor, daß ein Mitarbeiter in bester Absicht die Ansicht zum Ausdruck bringt, daß Verhaltenssymptome, die als Anzeichen künftiger Probleme bekannt sind (zündeln, Tiere quälen, unbegründete aggressive Handlungen, bewußte Manipulation, täuschen, lügen und stehlen), irgendwie mildernde Umstände verdienen oder reversibel sind. Die Schlußfolgerung kann dann trotz der im psychologischen Gutachten aufgezeigten typischen Störungsmuster folgendermaßen lauten: »Dieses Kind entspricht nicht dem, was wir normalerweise unter einem antisozialen Kind verstehen. Es ist im Entwicklungsprozeß und imstande zu sagen, es sei über sein Verhalten bestürzt und untröstlich.«

Die vermeintliche Besserung nach den ersten beiden Wochen in der neuen Einrichtung, die wir in der Fallgeschichte von Maggie beschrieben haben, ist repräsentativ für genau diesen Hauch von Verleugnung der Pathologie – sei es nun aufgrund von Wunschdenken seitens des Pflegepersonals, sei es »Flitterwochenverhalten« seitens des »perfekten« Patienten, der die Mitarbeiter der Klinik manipulieren oder ausbeuten kann. Es ist freilich verständlich, daß man sich nur zögernd entschließt, einen Jugendlichen unter 18 Jahren als antisozial persönlichkeitsgestört zu diagnostizieren, denn dies ist ein schwerwiegendes Etikett, das man Kindern aufdrückt, die sich vermutlich im Entwicklungsprozeß befinden. Doch diese Kinder entwickeln sich in Richtung Devianz und werden ihre Probleme nicht überwinden. Ihre Prognose ist bestens belegt, denn eine hohe Frequenz und eine große Bandbreite antisozialer Handlungen in der Kindheit sind Prädiktoren für antisoziales Verhalten im Erwachsenenalter (Farrington et al., 1990).

Intendierte Aggression

Intendierte oder absichtliche aggressive Handlungen sind ein frühes Anzeichen für das mögliche Vorliegen einer antisozialen Persönlichkeitsstörung. Man trifft sonst nur sehr selten ein Kind, das absichtlich und planmäßig zerstört und verletzt. Im Gegensatz zum Borderline-Kind, das beispielsweise Möbel zertrümmert oder die Schwester schlägt, ist die Qualität der Aggression beim antisozialen Kind typischerweise explosiv und impulsiv. Räuberisches Verhalten wird geplant, wie es bei dem dreijährigen Jungen der Fall war, der darauf wartete, daß seine Schwester die Hand an den Türrahmen legte, um dann ihre Finger in der Tür einzuklemmen.

Das antisoziale Kind plant seine Handlungen so, daß das Opfer ahnungslos ist. Im Verlauf der Evaluation eines Jungen mit überdurchschnittlicher Intelligenz griff das Kind unbemerkt nach einem Gewehr, mit dem man Plastikpfeile abschießen kann. Während der Interviewer auf seine Papiere schaute und schrieb, zielte der Junge auf dessen Gesicht. Als der Interviewer den Kopf hob, sah er sich mit dem Gewehrlauf konfrontiert. Das Kind sagte: »Nehmen Sie das doch nicht ernst, ich mache doch nur Spaß.« Um diesen Augenblick des Schreckens zu inszenieren, mußte das Kind einige Augenblicke lang schweigend abwarten, während es das Gewehr auf den Interviewer gerichtet hielt. Den Interviewer überlief ein Schauder angesichts dieser völlig unerwarteten Situation; er hatte dergleichen noch nie erlebt, obwohl er schon viele Kinder getestet hatte. Die Diskrepanz zwischen dem Affekt des Interviewers und dem des Patienten war eindrucksvoll: Der Interviewer spürte, daß er es hier mit einer ernstzunehmenden und erschreckenden Handlung zu tun hatte, während das Kind mit einem Gefühl sadistischer Lust sagte, es mache »einfach nur Spaß«.

Ein häufig anzutreffender Befund ist Tierquälerei. Ein Kind steckte seine drei Katzen in einen Wäschetrockner, so daß sie erstickten; ein anderes Mal riß er einem Hund die Nägel aus, einen nach dem anderen, während das Tier vor Schmerz heulte. Hier wird der Aggressionstrieb in absichtlich zerstörerische Handlungen umgewandelt, die mit sadistischer Erregung einhergehen. In einer Studie mit erwachsenen Kriminellen, die mehrfache Mörder waren, fand Kruesi (1986), daß alle irgendwann in ihrer Kindheit kleine Tiere gequält oder getötet hatten.

Es ist typisch für die aggressiven Handlungen von Kindern mit antisozialer Persönlichkeit, daß sie ohne Affekt begangen werden. Das heißt, die Aggression wird nicht durch Wut oder Zorn ausgelöst; das begleitende Moment sind Gleichgültigkeit und Rückzug ohne sichtbare Affekte. Weder im Verhalten noch im Gesichtsausdruck oder in der Sprache sind neurovegetative Signale erkennbar. Typisch sind kalte Aggression, kaltblütig ausgeführter Mord oder Zerstörung. Ein jugendlicher Mörder war so geistesabwesend, daß er eine Einkaufsliste für die nach dem Prozeß geplante Party schrieb, während der Richter sein Urteil verkündete.

Freundschaften

Antisoziale Kinder haben eine besondere Art, Freundschaften zu schließen. Wie Kinder mit narzißtischer Persönlichkeitsstörung können sie auf ihre Kameraden Druck ausüben, sie kontrollieren und sich ihnen gegenüber uneinfühlsam verhalten. Sie haben auch keine Hemmungen, ihre Freunde zu täuschen und auszubeuten oder ihnen ohne Umschweife die Freundschaft aufzukündigen, als ob diese ihnen nie etwas bedeutet hätte. Diese Kinder haben ungewöhnlich gut entwickelte soziale Fähigkeiten, doch liegt ihr Niveau der Objektbeziehungen weit unter ihrem tatsächlichen Alter; ihr Niveau für freundschaftliche Beziehungen ist das eines vierjährigen Kindes.

Ein 11jähriger Junge beschrieb seinen Freund im Nachbarhaus als ihm selbst ähnlich, nämlich folgendermaßen: Der Freund sei ein Lügner wie er selbst und er stehle, wie er selbst auch. Das Aussehen oder die Wesensart seines Freundes konnte er nicht beschreiben; die Beschreibung beschränkte sich auf die Besitztümer seines Freundes.

> »Naja, er ist 11 Jahre alt. Er hat ein Wasserbett und einen Fernseher. Jedesmal wenn ich zu ihm gehe, sind da vier oder fünf andere Freunde, die in seinem Zimmer spielen.« Arzt: »Kannst du mir deinen Freund Eric beschreiben?« Patient: »Ja. Er hat drei Fahrräder, ein Moped, ein BMX-Fahrrad, Transformatoren und Spielzeugsoldaten.«

Ein normales Kind dieses Alters wäre bereits fähig, den Wert der Gemeinschaft mit anderen zu schätzen; es würde seine Beziehung auf wechselseitigen Austausch aufbauen und könnte die typischen Merkmale seines Freundes beschreiben (Selman, 1980).

Antisoziale Kinder haben keinen »besten Freund« oder beständige Freundschaften. Sie nutzen ihre Freunde aus, unterdrücken sie und gehen nicht auf sie ein, deshalb büßen sie ihre Freundschaften ebenso schnell ein, wie sie sie dank ihres oberflächlich-charmanten Wesens gewonnen haben. Sie brüsten sich, Tausende von Freunden zu haben, doch würden sie nie zugeben, einen von ihnen zu vermissen. Für sie sind Freunde unspezifisch und austauschbar.

Manche dieser Kinder freunden sich nur mit älteren Kindern an oder schließen gar Freundschaft mit älteren Erwachsenen, die ihnen ihre ungeteilte Aufmerksamkeit zuwenden und sich ausbeuten lassen. So verbrachte ein 12jähriger Junge, der keinen Freund in seinem Alter hatte, da er alle Kinder in der Schule abgeschreckt hatte, seine Wochenenden in einem Seniorenheim. Er sagte, seine beste Freundin sei eine 79jährige Frau, sein bester Freund ein

Mann von 84. Als man ihm zu bedenken gab, daß die beiden vielleicht nicht mehr allzulange verfügbar wären und er sie wahrscheinlich verlieren werde, sagte er, das sei kein Problem, er werde sie einfach gegen andere alte Leute aus dem Heim auswechseln.

Kinder mit einer antisozialen Persönlichkeitsstörung tendieren nicht zuletzt dazu, sich mit ebenfalls devianten Kameraden zusammenzuschließen, denn ihr skrupelloses und ausbeuterisches Verhalten gegenüber normalen Gleichaltrigen läßt keine echte Freundschaft zu. Es ist nicht ungewöhnlich, daß sie zum Anführer einer Gruppe gewählt werden, und zwar aufgrund ihrer narzißtischen Züge: Grandiosität, Anspruchshaltung und die demonstrative Sicherheit im Umgang mit anderen. In unstrukturierten Gruppen-Settings können bei ihnen jedoch mikropsychotische Episoden auftreten.

Identifikation und Bindungsverhalten

In der Entwicklungsgeschichte von Kindern mit antisozialer Persönlichkeitsstörung zeigt sich ihre Unfähigkeit, eine Bindung an andere Menschen zu entwickeln; ihre flüchtigen und unechten Verbindungen zu Fremden und die Geschwindigkeit, mit der sie einen Menschen gegen einen anderen austauschen, machen diese Unfähigkeit sehr deutlich. Auch liefert ihre Lebensgeschichte Hinweise auf schwere Beeinträchtigungen ihrer Bindungsfähigkeit. Sie haben möglicherweise schwere Formen der Vernachlässigung erlitten: Manche dieser Kinder wurden einfach in ihrem Bettchen liegengelassen, und zwar so lange, daß der Schädel abzuflachen begann. Ein Kind, von dem berichtet wird, daß es keine Bindung an seine Mutter empfindet, erbrach seine Mahlzeit jedesmal, wenn die Mutter es fütterte; darüber hinaus schien es ihm gleichgültig zu sein, ob sie anwesend war oder nicht; es weinte nicht, wenn sie das Haus verließ, und fühlte sich anscheinend bei jedem beliebigen fremden Menschen wohler als bei ihr. Der Vater des Kindes hatte die Familie verlassen.

Bei der Evaluation von Patienten aus dieser Population muß unbedingt exploriert werden, welchem Muster die Bindungen zu Eltern, Geschwistern oder anderen Menschen folgen, denn in der Qualität des Bindungsverhaltens spiegelt sich die Tiefe und Eigenart der inneren Funktionsmodelle oder der Objektrepräsentanz. Kinder mit antisozialer Persönlichkeitsstörung haben bestenfalls eine partielle Objekt-Repräsentanz und nehmen deshalb andere Menschen in bezug auf ihre eigenen Abhängigkeit von ihnen wahr (»Sie ist nett zu mir«). Typischer für diese Kinder ist jedoch eine primitivere und skrupellosere Beziehungsform, in der sie über Menschen sprechen, als seien es unbelebte Objekte. Noshpitz (1993; persönliche Mitteilung) beschreibt einen antisozialen Jugendlichen, der sagte: »Das Leben eines x-beliebigen Menschen ist nichts anderes als ein Luftballon, den man platzen lassen kann.« Dieses Beispiel illustriert sowohl den skrupellosen Aggressionstrieb, der auf die physische Zerstörung des anderen Menschen ausgerichtet ist, als auch die damit zusammenhängende implizite Abwertung der inneren Repräsentation anderer Menschen, die durch die Umwandlung einer belebten (Mensch) in eine unbelebte Objektrepräsentanz (Luftballon) vorgenommen wird.

Identifikationen und Über-Ich

Die Identifikationen antisozialer Kinder entwickeln sich nicht in Richtung auf die Fähigkeit, die elterlichen und gesellschaftlichen Werte und Moralvorstellungen zu internalisieren, wie es bei normalen Jugendlichen der Fall ist. Meltzer (1995) prägte den Begriff »aufgesetzte Identifikation«, um die beträchtlichen Fähigkeiten zu beschreiben, mit denen diese Kinder trotz ihres Mankos nachplappern, was sie hören, und andere Menschen nachahmen. Mit diesem Begriff bezeichnet Meltzer die oberflächliche und kurzfristige Art der Identifikation, die nicht wirklich in das Ich oder das Über-Ich integriert ist, sondern »abfällt« wie eine falsche Haut. Die Unterscheidung zwischen echter und aufgesetzter Identifikation hat Auswirkungen auf die Behandlung von Kindern mit antisozialer Persönlichkeitsstörung, denn dadurch bekommt die scheinbare Besserung des Verhaltens einen Sinn, die lediglich bedeutet, daß die Kinder die Spielregeln gelernt haben und sie gedankenlos anwenden.

Das Konzept der aufgesetzten Identifikation wirft auch ein Licht auf das fehlende Über-Ich, das auf der Basis mehrerer ausgewählter Identifikationen mit wichtigen Menschen der prä-ödipalen und ödipalen Phase aufgebaut wird. Edith Jacobson beschreibt diesen Prozeß in dem Buch *Das Selbst und die Welt der Objekte* (dt. 1973). Bei antisozialen Kindern bleiben die Identifikationen an der Oberfläche und erfüllen nicht die wichtige Funktion, einen Teil der Struktur des Über-Ich auszubilden. Folglich wissen diese Kinder nicht, was Schuld und Reue sind. Sie können nicht begreifen, daß es auf dieser Welt Menschen gibt, die nicht lügen (»Natürlich, jeder Mensch lügt«). Deshalb kann man bei ihnen mit Belohnung und Strafe nichts ausrichten (Farrington et al., 1990). Sie neigen sogar dazu, sich selbst als Opfer zu sehen und andere dafür verantwortlich zu machen, daß sie Versuchungen ausgesetzt sind.

Diagnostik und psychologische Tests

Im direkten Gespräch sind antisoziale Kinder sehr höflich, zeigen soziale Kompetenz und können Interviewer sogar für sich einnehmen. Der rein äußerliche Charme, den sie bei Bedarf an den Tag legen, ist eine Falle für den behandelnden Arzt, denn er dient nur dem Zweck, diesen zu manipulieren und zu kontrollieren und in seinen physischen und psychischen Raum einzudringen. Für die Erstellung der Diagnose sollten immer mehrere Sitzungen vorgesehen werden; anders gesagt: Man muß so lange mit dem Kind arbeiten, bis der anfängliche Charme schwindet und die Skrupellosigkeit und omnipotente Kontrolle zum Vorschein kommen, was bei der geringsten Frustration der Fall ist.

Kommunikationsstil

In der Sprache der Kinder mit antisozialer Persönlichkeitsstörung ist der Affekt vom Inhalt abgekoppelt, so daß ihre Ausdrucksweise gekünstelt, unecht, distanziert und gelegentlich langweilig ist. Sie reden schnell und pausenlos, ohne Punkt und Komma, wie eine Seite aus einem Buch von James Joyce. Sie verwenden Worte nicht nur zur sinnvollen Kommunikation, sondern mindestens ebenso oft, um die Aufmerksamkeit abzulenken und Dinge zu vertuschen.

Wenn ein Kind kleinere Fehler oder falsches Verhalten zugibt, dann übergeht oder bagatellisiert es meistens schwererwiegende Probleme. Der Elfjährige, der mit dem Messer vor dem Gesicht seines schlafenden Vaters herumfuchtelte, berichtete dem Therapeuten zwar von diesem Vorfall, doch das Messer erwähnte er nicht.

Antisoziale Kinder legen eine außergewöhnliche Fähigkeit an den Tag, die Gedanken und Absichten anderer Menschen zu erraten; diesen Charakterzug haben wir »klonen« genannt. Offenbar berechnen diese Kinder, was der Kliniker hören möchte, und imitieren dessen Einstellungen, um ihn zu manipulieren. Konfrontiert man sie mit diesem Verhalten, dann reagieren sie häufig mit einem Grinsen, so als ob es ihnen Spaß mache, dabei erwischt zu werden, wenn sie »klonen« spielen.

Gegenübertragungsreaktionen

Wenn der Patient mit antisozialer Persönlichkeitsstörung die Gedanken des Interviewers wie ein Echo wiederholt, weckt er in diesem das Gefühl, einem Menschen gegenüberzusitzen, der genauso ist wie er selbst. Die dadurch erzeugte Illusion von Vertrautheit verbirgt die tatsächliche Leere in der emotionalen Bezogenheit des Kindes.

Ein solches Kind kann manchmal beim Erwachsenen ein Schaudern hervorrufen, sei es durch direkte Bedrohung, sei es durch das, was es erzählt. Ein Beispiel dafür ist der achtjährige Junge, der in Anwesenheit seiner Mutter dem Therapeuten in aller Ruhe erklärte: »Ich hasse meinen Bruder so sehr, daß ich ihn am liebsten in Stücke hacken, zermahlen und Ihnen zu essen geben würde.« Sowohl ausgebildete Ärzte und Therapeuten als auch die Eltern lassen gelegentlich zu, daß das Kind sie zum Narren hält, weil sie den Wunsch und das Bedürfnis haben, sich nicht so sehr vor ihm fürchten zu müssen.

Manchmal versuchen antisoziale Kinder, mit einem Erwachsenen eine künstliche und bedrängende Kumpelhaftigkeit herzustellen, die sämtliche Unterschiede des Alters, der Funktion und der Autorität verwischt. Ein Junge begann seine erste Evaluationssitzung beispielsweise mit der Bemerkung: »Oh, da gibt's ja Tee« und bediente sich sofort. Er redete den Psychiater wie einen gleichaltrigen Kameraden an, keineswegs so, als befände er sich in einem diagnostischen Interview mit einem ihm unbekannten Psychiater. Er übernahm sofort die Kontrolle über die Situation; er setzte sich an den Schreibtisch und spielte die Rolle des Erwachsenen, sprach den Erwachsenen wie seinesgleichen an und bewegte sich in dem Raum, als wäre es sein eigener.

Während das narzißtische Kind dem Erwachsenen respektlos gegenübertritt, ihn herabsetzt (»Das ist langweilig«) und seine Autorität herausfordert, geht das antisoziale Kind noch einen Schritt weiter, indem es sich die Rolle des Erwachsenen aneignet und alles um sich herum übernimmt. In Gegenwart eines narzißtischen Kindes fühlt man sich möglicherweise irritiert und nicht geschätzt, doch in Gegenwart eines antisozialen Kindes hat der Kliniker das Gefühl, daß seine Grenzen nicht respektiert werden und daß er unter Zwang und Kontrolle steht. Vielleicht fühlt er sich auch »übernommen« oder »gestohlen« und wird deshalb seinem Patienten gegenüber sehr vorsichtig und wachsam. Nicht selten geschieht es, daß der Interviewer das Gefühl hat, selbst der Interviewte zu sein.

Normalerweise begegnet der Kliniker seinem Patienten mit Empathie, doch in Gegenwart eines antisozialen Kindes wird die Empathie von einem Gefühl der Entfremdung überdeckt. Ein Interview mit einem antisozialen Kind ist wie ein Interview mit einem Hologramm, das die Form eines Menschen hat. Dieser Mensch wird zwar visuell erkannt, doch man kann ihn nicht berühren, weil er keine Substanz hat und scheinbar aus Luft besteht.

Da Kinder mit einer antisozialen Persönlichkeitsstörung nicht nur ein grandioses Selbst, sondern auch einen grandiosen Körper haben, fühlten sie sich berechtigt zu furzen, Rotz hochzuziehen und ihre Nägel vor den Augen anderer Menschen zu säubern, als handele es sich bei all dem um etwas äußerst Wertvolles (und Beachtenswertes). Auch ihre Eßgewohnheiten können, wie eine Mutter es ausdrückte, »zutiefst abstoßend« sein.

Träume, Tagträume und Pseudo-Einsichten

Ein Kliniker begutachtete einen 17jährigen, auf den die Kriterien der antisozialen Persönlichkeitsstörung zutrafen. Sein Kommentar: »Obwohl mein Patient imstande ist, seine Mord- und Selbstmordgedanken zuzugeben, leugnet er doch heftig ab, diese Gedanken in Handlungen umzusetzen« – dabei hatte er bereits einen anderen Menschen mit der Absicht angegriffen, ihn umzubringen; im Bericht über diesen Vorfall wurde erwähnt, daß er zwar die Fassung verloren hatte, doch keine Reue empfand.

Allerdings konnte der Patient seine Angst vor Kontrollverlust eingestehen. Bei der Beschreibung eines Traumes sagte er: »Ich bin kalt. Nichts beeindruckt mich. Ich habe kein Gewissen, keine Gefühle. Ich kann nichts in mir behalten, denn es sammelt sich an, und dann explodiert es.« In seinen Tagträumen und in seinen Alpträumen ging es um das Thema »andere umbringen oder dazu beitragen, selbst umgebracht zu werden«. In dem, was er sagte, war eine gewisse Einsichtsfähigkeit spürbar. Obwohl er verriet, daß es ihm bewußt war, kein Gewissen zu haben, keine Reue zu empfinden, keine Gefühle zu spüren und Angst vor Kontrollverlust zu haben, änderte sich nichts an seinem Verhalten. Einsicht ohne Verhaltensänderung nennen wir *Pseudo-Einsicht.* Tatsächlich erstach er einige Tage später seine Nachbarin, eine ältere Frau. Obwohl seine Vorgeschichte und seine Persönlichkeitsmerkmale den Kriterien der antisozialen Persönlichkeitsstörung entsprachen, war er nicht als gefährlich eingestuft worden, weil er noch nicht 18 Jahre alt war. Doch nun gab es keine Kluft mehr zwischen seinen Träumen und seinen Handlungen.

Ein Kliniker, der nicht glauben will, daß Kinder eine antisoziale Persönlichkeitsstörung haben können, neigt dazu, Informationen zu bagatellisieren und/oder zu verleugnen, und der Patient lernt schnell, zu sagen oder zu erzählen, was der Kliniker hören möchte, doch nimmt er die Behandlung weder an, noch setzt er sie um. Wir hatten einen 11jährigen Jungen in der Klinik, der eingewiesen worden war, weil er, wie er sagte, ein »böser Junge« war, und die Klinik sollte ihm nun beibringen, wie man ein »guter Junge« wird. Er hatte bereits ein Jahr Behandlung in einer Institution hinter sich und hatte gelernt, das Richtige zu sagen, ohne deswegen sein Verhalten zu ändern. Die Substanz seiner Einsicht bestand lediglich darin, daß er wie ein Papagei die Worte nachplappern konnte, mit denen er sich herauswinden konnte. Im klinischen Setting durchschauen diese Kinder mit geradezu schlafwandlerischer Sicherheit die Absichten der Ärzte und des Pflegepersonals.

Psychologische Tests

Rygaard (1998) faßt das HAWIK-R-Testprofil von Kindern mit antisozialer Persönlichkeit folgendermaßen zusammen: Diese Kinder erreichen im Verbalteil niedrigere Werte als im Handlungsteil; ihre Werte in den Subtests »Allgemeines Verständnis«, »Gemeinsamkeiten finden«, »Bildergänzung« und »Bilderordnen« sind relativ hoch; in den Subtests »Rechnerisches Denken«, »Zahlennachsprechen«, »Mosaiktest« und »Zahlen-Symbol-Test« erreichen sie jedoch relativ niedrige Werte. Ihre Schwierigkeiten liegen in den Bereichen, bei denen es um die emotionale Bedeutung der Wörter geht, sie können nur schlecht ihre Strategien ändern, ein Problem aus einem anderen Blickwinkel betrachten oder Proportionen und Beziehungen zwischen verschiedenen Elementen erkennen.

Die subjektive Welt eines Psychopathen, wie sie sich im Rorschach-Test abzeichnet, spiegelt sein fehlendes Bindungsverhalten und als Kovariante seine unter der Norm liegende Angst. Aggression oder Gewalt treten nur schwach auf, zum Teil, weil der Patient gelernt hat, seine Reaktionen zu verbergen, zum Teil aber auch, weil sich seine aggressiven Gefühle ständig entladen, so daß sie nicht in unbewußten Reaktionen auftauchen müssen. Die affektive Form des Sadomasochismus ist allerdings meßbar: Der Proband drückt aggressive Reaktionen in Verbindung mit lustvollem Affekt aus. Dieses Maß unterscheidet die psychopathische von der nicht-psychopathischen Persönlichkeit. Die aggressiven Reaktionen finden ihre Parallele im Spiel von antisozalen Kindern, bei denen positive Affekte nur dann sichtbar werden, wenn sie Spielzeug oder Spielfiguren sadistisch ersticken oder zerschneiden. Patienten mit antisozialer Persönlichkeitsstörung haben ein verzerrtes Realitätsgefühl, und ihre Abwehrmechanismen sind typisch für die Borderline-Persönlichkeitsorganisation.

Exner hat den Rorschach-Test dahingehend interpretiert, daß – im Vergleich mit der Normalpopulation – darin ein signifikantes Fehlen von Aggressivität zum Ausdruck kommt und das Fehlen von B-Antworten (Bewegung) auffällt. Dieser Befund ließe sich vielleicht damit erklären, daß der Patient seine Aggression problemlos nach außen entlädt und in seiner subjektiven Erfahrung keine Konflikte mit Aggression erlebt hat, weil ihm moralische Wertvorstellungen fehlen. Denkbar wäre auch, daß aggressive Affekte deshalb nicht vorhanden sind, weil jegliche – positive oder negative – affektive Besetzung anderer Menschen fehlt und deshalb aggressive Affekte in den Interaktionen nicht thematisiert werden.

Auf der Egozentrik-Skala des Rorschach-Tests werden höhere Werte erreicht; das weist auf das Gefühl der Nicht-Zugehörigkeit zu anderen hin; der damit korrelierende Trend zu Antworten auf untypische Karten, die mehr Bezug aufweisen, läßt auf eine stärker ausgeprägte Grandiosität schließen. Kinder mit gestörtem Sozialverhalten geben signifikant wenige Strukturantworten; diese Tatsache steht in Bezug zu ihrer Bindungsproblematik und entspricht ihrer dürftigen affektiven Beziehungsfähigkeit. Die geringe Anzahl diffuser Strukturantworten korreliert mit dem fehlenden Bedürfnis nach Nähe; dieses Merkmal ist charakteristisch für psychopathische Jugendliche, die mehr als ihre nicht-psychopathischen Kameraden die Tendenz haben, gegenüber Erwachsenen auf Abstand zu bleiben. Nicht-psychopathische Jugendliche haben durchaus ein Bedürfnis nach Nähe (Smith et al., 1997).

Kinder mit gestörtem Sozialverhalten vom Typus des aggressiven Einzelgängers stellen eine Subgruppe dar, die mit der psychopathischen Persönlichkeit korreliert. Im Exner-System erbringen sie hohe Lambda-Werte; das verweist auf eine Reihe von simplizistischen reinen Formantworten, die für ein Item nach dem anderen gegeben werden. Diese Kinder müssen alles vermeiden, was in ihrer Umgebung komplex ist; sie halten sich an das Offensichtliche und gehen beim Problemlösen typischerweise nach der Strategie von Versuch und Irrtum vor. Sie wollen nichts mit den Affekten anderer Menschen zu tun haben und neigen selbst eher zu emotionalen Explosionen, eine Haltung, die aus der Anzahl reiner Farb-Antworten ersichtlich wird. Diese Population empfindet weniger Angst als die Normalpopulation, ist ständig emotional distanziert, zeigt Affekte ohne Tiefe und eine untypische Abwehrstrategie in Form von Ausagieren.

Eine Störung des formalen Denkens, verzerrte Wahrnehmung und unzulängliche Realitätsprüfung – alle diese Defizite werden von den Verhaltensproblemen überdeckt und verschleiert. Charakteristisch für den Menschen mit antisozialer Persönlichkeit ist die lebenslange Wahrnehmung anderer als unkooperativ und wenig fürsorglich. Hohe Werte auf der Egozentrik-Skala weisen auf die Distanz dieser Kinder von ihrer Umgebung hin, doch bei den Kindern ist die Grandiosität nicht so offensichtlich wie bei Jugendlichen und Erwachsenen. In dem Maße, wie die Differenzierung zwischen dem kindlichen Narzißmus und dessen pathologischer Ausprägung besser verstanden wird, brauchen wir auch zu diesem Phänomen weitere Studien.

Manche dieser Maße, beispielsweise die Vorliebe für das Offensichtliche, die innere Distanz und die geringe Angst, finden wir auch bei Jugendlichen; es kommt zu häufigen Wutanfällen und zu einer Verbesserung der kognitiven Fähigkeiten, obwohl die Fähigkeit zur Realitätsprüfung nach wie vor eingeschränkt ist und die Störung des formalen Denkens weiterhin besteht. Bei Jugendlichen fehlen im Rorschach-Test sämtliche Antworten, die sich auf Menschen beziehen, ebenso auch aggressive Reaktionen; die hohen Werte auf der Egozentrik-Skala und die vermehrten Antworten mit Reflexion verweisen auf einen wachsenden pathologischen Narzißmus. Dadurch wird das Doppelgesicht der antisozialen Persönlichkeitsstörung validiert, von dem Hare spricht. Affektive Störungen oder Störungen der Stimmung treten bei Mädchen häufiger auf als bei Jungen.

Behandlung

Die Methoden zur Behandlung der antisozialen Persönlichkeitsstörung sind noch in Entwicklung begriffen. In der Diskussion über schwere Störungen des Sozialverhaltens mit zerstörerischem Potential setzt sich Achenbach (1988; persönliche Mitteilung) dafür ein, bei der Prognose äußerst vorsichtig zu sein, ganz gleich, welche Behandlungsmodalität gewählt wird. Allerdings können im Rahmen der Behandlung gewisse Maßnahmen getroffen werden, um Folgeschäden für den Betroffenen, seine Familie und die Gesellschaft zu begrenzen.

Wichtig ist es, an den Symptomen zu arbeiten, die auf medikamentöse Intervention ansprechen und die bekanntermaßen das psychopathische Verhalten verstärken: Aufmerksamkeitsdefizit-Hypervigilanzstörung, impulsives Verhalten und psychotische Episoden. (Von Patienten mit antisozialer Persönlichkeitsstörung, die unter einer Charakterdepression leiden, weiß man, daß sie auf Antidepressiva weniger gut ansprechen als Patienten, die unter Stimmungsstörungen leiden.) Die Familie sollte über die Prognose für die antisoziale Persönlichkeitsstörung informiert werden, damit die erforderlichen Maßnahmen ergriffen werden können, um die Geschwister vor körperlicher Mißhandlung und die Eltern vor Morddrohungen zu schützen, und den Diebstahl von Familienbesitz sowie ganz allgemein die Ausbeutung der Familienmitglieder verhindern.

In manchen Fällen mag es empfehlenswert sein, die Unterbringung in einer Institution zu beantragen, um den Patienten vor Selbstmord und die anderen Menschen vor seinem gewalttätigen Verhalten zu schützen.

Intervention in der Familie

Eltern jüngerer Kinder, auf die die Kriterien der Psychopathie und der antisozialen Persönlichkeitsstörung in der Kindheit zutreffen, brauchen sehr intensive Unterstützung bei der Durchführung spezieller Maßnahmen, damit sie nicht von Wut und Hoffnungslosigkeit überwältigt werden, denn diese Haltung würde das Kind nur noch depressiver und ängstlicher machen und dadurch noch weiteres antisoziales Verhalten provozieren. Mutter und Vater müssen sich einig sein und an einem Strang ziehen.

Bei der praktischen Durchführung dieser Maßnahmen müssen Mutter und Vater zusammenarbeiten und einander unterstützen. Beide müssen sich über die Neigung des Kindes klar sein, sich selbst als Opfer zu sehen und die Position des »armen Kindes« einzunehmen und auszunutzen, auch wenn der eine oder der andere Elternteil gelegentlich gern einer weichen Regung nachgeben und die schweren Probleme leugnen würde, vor allem in den flüchtigen Augenblicken, in denen das Kind Bedauern oder Niedergeschlagenheit zeigt.

Die weiter unten aufgeführten Maßnahmen sollen die Eltern befähigen, auf die Schwachpunkte des Kindes zu reagieren, vor allem auf die fehlende Impulskontrolle, die Gewissenlosigkeit und die mangelnde Empathie. Hier müssen die Eltern feste und beständige Grenzen setzen. Die Eltern müssen auch ermutigt werden, ihre Wut auf das Kind nicht auszuagieren. Mitteilungen müssen in autoritärer Haltung ausgesprochen werden, der Inhalt muß deutlich verständlich sein und sich auch in der Haltung ausdrücken. Sie werden in dem Augenblick ausgesprochen, in dem das Verhalten gezeigt wird, und zwar von dem Erwachsenen, der davon betroffen ist, auch wenn das nicht der Vater oder die Mutter sind, sondern vielleicht der Großvater oder die Großmutter. Eltern empfinden leicht Kummer oder sogar Schuldgefühle, wenn sie etwas unternehmen, das die Familie schützt. Diese beiden Gefühlskomplexe sollten immer wieder angesprochen werden, damit die Struktur der Umgebung ebenso wie die jeweiligen Interventionen auf das Verhalten des Kindes und damit auf dessen innere Welt einwirken können.

Mißhandlung der Geschwister. Angesichts des Hangs zum Kämpfen und zu sadistischem Verhalten, die das Kind mit antisozialer Persönlichkeitsstörung charakterisieren, sollte die Familie an dem Ziel festhalten, daß es keinerlei

Kontakt zu den Geschwistern geben darf, bevor das Kind sich ohne Aggression einem anderen zuwenden kann. Treten Probleme auf, dann sollen die Eltern immer davon ausgehen, daß der Patient den Streit begonnen hat, ganz gleich, ob er es war oder nicht. Die Eltern sollen sich automatisch auf die Seite des Geschwisters ohne antisoziale Persönlichkeitsstörung stellen*. Diese Maßnahme soll bewirken, daß der Patient achtsamer, aufmerksamer und vorsichtiger wird, damit er merkt, wie er selbst zu dem negativen Verhalten anderer beiträgt oder dieses provoziert. Eltern sollten ermutigt werden, ihrer Intuition zu vertrauen und den Patienten nicht mit einem jüngeren Geschwister alleinzulassen.

Stehlen. Die sofortige Reaktion auf Stehlen muß darin bestehen, daß das Gestohlene dem Besitzer zurückgegeben wird, und zwar in Anwesenheit des Kindes und, wenn möglich, vor den Augen der Klassenkameraden, damit die Reaktion der Klassengemeinschaft bei dem Kind Spuren hinterläßt und eine deutlichere affektive Reaktion bewirkt als nur die Bemerkung »Tut mir leid.« Was gestohlen, zerbrochen oder beschädigt wurde, soll dem Geschädigten zurückgegeben bzw. ersetzt werden. Wenn gestohlenes Geld bereits ausgegeben ist, dann sollte ein Rückzahlungsplan erstellt werden, auch wenn die Rate nicht höher als fünfzig Pfennig pro Woche ist. An diesen Plan muß sich das Kind halten, bis die Schulden bezahlt sind. Der Erwachsene sollte den Diebstahl sehr deutlich als ernstzunehmendes Vergehen bewerten und dabei bedenken, daß das Kind nur über begrenzte Fähigkeiten verfügt, subtile Affekte zu entschlüsseln.

Lügen. Da bei einem Kind mit antisozialer Persönlichkeitsstörung immer damit gerechnet werden muß, daß es lügt oder sich ungenau ausdrückt, kann der Erwachsene nie sicher sein, die volle Wahrheit zu erfahren. Deshalb muß das Kind mit seinem Verhalten und durch direkten Nachweis demonstrieren, ob es beispielsweise seine Hausaufgaben gemacht hat oder nicht.

Anzeichen von Reue. Reue darf nicht nur mit Worten ausgedrückt, sondern muß demonstriert werden. Kinder mit antisozialer Persönlichkeitsstörung sagen leicht: »Es tut mir leid«, damit nicht länger über ihr Fehlverhalten gesprochen wird. Ihre Entschuldigung muß deshalb mit dem entsprechenden Verhalten einhergehen, wenn sie akzeptiert werden soll. Der Erwachsene sollte sich an dieser Stelle nicht dadurch manipulieren lassen, daß das Kind die Opferrolle einnimmt.

---

* Die Zeit, die der Patient mit den Geschwistern verbringen darf, richtet sich nach der Dauer der Interaktion, bei der kein Streit entsteht.

Verträge abschließen

Jugendliche haben eine besondere Art, ihre Mitmenschen auszunutzen; für den Umgang mit ihnen werden noch strengere Maßnahmen benötigt. So legte beispielsweise die Mutter eines 17jährigen Jungen, die Rechtsanwältin war, die Verpflichtungen der Eltern dem Jungen gegenüber vertraglich fest, ebenso auch die Bedingungen, unter denen sie für seine Ausbildung und seinen Lebensunterhalt zahlen würden.

> Wir bezahlen für das College wie weiter unten aufgeführt, und zwar unter folgenden Bedingungen: (a) Wir wählen das College gemeinsam aus. (b) Du erfüllst weiterhin mindestens den Minimalstandard, den du brauchst, um als Vollzeitkandidat zugelassen zu sein. Solltest du diesen Standard nicht erreichen, stellen wir die Zahlung der Collegekosten ein. Wenn du zum Beispiel vom College ausgeschlossen wirst, sei es vorübergehend oder auf Dauer, weil du Kurse nicht bestanden oder nicht abgeschlossen hast, stellen wir die Zahlungen ein. Als Nachweis für die Erfüllung dieser Bedingung mußt du veranlassen, daß uns die Collegeleitung dein Zeugnis direkt zuschickt. Erhalten wir kein Zeugnis vom College, gehen wir davon aus, daß du die oben aufgeführten Bedingungen nicht erfüllt hast, und stellen unsere Zahlung ein.

Als Reaktion auf das verantwortungslose und impulsive Geldausgeben des Sohnes für Vergnügungen, Telefongespräche, Substanzmißbrauch und illegale Drogen wurde im Vertrag im einzelnen festgelegt, für welche College-Ausgaben die Eltern aufzukommen bereit waren, und welche Ausgaben sie nicht tragen würden. Weiterhin hieß es in dem Vertrag:

> Für die Zeit, die du zu Hause verbringst, gelten folgende Regeln: (a) Du bekommst keinen Hausschlüssel. Bevor du heimkommst, mußt du anrufen, damit du sicher sein kannst, daß jemand zu Hause ist und dich einlassen kann. Es ist dir nicht gestattet, allein im Haus zu sein, sondern nur in Gegenwart eines Menschen, den wir ausgewählt haben. (b) Es ist dir nicht gestattet, unsere jeweiligen Büros als dein eigenes zu betrachten.
>
> Du kannst darum ersuchen, mit uns zusammen an Familienfeiern teilzunehmen. Wird dir gestattet, an einer Familienfeier teilzunehmen, und du findest dich nicht pünktlich an dem von uns festgelegten Ort ein oder bist nicht der Situation entsprechend gekleidet oder verhältst dich in einer Weise, die geeignet ist, die Familie zu stören, dann wird die Genehmigung zur Teilnahme an der Familienfeier zurückgezogen. Wenn du durch dein Verhalten störst, wirst du aufgefordert, den Ort des Geschehens zu verlassen.

In den Details dieses Vertrages spiegeln sich die Jahre, in denen der Junge seine Familie ausgenutzt und bestohlen und ihnen unberechenbares und ständig wechselndes Verhalten zugemutet hatte. Eine Überprüfung des Falls nach 3 Jahren ergab, daß die Ausnutzung und Bedrohung der Familie aufgehört hatte; der Junge hatte das College verlassen und lebte am Rande der Gesellschaft.

Spieltherapie

Bei der Arbeit mit jüngeren Kindern ist es wichtig, das Kind anzuregen und zu ermutigen, aggressive und sadistische Impulse in den Bereich der Phantasie zu verlagern und sie im Spiel oder beim Malen auszuleben. Parallel dazu muß inakzeptables aggressives Verhalten gegenüber Freunden, Kameraden oder Eltern deutlich und unmißverständlich zurückgewiesen werden.

> Der siebenjährige Herman konnte gut zeichnen, deshalb wurde er aufgefordert, ein Buch mit Darstellungen von interplanetaren Kämpfen zu schreiben. Die Themen, die er beim Spiel mit seinem Bruder ausagiert hatte, und die Phantasien, die auf seine Mutter gerichtet waren, wurden in viele Abenteuer umgesetzt; es entstanden mehrere Bände mit diesen Geschichten, jede zwei bis drei Seiten lang. Auf Drängen des Therapeuten schrieb Herman immer längere Geschichten. Die Sitzungen mit ihm glichen allmählich einer Fernsehserie über die Abenteuer im Weltraum: sorgfältig arrangierte Szenarien, die das halbe Spielzimmer einnahmen und mit Zerstörung und zahlreichen Morden endeten. Typisch für Herman war, daß er drohte, jeden zum Krüppel zu schlagen, der es wagen sollte, sich an seinen Dingen zu vergreifen. Zur Warnung zeichnete er ein Plakat mit einer Puppe, deren Arm ausgerissen war – doch einmal zeigte sich ein Hauch von Interesse für andere bei ihm: Er räumte die Spielsachen so auf, daß »andere Kinder auch damit spielen können«.

Das Kind mit antisozialer Persönlichkeitsstörung muß lernen, seine soziale Kompetenz zu verbessern; zu diesem Zweck kann ein Geschwister an den Sitzungen teilnehmen und in die Therapie mit einbezogen werden. Der Bruder oder die Schwester erklären, was soziale Signale sind; das hilft dem Patienten, mit anderen Kindern zu spielen, vor allem so zu spielen, daß in der gemeinsamen Interaktion längere Phantasieszenen gespielt werden können. Auf diese Weise kann das Kind seine Isolation durchbrechen.

Gewissen

Eines der Behandlungsziele besteht darin, das Gewissen, also das Über-Ich, neu zu bilden. Um dieses Ziel zu erreichen, arbeitet man intensiv mit den Eltern an der Erstellung einer stringenten, nicht korrumpierbaren Struktur. Angestrebt wird auch eine Bindung an den Therapeuten, und zwar im vollen Bewußtsein der Tatsache, daß es innerhalb der Familie keine Bindung gab. Dieser Prozeß kann für alle Beteiligten schmerzlich und belastend sein, vor allem im Blick auf die Erschöpfung der Eltern und deren tiefe Hilflosigkeit und Hoffnungslosigkeit angesichts der Wirkung, die sie mit ihren Interaktionen erzielen.

Besonders hinderlich ist bei dieser Arbeit die Tatsache, daß das Verhalten antisozialer Kinder weder durch Belohung noch durch Bestrafung gesteuert werden kann. Der Versuch, ein Über-Ich oder ein Gewissen auszubilden, ist ein wesentlicher Schritt auf dem Weg, die Wirkung von Bestrafung – Scham und Schuld – und Belohnung – narzißtische Befriedigung – innerlich zu registrieren.

In dem Maße, wie das Kind fähig ist, es zu verstehen, sollte man ihm erklären, daß es ein Problem hat – insbesondere, daß es kein Gewissen hat – und daß man sich sehr bemüht, ihm dabei behilflich zu sein, diesen fehlenden Teil zu bekommen, der so wichtig ist wie ein Arm oder wie das Augenlicht. Die Bilder, die für diese Erklärung herangezogen werden, sollten konkret und lebhaft sein, und in der Haltung des Erwachsenen sollten Ernst und Sorge zum Ausdruck kommen.

Die oberste Regel lautet, sich auf das zu beziehen, was das Kind tut, nicht auf das, was es angeblich getan oder nicht getan hat. Typisch sind häufige und endlose Diskussionen darüber, ob das Kind die Wahrheit sagt oder nicht; das führt auf beiden Seiten zu Verzweiflung, ja, sogar zu Haß, denn ein rationaler Beweis kann nicht geführt werden. Man kann sich natürlich immer auf die Seite des Kindes stellen, doch ist das eindeutig unmöglich.

Diese Art der Kommunikation ist von vornherein zum Scheitern verurteilt und sollte unbedingt vermieden werden.

Gepflegt werden sollte eine Haltung, in der sich realistische Hoffnungen und Erwartungen ausdrücken. Im Kontakt des Therapeuten mit Elternhaus und Schule sollte der Therapeut eine beginnende Veränderung zum Guten erst dann bekanntgeben, wenn das Kind dieses Verhalten einige Monate lang rückfallfrei aufrechterhalten hat. Während dieser Zeit sollten Veränderungen eher mit einer gewissen Ungläubigkeit betrachtet werden. Dadurch wird das Kind motiviert, die Eltern davon zu überzeugen, daß es tatsächlich weniger gelogen, gestohlen, unbedacht gehandelt oder Dinge kaputtgemacht hat.

Erst wenn diese Interventionen fest etabliert sind und gut weiterlaufen, kann die eigentliche Therapie damit beginnen, an den narzißtischen Aspekten, der Depression, den psychotischen paranoiden Ängsten und den sadistischen Komponenten zu arbeiten, die zu den Merkmalen der antisozialen Persönlichkeit gehören.

Behandlung im institutionellen Setting

Langzeitbehandlung und Gruppentherapie unter institutionellen Rahmenbedingungen erwiesen sich in Fällen antisozialer Persönlichkeitsstörung als nicht effizient, weil das Kind oder der Jugendliche die in der Institution herrschenden kulturellen Regeln nur zu dem Zweck erlernt, die Betreuer zu manipulieren und zu täuschen. Der 11jährige Junge, der den Mordversuch an seiner kleinen Schwester verübt hatte, indem er ihr auf den Bauch sprang und sie zu erwürgen versuchte, zeigte weder Reue noch Bedauern über sein Verhalten. Als er zu dem Interviewer sagte, er sei ein »böser Junge, der gern ein guter Junge wäre«, drückten sich in seiner Haltung nur Gefühllosigkeit und kühle Zurückhaltung aus.

Das Verhalten solcher Kinder ist nicht nur unempfänglich für alle stützenden und pädagogischen Maßnahmen sowie für gemeinsame Freizeitunternehmungen, die die Institution anbietet, es ermutigt auch die anderen Patienten, ihre Aggressionen auszuagieren und damit deren Behandlung zu sabotieren. So überredete beispielsweise ein 14jähriger Junge einige andere Teenager, aus dem stationären Bereich wegzulaufen und auf einer sechsspurigen Schnellstraße das »Hühnerspiel« zu spielen, das darin bestand, unmittelbar bevor die Ampel auf Rot schaltete, über die Straße zu rennen. Zuletzt wurde er von einem Auto überfahren und starb.

Berlin entwickelte ein Behandlungsmodell für das institutionelle Setting, das der Tendenz der Patienten entgegenwirkt, die Regeln der Institution zu lernen und dem Pflegepersonal zu erzählen, was diese hören möchten. Angewandt wurde es bei Jugendlichen oder jungen Erwachsenen, die gemordet hatten, und bei psychopathischen Inhaftierten, die als nicht behandelbar galten. Es wurde eine Methode der absoluten Willkür angewandt: Was immer ein Patient im Verlauf eines Tages tat, hatte unerwartete und unberechenbare Konsequenzen. Der Patient durfte in jeder Schicht nur mit einem Betreuer in Kontakt treten; von Kontakten mit anderen Betreuern war er ausgeschlossen. Die Interaktionen mit diesem einen Betreuer erfolgten nach einer schriftlichen Anweisung, die in keinem Zusammenhang mit dem stand, was der Patient tat. Wenn er beispielsweise ruhig dasaß, wurde er aufgestört und in den Isolationsraum geschickt; heckte er mit den anderen zusammen etwas aus oder nahm Drogen (brach also die Regeln), dann wurde er mit einem Ausflug zur Cafeteria belohnt.

In einem derart unberechenbaren und verwirrenden Kontext wurde der Patient zunehmend ängstlicher (obwohl diese Patienten normalerweise keine Angst empfinden), zunehmend depressiver (obwohl diese Patienten normalerweise keine offenen affektiven Stimmungen zeigen) und war verunsichert. Durch diese Symptome wurde er ständig abhängiger von seinem Betreuer. Diese Behandlungsbedingungen machten aus einem unzugänglichen einen potentiell behandelbaren Patienten, der unter psychischem Streß litt.

Diese Behandlung verfolgt als einzige das Prinzip, die Strukturen der antisozialen Persönlichkeit aufzubrechen und damit dem Patienten die Möglichkeit zu bieten, sich neu und besser zu organisieren. Allerdings ist für diesen Ansatz eine gründliche Planung und eine ebenso gründliche Schulung des Pflegepersonals erforderlich, wenn dieses Verfahren unparteiisch und gleichzeitig voll Mitgefühl durchgeführt werden soll. Es kann allerdings überhaupt nur durchgeführt werden, wenn es von der Familie sowie den für die Gesetzgebung und die Einhaltung moralischer Werte zuständigen Stellen gebilligt und unterstützt wird.

Prognose

Eine Prognose für psychopathische Patienten mit lebenslang persistierendem antisozialem Verhalten kann nur mit größter Zurückhaltung gegeben werden. Mit folgenden Situationen und Delikten muß man rechnen: Substanzmißbrauch, Gelegenheitsarbeiten, Verschuldung, Obdachlosigkeit, Trunkenheit am Steuer, Gewaltverbrechen, einschließlich Mord und Vergewaltigung, zahlreiche kurzlebige Beziehungen, häusliche Gewalt gegen Ehepartner und Kinder, Vernachlässigung und böswilliges Verlassen der Familie. In dieser Population finden wir eine hohe Inzidenz für Komorbidität mit psychischen Erkrankungen, ebenso auch eine hohe Suizidrate.

Adoleszente antisoziale Mädchen haben eine genauso schlechte Prognose wie adoleszente antisoziale Jungen. Unter Klinikern ist die Meinung verbreitet, antisoziales Verhalten beziehe sich mehr auf Jungen, doch gibt es keine signifikanten Unterschiede zwischen Jungen und Mädchen. Innerhalb der Gesamtpopulation sind es 7,5–9,5 Prozent Mädchen und 8,6–12,2 Prozent Jungen, auf die die Kriterien einer Störung des Sozialverhaltens zutreffen (Pajer, 1998). Bei Jungen, deren Delikte in die Bereiche Einbruch und Raub fallen, ist die Mortalitätsrate um das Zehn- bis Vierzehnfache erhöht; für antisoziale Mädchen dagegen nur um das Zehnfache, weil ihre Delikte und Verbrechen weniger mit Gewalt zu tun haben, als es bei Jungen der Fall ist; typisch weibliche Delikte sind Ladendiebstahl, Drogenkonsum und Prostitution. Die Mädchen, die eine Komorbidität mit psychischen Störungen aufwiesen, hatten den größten Anteil an der Erwachsenenkriminalität. Die Komorbidität umfaßt Depression, histrionische Persönlichkeitsstörung (die bei der Hälfte der Fälle auch den Kriterien der antisozialen Persönlichkeitsstörung entspricht), suizidales Verhalten und außereheliche Schwangerschaft. Ihr Leben ist gekennzeichnet von häuslicher Gewalt; sie nehmen in hohem Maße medizinische und soziale Dienste in Anspruch.

5. Kapitel
Die psychotische Persönlichkeitsorganisation

Einführung

Zu den Merkmalen der psychotischen Persönlichkeitsorganisation (O. Kernberg 1975, 1978) gehört auch die Charakterstruktur, die den bekannten psychotischen Syndromen zugrunde liegt, wenn diese sich in Remission befinden. Der Patient wird keine offenkundigen Halluzinationen oder Wahnideen präsentieren und damit dem Diagnostiker nicht die zur Evaluation notwendigen Elemente liefern, er wird jedoch bizarres Verhalten an den Tag legen, eine extreme Gefangenheit in Interaktionen, die eine paranoide Psychose offenbaren, oder heftig gegen den Interviewer opponieren und daran rigide festhalten.

Dieses Cluster bezieht sich auf schizotypische, paranoide und hypomanische Persönlichkeiten, die mit Schizophrenie, paranoider und manisch-depressiver Psychose korrespondieren. Der psychotischen Persönlichkeitsorganisation liegt – ebenso wie der neurotischen und der Borderline-Organisation – eine Charakterstruktur mit spezifischen Merkmalen in den Bereichen Identität, Abwehrmechanismen und Realitätsprüfung zugrunde.

Identität

Während die neurotische Persönlichkeitsorganisation eine integrierte Identität und die Borderline-Organisation eine Identitätsdiffusion aufweist, zeigt die psychotische Persönlichkeitsorganisation eine Identitätsausweitung. Es gibt kein Empfinden für eine gute oder schlechte Selbstrepräsentation, vielmehr einen Verlust des »Ich« oder des Gefühls von »mir« als Handelndem. Die Selbstrepräsentation kann mit der Objektrepräsentation verschmelzen, so daß die Grenzen zwischen Selbst und Objekt aufhören zu existieren; sie kann sogar mit unbelebten oder Intermediärobjekten – wie z. B. Haustieren – fusionieren (zum Beispiel: Das gesunde Kind spielt, daß es eine Katze ist, das psychotische Kind *ist* die Katze).

Abwehrmechanismen

Die charakteristischen psychotischen Abwehrmechanismen sind komplexe Muster, die der Bewältigung solch typischer Ängste dienen wie der Angst, ins Bodenlose zu fallen, oder der Angst vor Selbst-Entleerung. Obgleich der Patient auf projektive Identifikation und Verleugnung zurückzugreifen vermag, sind folgende Entscheidungen für die psychotische Persönlichkeit eher charakteristisch:

- Autistische Abkapselung, eine Form extremen Rückzugs,
- Einfrieren der Bewegung (z. B. Unbeweglichkeit),
- Verengung des Denkens und des Affekts, hervorgerufen durch den Tunnelblick, mit dem der Patient seine Erfahrungen und die Welt insgesamt betrachtet,
- Zersplitterung der Realität: Der Patient schützt sich vor dem Feind, indem er diesen in viele »Mini-Feinde« aufteilt,
- De-Animation – Verwandlung des Feindes in ein nicht bedrohliches Wesen,
- Belebung unbelebter Objekte mit dem Ziel, totale Kontrolle auszuüben.

Realitätsprüfung

Der Patient hat seine Fähigkeit zur Realitätsprüfung verloren. Er ist nicht nur auf Gedeih und Verderb seinen halluzinatorischen und wahnhaft verzerrten Erfahrungen ausgeliefert; auch die Fähigkeit, seine Ich-Grenzen stabil aufrechtzuerhalten, ist gestört. Er kann sich nicht in die Realität des Interviewers einfühlen und belebte Objekte nicht von unbelebten unterscheiden (z. B. kann die Patientin behaupten, daß sie Anweisungen/Befehle von dem Computer erhält, der auf dem Schreibtisch des Therapeuten steht).

Schizotypische, paranoide und schizoide Persönlichkeitsstörungen

Definition

Das *DSM-IV* gruppiert schizotypische, paranoide und schizoide Persönlichkeitsstörungen in Cluster A, welches mitunter als das sonderbare oder exzentrische Cluster bezeichnet wird. Diese Persönlichkeitsstörungen unterscheiden sich von anderen auf zwei wichtigen Dimensionen: Die eine wirft ein Licht auf die Tendenz des Patienten, andere Menschen zu meiden, und auf sein

Unbehagen sowie sein unangemessenes Verhalten, wenn eine Interaktion unvermeidbar wird. Die zweite beschreibt seine kognitiven Prozesse, die offensichtlicher idiosynkratisch sind als ihre Pendants bei anderen Persönlichkeitsstörungen.

Die korrekte Einordnung schizoider Störungen in ein Klassifikationssystem ist eine Funktion der Gewichtung und der theoretischen Perspektive. Wir nehmen die schizoiden Störungen in dieses Kapitel mit auf, um durch diese Übereinstimmung mit der *DSM-IV*-Klassifikation die Diskussion zu erleichtern. Auf der deskriptiven Ebene zeigen die schizoiden Persönlichkeitsstörungen Züge, die eine gewisse Ähnlichkeit mit schizotypischen und paranoiden Störungen haben; dies liefert die Basis für ihre *DSM-IV*-Klassifikation. Mit Blick auf ihre strukturelle Organisation weist die schizoide Persönlichkeitsstörung dieselben strukturellen Merkmale wie die Borderline-Persönlichkeitsstörung auf. Diese Merkmale sind Diffusion der Identität, primitive Abwehr und die Fähigkeit, die Realitätsprüfung aufrechtzuerhalten (O. Kernberg, 1975).

Die hypomanische Persönlichkeitsstörung gehört mit ihrer strukturellen Organisation in die psychotische Gruppierung. Betrachtet man die hypomanische Persönlichkeitsstörung in der Kindheit, so behaupten wir, daß die Beziehung zwischen hypomanischer Persönlichkeitsstörung und bipolarer Störung dieselbe ist wie die zwischen schizotypischer Persönlichkeitsstörung und Schizophrenie; nämlich eine Beziehung, deren Hauptunterschied im Schweregrad der Störung liegt (Caplan et al., 1990).

Die diagnostischen Kriterien des *DSM-IV* für die Erwachsenen-Form jeder der drei Störungen zeigen eine frappierende Ähnlichkeit mit denen, die den Kindheitsverlauf beschreiben. In beiden Fällen tritt die Störung in Kindheit und Adoleszenz zunächst mit »Einzelgängertum, spärlichen Beziehungen zu Gleichaltrigen, sozialer Angst und geringem Schulerfolg« in Erscheinung (S. 719, 723, 726); jedes dieser Merkmale kann Spott hervorrufen. Diese Züge überschneiden sich mit denen von Kindern, bei denen soziale Phobien (Beidel und Turner, 1997) und Störung des nonverbalen Lernens (Rourke et al., 1989) sowie vermeidende Persönlichkeitsstörungen diagnostiziert wurden, weil all diese Störungen von der Schwierigkeit zeugen, soziale Signale zu entschlüsseln und zwischenmenschliche Nuancen zu erspüren.

Beschreibung

Dieser gesamte Komplex von Persönlichkeitsstörungen betont, daß die gravierenden Probleme und das damit verbundene Leiden, das der Betroffene in seinen Beziehungen zu anderen erlebt, ein zentrales und überdauerndes Muster darstellen.

Es ist nicht so, daß sie einfach nur scheu sind: Schüchternheit ist charakteristisch für viele junge Kinder und tendiert dazu, sich mit zunehmenden Alter zu verlieren. Diese Patienten zeigen Defizite in ihrer Fähigkeit zur Empathie, zur Rollen- und Perspektivenübernahme und in ihrer Fähigkeit, sich erfolgreich an einem interaktiven Spiel und einer Kommunikation zu beteiligen, die von allen Beteiligten als befriedigend und angenehm erlebt wird. Ihre Unterhaltungen und Handlungen tendieren dazu, unangemessen zu sein; oft lassen sie positive Reaktionen vermissen beziehungsweise zeigen keinen Gefallen daran, wenn sie von Erwachsenen oder Gleichaltrigen gelobt werden. Oder aber sie zeigen diese Affekte in einer unangemessenen oder übertriebenen Art und Weise.

Kinder und Jugendliche mit paranoiden und schizotypischen Persönlichkeitsstörungen unterscheiden sich auch durch die Qualität ihrer kognitiven Prozesse sowie durch ihren ungewöhnlichen Verhaltensstil von Menschen mit anderen Persönlichkeitsstörungen.

Laut *DSM-IV* gelten »Hypersensitivität und Eigentümlichkeit in Gedanken und Sprache« als charakteristisch für Patienten mit paranoiden und schizotypischen Persönlichkeitsstörungen; diese erscheinen als »seltsam« oder »exzentrisch« (S.719, 726); sie offenbaren »idiosynkratische« und »bizarre« Phantasien.

Es ist notwendig, diese Persönlichkeitsstörungen vom Asperger-Syndrom abzugrenzen, die im *DSM-IV* als eine tiefgreifende Entwicklungsstörung charakterisiert wird, die durch eine signifikante Beeinträchtigung der Beziehungsfähigkeit, durch seltsame, stereotyp wiederholte Verhaltensweisen und übertriebene Fixierung auf einen Interessenbereich gekennzeichnet ist. Manchmal werden Jugendliche mit Störungen des nonverbalen Lernens irrtümlich innerhalb des schizophrenen Formenkreises diagnostiziert (Rourke et al., 1989), weil sie seltsame Eigenschaften an den Tag legen können.

Schizotypische Persönlichkeitsstörung

Diese Persönlichkeitsstörungen sind Gegenstand eines verstärkten Forschungsinteresses geworden, weil Familien- und Adoptionsstudien von einem Zusammenhang berichten, der eine familiäre und genetische Beziehung zwischen diesen und Schizophrenie nahelegt. Es wird angenommen, daß schizotypische Persönlichkeitsstörungen eine Möglichkeit bieten könnten, die durch Schizophrenie verursachten Beeinträchtigungen ohne den vernebelnden Einfluß schwerer psychotischer Symptome und der Medikation zu studieren (Raine et al., 1995).

Diese Sichtweise würde mit der Beschreibung Meehls (1990) der Schizotaxie als einem zugrundeliegenden neurologischen Defizit übereinstimmen oder auch mit dem Diathese-Streß-Modell von Mednick und Mitarbeitern (1987), das ein zugrundeliegendes Defizit oder eine Anfälligkeit postuliert, die sich in Abhängigkeit von anderen biologischen und Umgebungsstressoren als eine Störung aus dem schizophrenen Formenkreis manifestieren kann (z. B. schizotypische Persönlichkeitsstörung oder eine Schizophrenie im eigentlichen Sinne).

Folglich kann eine schizotypische Persönlichkeitsstörung ein Indikator für ein Spektrum an Störungen sein, das Mißtrauen und schizoide Introversion einschließt. Hier liegt möglicherweise ein Bindeglied zwischen schizotypischer Persönlichkeitsstörung und chronischer Schizophrenie.

Das Risiko für eine paranoide Persönlichkeitsstörung mag in Familien mit einer schizotypischen Persönlichkeitsstörung zwar nicht erhöht sein, aber viele, die in ihrer Kindheit als schizoid diagnostiziert worden sind, entwickeln als Erwachsene eine schizotypische Persönlichkeitsstörung (Ellison et al., 1998). Die schizoide und die schizotypische Persönlichkeit teilen die extreme soziale Isolation, die Beeinträchtigung ihrer Empathiefähigkeit; Schwierigkeiten beim Verstehen sozialer Rollen, außerdem Anomalien der Sprache, des Denkens und der Kommunikation sowie die monotone Stimmlage, leichte Denkstörungen und aufgelockerte Assoziationen oder Sprunghaftigkeit und möglichen Argwohn und überwertige Ideen (Ellison et al., 1998). Schizotypische Muster sind über die Zeit stabil (Squires-Wheeler et al., 1992), und die schizotypische Persönlichkeitsstörung selbst zeigt auch eine Langzeitstabilität, was darauf verweist, daß es sich hierbei um eine diskrete Störung handelt, die nicht automatisch in eine Schizophrenie übergeht (McGlashan, 1986).

Kendler und Mitarbeiter (1995) argumentieren, daß die schizotypischen Merkmale nicht nur spezifisch für Schizophrenie sind, sondern eine breitere Vulnerabilität für nicht-affektive Psychosen widerspiegeln. In ähnlichem Zusammenhang berichten einige Forscher eine höhere Auftretenswahrscheinlichkeit für schizotypische Persönlichkeitsstörungen bei Kindern, deren Eltern eine affektive Störung aufweisen (Squires-Wheeler et al., 1989).

Klassifikation der Symptome

Mehrere Ordnungssysteme für schizotypische Symptome werden vorgeschlagen. Squires-Wheeler und Mitarbeiter (1997) differenzieren zwischen *positiven* (produktiven) Merkmalen – Argwohn, Beziehungsideen, seltsame Überzeugungen, magische Denkinhalte, ungewöhnliche Wahrnehmungserfahrungen, umständliche und sprunghafte Sprechweise – und *negativen* (defizitären) Merkmalen wie eingeschränkter oder inadäquater Affekt, eigentümliches Verhalten oder eine merkwürdige äußere Erscheinung, Verarmung der Sprache, seltenes Erleben starker Gefühle, Gleichgültigkeit gegenüber Lob oder Kritik und Fehlen enger Beziehungen. Sie berichten, daß positive und negative Symptome bei Erwachsenen nebeneinander existieren können und daß ihre Unterteilung der Merkmale keine homogenen Untergruppen definiert.

Widiger und Mitarbeiter (1986) unterteilten schizotypische Symptome auf andere Art und Weise: *Verzerrungen des Denkens und der Wahrnehmung* umfassen eigentümliche Sprache, Beziehungsideen, Argwohn, magisches Denken und Illusionen; die *Interpersonelle/Defizit-Dimension* umfaßt soziale Isolation, verarmte Beziehungen und Hypersensitivität.

Bergman und Mitarbeiter (1998) fügen eine dritte Dimension hinzu. Die *paranoide Dimension* umfaßt magisches Denken und Illusionen, und die *Interpersonelle/Defizit-Dimension* umfaßt soziale Isolation, eigentümliche Sprache und verarmte Beziehungen.

Kendler und Mitarbeiter (1995) setzten im Rahmen der Roscommon Familien-Studie, einer epidemiologischen Studie zu psychischen Krankheiten im ländlichen Westen Irlands, strukturierte Interviews zur Untersuchung von 25 schizotypischen Anzeichen und Symptomen ein. Eine Faktorenanalyse ihrer Interviewergebnisse führte zu den folgenden Gruppierungen:

- *Negative Schizotypie* – verarmte Beziehungen, Reserviertheit, Kälte, vorsichtige Zurückhaltung und seltsames Verhalten;
- *Positive Schizotypie* – Illusionen, Beziehungsideen, unlogisches Denken, Depersonalisation, Argwohn, wiederkehrende Suiziddrohungen;
- *Borderline-Symptome* – unangemessener Ärger, affektive Instabilität, Eifersucht, Impulsivität und chronische Langeweile;
- *Soziale Dysfunktion* – ein genereller Mangel an Motivation, berufliche Funktionsfähigkeit bleibt hinter den Erwartungen zurück;
- *Vermeidende Symptome* – soziale Isolation, soziale Angst und Hypersensitivität;
- *Seltsame Sprache* – kognitive Ausfälle und seltsame Sprache;
- *Argwöhnisches Verhalten* – Hypervigilanz und Irritabilität.

Methoden zur Erhebung der Symptome

In Übereinstimmung mit der Schlußfolgerung aus Kendlers Untersuchung schizotypischer Erwachsener (Kendler et al., 1995), daß Selbstberichte ohne Interview nur die Symptome erfassen und die Vorzeichen vernachlässigen, die eine negative Schizotypie und soziale Dysfunktion determinieren, schlagen Ellison und Mitarbeiter (1998) strukturierte oder halbstrukturierte Interviews als beste Meßmethode für diese Merkmale vor.

Für eine Evaluation von Kindern sind sowohl semistrukturierte Interviews als auch Informationen von Eltern und Lehrern notwendig. Sie sollten ergänzt werden durch psychologische Tests, die es ermöglichen, das Leistungsniveau des Kindes, das Profil seiner Stärken und Schwächen im Lernbereich sowie seine kognitiven Prozesse und seinen Realitätssinn zu erfassen. Neuroimaginative Techniken sind ebenfalls indiziert.

Bergman und Mitarbeiter (1998) berichten einen Zusammenhang zwischen verbalem Lernen bei Erwachsenen und Störungen im kognitiven/perzeptuellen Bereich, aber nicht mit zwischenmenschlichen Defiziten. Die Squires-Wheeler-Gruppe entdeckte eine Verknüpfung zwischen negativen Mustern und der Leistungsfähigkeit des Arbeitsgedächtnisses. Dies steht in Übereinstimmung mit Walker und Gale (1995), die feststellten, daß die frontalen neuronalen Schaltungen verantwortlich für die schizotypische Persönlichkeitsstörung und ihre negativen Symptome sind. Die Autoren gehen davon aus, daß dieses System zu einem früheren Entwicklungszeitpunkt aktiviert wird als das limbische System, das für die positiven Symptome verantwortlich ist.

Störungsbild in der Kindheit

In einer Untersuchung von Kindern im Alter zwischen 6,9 und 13,4 Jahren hatten Kinder mit schizotypischen Persönlichkeitsstörungen und Schizophrenie ähnliche Werte im Bereich Denkstörungen; beide Gruppen erzielten in diesem Bereich insgesamt höhere Werte als depressive und nicht-gestörte Kinder. (Die Eltern der depressiven Kinder und der Kinder mit Störungen aus dem schizophrenen Spektrum unterschieden sich nicht hinsichtlich des Maßes an Denkstörungen; Thompson et al., 1986). Gartner und Mitarbeiter (1997) beschreiben einen 12jährigen Jungen mit Merkmalen einer Manie und einer schizotypischen Persönlichkeitsstörung: Analysiert man die verschiedenen Beurteilungen, die er im Laufe der Zeit bekommen hat, so läßt sich ein konsistentes Symptommuster von seltsamem Verhalten, magischem Denken, geringer Empathie, Glaube an übersinnliche Wahrnehmung, ritualisierten Wiederholungen bestimmter Verhaltensweisen und kognitiven Ausfällen erkennen. Berichte von Lehrern aus der Anfangszeit der dänischen »High-Risk«-Studie bestätigen, daß Kinder, die später die Diagnose »schizotypische Persönlichkeitsstörung« erhielten, als passiv, sozial wenig engagiert, überempfindlich für Kritik und als nervös auf Vorfälle reagierend wahrgenommen wurden; bis zum Erwachsenenalter zeigten sie keine soziale Angst. Diese Untersuchung legt nahe, daß soziale Angst sich als eine Konsequenz der Passivität und der Hypersensitivität entwickelt, weil diese das Kind in seinen Chancen einschränken, in die Gesellschaft hineinzuwachsen. Ihre speziellen Eigenschaften führen dazu, daß sie auf den Erwerb des notwendigen Verhaltensrepertoires zur Bewältigung der Herausforderungen des Erwachsenenlebens – wie Sexualität, Intimität, Beruf, Autonomie und Loslösung/Trennung – schlecht vorbereitet sind.

Behandlung

Kinder mit schizotypischen Eigenschaften und Defiziten können sowohl im Rahmen einer Gruppe als auch im Einzelsetting therapiert werden. Die Teilnahme an sozialen Kompetenzgruppen ermöglicht ihnen, Hilfestellungen zu bekommen und soziales Verhalten in einem sozialen Kontext zu erlernen. Individuelle Psychotherapie kann den Fokus auf die Verbesserung des empathischen Verstehens legen, indem sie die intensive Auseinandersetzung mit dem Hier und Jetzt in der Kind/Therapeut-Interaktion in den Mittelpunkt stellt. Für einige der Heranwachsenden mag eine vorgeschaltete Einzeltherapie, die ihnen den Erwerb grundlegender Fähigkeiten ermöglicht und Ängste abbaut, als Vorbereitung auf den Einstieg in die Gruppenarbeit dienen. Das Ziel beider Vorgehensweisen ist, den einzelnen dabei zu unterstützen, einen besseren Umgang mit aktuellen zwischenmenschlichen Problemen zu finden und Ressourcen zu entwickeln, um zukünftigen Schwierigkeiten in der Interaktion mit anderen vorzubeugen oder aber zumindest abzuschwächen. Wenn auf Kinder und Jugendliche mit einer schizotypischen Persönlichkeitsstörung auch die diagnostischen Kriterien für Depression und Angst zutreffen, dann können diese Probleme pharmakologisch angegangen werden, während die Psychotherapie weiterhin die sozialen und zwischenmenschlichen Aspekte bearbeitet.

Caplan und Mitarbeiter (1990) stellten fest, daß Kinder mit Schizophrenie und schizotypischer Persönlichkeitsstörung hohe Werte im Bereich der Denkstörungen erreichten. Sie behaupten, daß es die Denkstörungen sind, die zu der sozialen Beeinträchtigung führen, weil sie den Patienten daran hindern, die Bedürfnisse des Zuhörers in Betracht zu ziehen. Deshalb ist eine sorgfältige Erfassung von Denkstörungen notwendig; werden sie nachgewiesen, so sollten sie in die Behandlung miteinbezogen werden.

Die Behandlungsergebnisse von Erwachsenen mit einer schizotypischen Persönlichkeitsstörung sind bisher nicht vielversprechend. In einer repräsentativen Studie von Mehlum et al. (1991) zeigte sich, daß sogar eine intensive stationäre Behandlung, die speziell für Patienten mit Persönlichkeitsstörungen entwickelt wurde, nur eine geringe Besserung während des stationären Aufenthaltes brachte; kein Patient war während der Nachbehandlung in der Lage, für seinen Lebensunterhalt aufzukommen, alle zeigten weiterhin eine geringe soziale Anpassung, und alle hatten höhere Rehospitalisierungsraten als Patienten mit anderen Persönlichkeitsstörungen (außer solchen mit Borderline-Störungen).

Klinisches Beispiel

Marsha, heute 18 Jahre alt, wurde zum ersten Mal im Alter von 4 Jahren und 9 Monaten auf Drängen ihres Schulleiters zur Psychotherapie gebracht. In der Schule war sie sehr scheu, oppositionell und kontrollierend. Zum Zeitpunkt ihrer Überweisung wollte sie nur auf Anweisung und in Begleitung des Lehrers zur Schultoilette gehen, auch wenn sie ganz offensichtlich dringend zur Toilette mußte. Ihr Verhalten in der Klasse war unterschiedlich. An schlechten Tagen war sie stumm und zurückgezogen und wollte sich manchmal unter ihren Tisch in eine fötale Stellung verkriechen. Sie leistete den Wünschen der Lehrerin meistens Folge – jedoch nur, ohne mit ihr zu sprechen. Den Lehrern fiel auf, daß sie nicht sehr gepflegt war, daß sie nicht die üblichen Mädchenkleider trug, sondern Unterwäsche für Jungen bevorzugte. Ihre Klassenkameraden fingen an, sie anders zu behandeln oder sie zu meiden.

Schwangerschaft und Geburt waren ohne Zwischenfälle verlaufen, und laut Aussage ihrer Eltern war auch die weitere Entwicklung unauffällig. Den Eltern fiel jedoch auf, daß Marsha Schwierigkeiten hatte, das Ausspucken nach dem Zähneputzen zu lernen, ebenso wie man einen Strohhalm benutzt, und sie berichteten, daß sie im Alter von zwei Jahren eine ausgeprägte Halsstarrigkeit entwickelte. Marsha wollte sich nicht von ihrer Mutter die Haare kämmen lassen, weigerte sich, die für sie ausgesuchte Kleidung zu tragen, und schaffte es, die gesamte Familie mit ihrer oppositionellen Haltung so zu kontrollieren, daß sich oftmals alle Überlegungen nur darum drehten, sie zur Kooperation zu gewinnen. Sie wollte sich nicht für begangene Fehler entschuldigen, und es gab Zeiten, in denen sie zu Hause nicht sprechen wollte. Wenn sie fernsah, feuerte sie die »Bösen« an. Marsha bevorzugte blaue Kleidung sowie Jungenkleidung und Unterwäsche »mit einer kleinen Tasche« (z. B. Jockeyshorts), und sie wollte auf dem Weg zur Schule keine Jacke tragen. Sie war eine schlechte Esserin gewesen. Schlafstörungen wurden nicht berichtet.

Eines Tages im Ferienlager fing sie an, sich wie ein Hund zu benehmen, auf allen vieren zu krabbeln und zu bellen, und ihre Betreuer konnten sie nicht dazu bewegen, damit aufzuhören. Es wird erzählt, daß ihr Vater sich als Kind ähnlich verhalten habe; er war oft in sich zurückgezogen und fuhr allein mit der U-Bahn. Als Erwachsener war er ein wirtschaftlich erfolgreicher Freiberufler, seine Familie jedoch lebte in Angst vor seinem Jähzorn. Die Mutter war depressiv, hatte Schreianfälle und pflegte ihre Tochter anzuschreien: »Ich hasse dich, mein Leben wäre schöner ohne dich«; ebenso sagte sie zu beiden Kindern: »Ihr ruiniert mein Leben«. Die 3 Jahre ältere Schwester der Patientin verhielt sich ihr gegenüber wie eine Ersatzmutter, die zeitweise für sie das Sprechen übernahm und ihr die Windeln wechselte, als sie noch jünger war. Aber als Jugendliche war die Schwester ihr gegenüber unbarmherzig kritisch.

Während ihrer ersten Behandlung zeigte sich Marsha extrem scheu, vermied auffallend Blickkontakt und sprach kaum mit dem Therapeuten. Sie war argwöhnisch und verhielt sich auf eine Art und Weise wachsam, die sich deutlich von der anderer ängstlicher Kinder unterschied. Sie war damit einverstanden, mit ihrer Mutter zum Sprechzimmer zu kommen, doch weder brauchte noch wünschte sie deren stete Anwesenheit dort; sie brachte auch ihre beiden liebsten Plüschtiere mit und nahm diese bereitwillig in die Spieltherapie mit. Marsha agierte destruktive, oral-aggressive und rivalisierende Gefühle aus, die sich speziell an die Mutter richteten, und konnte sowohl Deutungen ihres Wunsches, die Führung zu übernehmen und den Platz ihrer Mutter einzunehmen, als auch Deutungen ihrer Angst, von ihr getrennt und ohne sie zu sein, annehmen. Im Laufe der Zeit nahm ihre Widerspenstigkeit ab, und sie konnte es zulassen, daß ihr Haar gepflegt wurde; ebenso begann sie geschlechtsangemessene Kleidung, einschließlich Mädchenkleidern, bereitwillig zu tragen und auch danach zu verlangen. Während der Sitzungen gewann sie an Vertrauen, wurde entspannter und suchte zunehmend Augenkontakt; auch ihre verbalen Äußerungen nahmen zu, und sie sprach oft mit lauter, schriller Stimme. Sie ging ebenfalls dazu über, das Badezimmer nach den Sitzungen zu benutzen. Die Eltern entschieden sich, die Behandlung zu beenden, als sich eine Besserung der Symptomatik zeigte, obwohl dies nicht empfohlen wurde.

Marsha nahm die Behandlung zwei Jahre später wieder auf. Zu diesem Zeitpunkt berichteten die Lehrer, daß sie nur wenig arbeitete, sich zurückzog und allein saß, so als ob sie verängstigt sei; sie mochte zwar schriftliche Aufgaben erledigen, aber sie weigerte sich, an Tests teilzunehmen oder über ein reines Auswendiglernen hinauszugehen. Sie versuchte Freundschaften zu schließen und Teil einer Gruppe zu sein: Sie pflegte sich zu den anderen zu stellen und manchmal mit Klassenkameraden herumzuplänkeln. Die Eltern berichteten, daß sie ein Mädchen aus der Nachbarschaft als Freundin betrachtete, jedoch selten mit ihr zusammenkam; sie hatten den Eindruck, daß Marsha nicht wußte, wie sie interagieren sollte. Wieder wurde die Behandlung nach einem gewissen Fortschritt abgebrochen.

Obwohl sie niemals ihre Verbundenheit mit dem Therapeuten oder der Behandlung offen gezeigt hatte, brachte sie in dieser zweiten Therapiephase ihre Verstimmung über die von ihr nicht gewollte Beendigung der ersten Therapiephase zum Ausdruck. Dieses Muster haben wir auch bei anderen, vergleichbaren Kindern gefunden. Sie sind nicht bereit, Gefühle gegenüber dem Therapeuten zu äußern, vielleicht deshalb, weil viele von ihnen nicht wissen, wie sie es auf eine Art und Weise tun können, die sich für sie sicher anfühlt – sie sind jedoch in der Lage, diese Gefühle zu empfinden. Die Tatsache, daß sie ihre Bindungsfähigkeit nicht zum Ausdruck bringen, mag der Grund dafür sein, daß die Menschen in ihrer Umgebung oftmals nicht ahnen, daß diese Kinder solche Gefühle überhaupt haben. Kinder wie Marsha, die den Anschein erwecken, Freundschaft zurückzuweisen, können ihrerseits sehr empfindlich auf Zurückweisung und Verlassenwerden reagieren, und ihnen wie auch ihren Familien muß dabei geholfen werden, dies zu verstehen. Therapeuten müssen dies ebenfalls klar erkennen. Die Gegenübertragung kann ein wichtiger Fingerzeig für unterstützende Kommentare des Therapeuten sein, die darauf abzielen, das Einfühlungsvermögen des Kindes hinsichtlich der Wirkung, die sein Verhalten auf andere hat, zu steigern. Dann kann das Kind anfangen, sich zu überlegen, ob das die Wirkung ist, die es erzielen will, und beginnen, Fähigkeiten zu erwerben, die es in die Lage versetzen, eine andere Wirkung zu erzielen.

Als Marsha zwölf Jahre alt war, bat sie um ein Treffen mit ihrem Therapeuten, wobei sie sich auf ihre therapeutische Bindung an ihn berief. Sie wollte sich mit ihrer Angst, die die bevorstehende Konfirmation auslöste, auseinandersetzen. Sie nahm mehr Beziehung auf als in den vorangegangenen Jahren, in denen es Zeiten gab, in denen sie überhaupt nicht sprach; jetzt wollte sie spezifische Aspekte ihrer Angst diskutieren. Sie war eifrig bemüht, Methoden der Muskelrelaxation und Atemtechniken zu erlernen sowie Sätze zu entwickeln und auszuprobieren, die sie sich selber sagen konnte, um die Konfirmationszeremonie durchzustehen. Dies gelang ihr schließlich sehr gut. Die bei dieser Gelegenheit sichtbare Interaktion mit den anderen Gleichaltrigen machte deutlich, wie sie am Rand von Gruppen blieb; sie ging zwar mit den anderen umher, aber sprach nicht wirklich mit ihnen und schien gelegentlich nicht recht zu wissen, was sie tun sollte. Sie konnte das Verhalten der anderen nachahmen, aber nicht die Initiative ergreifen oder an einer Aktivität teilnehmen, die eine echte Reziprozität erforderte.

Im Alter von 12 Jahren und 10 Monaten nahm Marsha an psychologischen Tests teil, die eine Entscheidungshilfe für die Wahl einer Highschool liefern sollten. Der Untersucher stellte fest, daß für ihre Interaktion das Vermeiden von Blickkontakt und ein eingeschränkter verbaler Austausch charakteristisch waren. Sie verhielt sich kooperativ, zeigte jedoch keinerlei Interesse an dem Untersucher und nahm auch nicht an dem elementarsten sozialen Austausch teil. Sie war auch eine äußerst passive Problemlöserin. Sie erreichte einen IQ von 100 (50. Perzentil) im Verbalteil – mit dem niedrigsten Ergebnis (16. Perzentil) im Untertest »Allgemeines Verständnis«, einem Maß für das Verstehen sozialer Zusammenhänge – und einen IQ von 86 (18. Perzentil) im Handlungsteil, wobei sie das niedrigste Ergebnis beim Mosaiktest (2. Perzentil) erreichte. Ihr Adaptationsstil, wie er sich aus den Tests ableiten ließ, bestand darin, Nähe abzuwehren; sie konnte ziemlich mißtrauisch sein und fühlte sich oftmals beobachtet oder prüfend gemustert.

Das nächste Mal, daß Marsha von sich hören ließ, war im Sommer des darauffolgenden Jahres. Sie hatte sich im Zeltlager seltsam benommen, und ihre Eltern baten um eine diagnostische Einschätzung von Marsha, weil diese suizidale Gedanken geäußert hatte. Die Patientin sagte, daß sie verrückt empfinde und handele und daß sie wirke, als ob sie unter Drogeneinfluß stünde, aber sie habe keine Drogen probiert; sie verneinte Halluzinationen und schätzte sich selbst auch nicht als besonders traurig ein. Sie hatte jedoch zwei Tage lang wegen des Todes eines Rock-Musikers, Kurt Cobain, geweint und wollte anfänglich sterben, um bei ihm zu sein, war sich aber nicht sicher, wie sie dies anstellen sollte. Zum Zeitpunkt des Interviews tauchte dieser Wunsch bereits weniger häufig auf, vielleicht einmal täglich. Sie war seit drei Jahren ein Fan der Gruppe von Kurt Cobain gewesen und hatte gehofft, ihn eines Tages zu heiraten. Dann bezeichnete sie sich als töricht, und als sie gefragt wurde, warum, sagte sie, weil er »außergewöhnlich« sei, da er »nicht zu duschen pflegte«. Sie hatte unangemessenes sexuelles Interesse an wesentlich älteren Betreuern gezeigt und beschrieb auch unangemessene sexuelle Gedanken und Interessen; sie behauptete, daß die gleichaltrigen Jungen im Zeltlager dumm seien. Die Verantwortlichen des Zeltlagers betrachteten ihr Verhalten gegenüber den älteren männlichen Betreuern als unangemessen frühreif und waren besorgt, weil Marsha nicht zu verstehen schien, was sie nach Meinung der Betreuer falsch machte.

Im Alter von 14 Jahren begann Marsha eine Psychotherapie bei einer Therapeutin. Sie nahm ebenfalls an einer Gruppentherapie teil. Dem Gruppentherapeuten zufolge schloß sie sich den »außergewöhnlichen« Kindern an, stach aber selbst unter diesen als »seltsam« hervor; mit keinem dieser

Kinder schloß sie eine enge Freundschaft, und alle wiesen sie letzten Endes zurück. Marsha konnte dies nie im Zusammenhang mit etwas sehen, das sie tat. Sie sehnte sich immer noch danach, mit Kurt Cobain wiedervereint zu sein, verstand aber, dies »geheimzuhalten«. Sie kleidete sich in einem »gotischen« Stil, fand Gefallen an einer großen Menge von Schmuck mit makabren Symbolen (z. B. Augäpfeln, Totenschädeln), hatte jedoch gelernt zu unterscheiden, wann sie diese tragen konnte und wann nicht. Sie hielt an einem Hexenglauben und an Friedhofsbesuchen fest, vertiefte sich in Horrorfilme und Halloween, wollte aber nicht mehr sterben. Sie hatte nun einen Freund. Dieser war älter als sie, sah aber aus wie vierzehn und wurde als seltsam beschrieben; er hatte einen einzigen Freund und war ein guter Schüler.

Ihre Therapeutin berichtete, daß Marsha sich ihr gegenüber nicht mehr unangemessen verhielt, daß es aber oftmals sehr schwierig einzuschätzen sei, welche von Marshas Behauptungen glaubwürdig seien. Ihre Behandlung hatte sich darauf konzentriert, Marshas Empfindungsfähigkeit für das, was angemessen ist und wie sie andere Leute mit ihrem Verhalten befremdet, zu fördern.

Marsha pflegte ihre Angst zu binden, indem sie sich an einige Lehrer der Highschool klammerte, aber Paxil half ihr bei der Überwindung der Ängste. Ihre Sozialphobie erfuhr durch die Behandlung mit Prozac eine Besserung (so begann sie zum Beispiel in Gegenwart anderer Leute zu essen). Sie betrachtet sich selbst als introvertiert.

Zu einem späteren Zeitpunkt begab sich Marsha bei einer weiteren Therapeutin erneut in psychotherapeutische Behandlung und blieb bis zu ihrem achtzehnten Lebensjahr. Diese Therapeutin berichtete, daß Marsha seltsames Verhalten an den Tag legte, sehr von dem Thema Heterosexualität in Anspruch genommen war und nur ein gering ausgeprägtes Verständnis dafür hatte, warum ihr Verhalten auf andere manchmal unangemessen wirkte. Trotzdem war es ihr gelungen, andere Jugendliche zu finden, die von der Mehrheit der Gleichaltrigen als Außenseiter betrachtet wurden und alle das Interesse an Okkultem teilten, und sie spürte das beständige Bestreben, Freunde zu haben.

Paranoide Persönlichkeitsstörung

Das *DSM-IV* weist darauf hin, daß der Beginn der paranoiden Persönlichkeitsstörung »im frühen Erwachsenenalter« (S. 717) liegt, aber in der Kindheit zunächst in Form von Einzelgängertum, sozialer Angst, hinter den Erwartungen zurückbleibender Leistung und Überempfindlichkeit in Erscheinung treten kann; dies sind Eigenschaften, die in der *DSM-IV*-Beschreibung von Erwachsenen mit paranoider Persönlichkeitsstörung aufgeführt sind und den drei Persönlichkeitsstörungen im Cluster A zugeordnet werden.

Laut *DSM-IV* muß das Individuum vier oder mehr der folgenden diagnostischen Kriterien erfüllen:

- verdächtigt andere ohne hinreichenden Grund, ihn/sie auszunutzen, zu schädigen oder zu täuschen,
- ist stark eingenommen von ungerechtfertigten Zweifeln an der Loyalität und Vertrauenswürdigkeit von Freunden oder Partnern,
- vertraut sich nur zögernd anderen Menschen an, aus ungerechtfertigter Angst, die Informationen könnten in böswilliger Weise gegen ihn/sie verwandt werden,
- liest in harmlose Bemerkungen oder Vorkommnisse eine versteckte, abwertende oder bedrohliche Bedeutung hinein,
- ist lange nachtragend, d. h. verzeiht Kränkungen, Verletzungen oder Herabsetzungen nicht,
- nimmt Angriffe auf die eigene Person oder das Ansehen wahr, die anderen nicht so vorkommen, und reagiert schnell zornig oder startet rasch einen Gegenangriff,
- verdächtigt wiederholt und ohne jede Berechtigung den Ehe- oder Sexualpartner der Untreue.

(*DSM-IV*, S. 721)

Mark wurde im Alter von 10 Jahren vom Schulpsychologen getestet und im Anschluß daran an uns zur Psychotherapie überwiesen. Er hatte Schwierigkeiten gehabt, ein seiner Intelligenz entsprechendes Leseniveau zu erreichen, obwohl sein Verbal-IQ von 122 überdurchschnittlich und sein Handlungs-IQ von 104 durchschnittlich war. Seine Lehrer und der Schulpsychologe berichten, daß er selten mit ihnen sprach und weder um Hilfe bat noch diese akzeptierte, wenn sie ihm angeboten wurde. Er benutzte die Mediathek der Schule, aber erledigte nie seine Aufgaben; er hatte keine Motivation, Fortschritte zu machen, und zeigte sich von Mißerfolgen nicht betroffen. Psychotherapeutische Bemühungen hatten sich nicht als hilfreich erwiesen.

Seine Eltern zeigten sich darüber besorgt, daß er keine Freunde hatte. Der Junge war zwar bei den Pfadfindern und genoß es, an den Projekttagen mit seinem Vater zusammenzuarbeiten, aber auch bei den Pfadfindern entwickelten sich keine Freundschaften. In den psychotherapeutischen Sitzungen erwähnte er einen Jungen aus der Nachbarschaft, den er nur selten sah und den seine Eltern auch nicht als Freund billigten. Während der Sitzungen war er ruhig, von sich aus brachte er nicht die Sprache auf persönliche Angelegenheiten oder auf sein inneres Erleben und weigerte sich auch, diesbezügliche Fragen zu beantworten. Er konnte einräumen, daß es ihn ärgerlich machte, über diese Themen zu diskutieren, konnte es aber nicht begründen.

Er pflegte Kataloge mit Abbildungen unterschiedlichster Modelle (z. B. Boote, Flugzeuge), die er gern bauen wollte, mitzubringen. Er brachte auch Kataloge von Elektrofirmen mit, die er sorgfältig studiert hatte, und breitete seine grandiosen Pläne zur Nutzung der dargestellten Produkte aus, die sich alle um die Aspekte von Sicherheit und Schutz drehten. Im wesentlichen war er an Alarmanlagen interessiert, und er kam mit neuen Ideen an, die die Sicherheit nicht nur des eigenen Hauses, sondern auch seiner gesamten Nachbarschaft garantieren sollten; er betonte ohne Unterlaß die ständig lauernden Gefahren. Er entwickelte komplizierte Ideen für das ideale Haus (Alarmsysteme, vielfältige Schießanlagen, Krankenwagen, Hubschrauberlandeplätze), die er absolut ernsthaft darlegte, und er schien es zu schätzen, daß diesen Ausführungen respektvoll zugehört wurde.

Im Laufe der Zeit begann er seine Wut auf seine Mutter und seine ältere Schwester zu artikulieren, die er immer als sehr kalt und grausam beschrieb. Er sprach über seinen Vater auf eine positivere Weise, obwohl er einmal ungeduldig darauf brannte, rechtzeitig zu Hause zu sein, um seinen Hund vor dem Vater beschützen zu können. (Der Vater wurde nach einer längeren medizinischen Behandlung zurückerwartet, und der Junge war besorgt, daß der Hund den Vater überschwenglich begrüßen und an ihm hochspringen könnte, um dann abgewiesen und dafür verletzt zu werden, daß er seine Liebe und seine freudige Erregung gezeigt hatte.) Das einzige Mal, daß der Junge seine Maske der Selbstbeherrschung gänzlich fallen ließ, war der Tag, an dem die Mutter die Kündigung seiner sehr geliebten Kinderfrau veranlaßt hatte und er sich darüber bitterlich beklagte. Er führte die Entlassung darauf zurück, daß die Mutter eifersüchtig auf seine Liebe zu der Kinderfrau reagierte. Bei dieser Gelegenheit konnte er es sich erlauben, sich seinen fortwährenden Schmerz und seine mit Wut gekoppelte Traurigkeit einzugestehen.

Mark war nie bereit, sich mit den Gründen für seine Verweigerung der Schulaufgaben auseinanderzusetzen. Er gab nie direkt zu, daß ihm die Arbeit schwerfiel, aber er vermittelte den Eindruck, daß die narzißtische Kränkung aufgrund seiner Lernstörung enorm war. Weder reagierte er auf die Versuche des Therapeuten, ihm seine Lernstörung zu erklären, noch schöpfte er Trost daraus; aber es überraschte und erfreute ihn, anhand der psychologischen Testergebnisse zu entdecken, daß er tatsächlich intelligent war. Er hatte eine mörderische Wut auf seine Lehrer, denen er unterstellte, daß sie darauf aus waren, ihm Knüppel zwischen die Beine zu werfen, anstatt ihm zu helfen. Er konnte minutiös die Kränkungen beschreiben, die die Lehrer ihm seiner Meinung nach zufügten, wenn sie versuchten, mit ihm zu arbeiten, und er war nicht fähig, andere plausible Standpunkte in Betracht zu ziehen. Auf die Nachrichtenmeldungen über Jugendliche, die ihre Lehrer und ihre Klassenkameraden getötet hatten, reagierte er mit der Feststellung, daß er so etwas niemals tun würde, da er niemanden wirklich verletzen wolle; er verwies auf seine Selbstverteidigungsmotive. Es war eine Besserung bei ihm zu beobachten, nachdem seine Schwester von zu Hause weggegangen war, um das College zu besuchen, so als ob er sich nun von einem Feind befreit fühlte.

In Übereinstimmung mit den *DSM-IV*-Kriterien für eine paranoide Persönlichkeitsstörung konnte dieses Kind zu keinem Zeitpunkt Lehrern, Therapeuten oder Klassenkameraden so weit trauen, daß er Nähe zu irgendeinem von ihnen zulassen konnte; er hegte seinen Groll, war sehr ärgerlich und verbittert, und konnte sich nicht vorstellen, seinen Lehrern, seiner Mutter oder seiner Schwester zu verzeihen. Er war sehr mißtrauisch und hatte das Gefühl, sich so sehr in Gefahr zu befinden, daß er hingebungsvoll Pläne entwickelte, wie er sich und nicht näher bezeichnete andere vor Angriffen schützen könnte; er blieb auch sozial isoliert. Er schien Zuneigung für seinen Therapeuten zu empfinden und mit einem gewissen Vergnügen neben ihm sitzend seine verschiedenen Kataloge gemeinsam zu betrachten, aber er konnte es nicht über sich bringen, dieses Vergnügen in Worte zu fassen. Er ließ sich auf manche Spiele mit dem Therapeuten ein, initiierte sie jedoch selten. Er schien es zu begrüßen, aufgefordert zu werden (sogar mit einem leichten Lächeln, so als ob er sagen wollte, »na, endlich!«), und es hatte den Anschein, daß er das Spielen genoß, aber auch hierbei wieder sehr sorgfältig jeden Ausdruck von Freude kontrollierte.

Schizoide Persönlichkeitsstörung

Das *DSM-IV* beschreibt die schizoide Persönlichkeitsstörung als ein »tiefgreifendes Muster von Zurückhaltung gegenüber sozialen Beziehungen und einer eingeschränkten Bandbreite des Gefühlsausdrucks in zwischenmenschlichen Situationen. Das Muster beginnt im frühen Erwachsenenalter...« (*DSM-IV*, S. 721). Personen mit einer schizoiden Persönlichkeitsstörung scheint der Wunsch nach Intimität zu fehlen, sie erscheinen gleichgültig gegenüber Gelegenheiten, enge Beziehungen aufzubauen, und sie erscheinen oftmals gleichgültig gegenüber Lob oder Kritik anderer. Sie zeigen meist einen eingeschränkten Affekt und erscheinen kalt und zurückgezogen, und sie haben Schwierigkeiten, Wut zum Ausdruck zu bringen; wenn sie aus sich herausgehen, können sie allerdings einräumen, daß sie schmerzliche Gefühle empfinden, insbesondere in bezug auf ihre soziale Isolation (*DSM-IV*, S.721, 722). Die schizoide Persönlichkeitsstörung kann zusammen mit der schizotypischen, der paranoiden und der vermeidend-selbstunsicheren Persönlichkeitsstörung auftreten.

Wolff (1991 a, 1991 b; Wolff et al., 1991) berichtete über eine Reihe von Jugendlichen, die ursprünglich als schizoide Persönlichkeiten diagnostiziert worden waren. Ihre klinische Stichprobe, die hauptsächlich aus Jungen bestand (Verhältnis 4:1), war normal bis überdurchschnittlich intelligent, versagte jedoch in schulischer wie in sozialer Hinsicht. Es ließen sich bei ihnen fünf klinisch relevante Muster beobachten: Einzelgängertum, besonders bei den Jungen; eingeschränkte Empathie und emotionale Zurückhaltung; ein rigides System von Einstellungen und das zielstrebige Verfolgen besonderer Interessen (verhindern die Anpassung); gesteigerte Empfindlichkeit, die gelegentlich von paranoiden Ideen begleitet wird; ungewöhnliche oder seltsame Kommunikationsstile, die eine übersteigerte Mitteilsamkeit, insbesondere bei Mädchen einschließen (Wolff, 1991 a, S. 615). Mehr als die Hälfte war eher extravertiert, einige waren zurückgezogen und unkommunikativ, und einige hatten einen elektiven Mutismus. Sie waren nicht fähig, sich sozialen Normen anzupassen, und wenn sie dazu gezwungen wurden, konnte es passieren, daß sie in einen Zustand der Auflösung gerieten und weinten, wütend und aggressiv wurden. Wolffs Darlegungen stammen aus der Zeit vor der Beschreibung des Asperger-Syndroms in der englischsprachigen Literatur und der *DSM*-Typologie schizoider/schizotypischer Störungen.

Die Entwicklung der Untersuchungsteilnehmer wurde bis ins Erwachsenenalter hinein verfolgt. Von den 32 Kindern, die als schizoid diagnostiziert worden waren, erfüllten 75 Prozent die Kriterien einer schizotypischen Persönlichkeitsstörung; zwei entwickelten eine Schizophrenie. Das Ausmaß ihrer Anpassung war im Mittel betrachtet etwas schlechter als bei den anderen Patienten in der Klinik, in dem Sinne, daß sie einzelgängerischer blieben, einen ausgeprägteren Mangel an Empathie und eine übersteigerte Empfindlichkeit beibehielten, sowie seltsame Kommunikationsstile und enggefaßte Interessen. Die Kinder, die Wolff als schizoid definiert hatte, unterschieden sich von den Kindern einer Kontrollgruppe am stärksten durch ihre ungewöhnlichen Phantasien und ihre sehr speziellen Interessen (einschließlich ihrer Sammelleidenschaften) und dadurch, daß sie als Einzelgänger beschrieben wurden (obwohl mehr als die Hälfte extravertiert war); Entwicklungsverzögerungen hinsichtlich der Sprache waren bei ihnen wahrscheinlicher als Entwicklungsverzögerungen im motorischen Bereich.

Wolffs Arbeit betont nachdrücklich die Schwierigkeiten einer Differenzierung zwischen diesen Kindern und denen, die die Diagnose schizotypische Persönlichkeitsstörung oder Asperger-Syndrom erhalten könnten. Sie geht so weit zu behaupten, daß viele von ihnen als schizotypisch diagnostiziert worden wären, wenn der *DSM-III* zur Verfügung gestanden hätte. Die Kinder ihrer Stichprobe hatten ein sehr viel höheres Intelligenzniveau als bei Kindern mit Asperger-Syndrom üblich. Ihr Bemühen um eine Differenzierung zwischen Patienten mit einer schizoiden Persönlichkeitsstörung und Patienten mit einer schizotypischen Persönlichkeitsstörung oder Asperger-Syndrom bestätigen die im *DSM-IV* festgehaltene Beobachtung, daß schizoide Persönlichkeitsstörungen eine seltene Erscheinung in klinischen Gruppen sind. Wir sind der Auffassung, daß psychologische Tests, die die zugrundeliegende Persönlichkeitsstruktur erfassen, sowie neuroimaginative Techniken dazu beitragen könnten, diese Kategorien schärfer zu trennen.

Uns wurden einige Jugendliche vorgestellt, die Wolffs Patienten in gewisser Hinsicht ähnelten, und zwar in dem Sinne, daß sie Merkmale des Asperger-Syndroms aufweisen, aber über ein höheres Intelligenzniveau verfügen, als es typischerweise diesem Syndrom zugeschrieben wird. Sie wurden üblicherweise nicht als schizotypisch persönlichkeitsgestört diagnostiziert aufgrund der Tatsache, daß sie nicht die charakteristische Eigentümlichkeit des Verhaltens, der Beziehungsaufnahme oder der Interessen an den Tag legen. Obwohl sie mit den anderen Kindern nicht auf eine Art und Weise interagieren, die man als normal und auf den anderen bezogen betrachten würde, werden diese Kinder nicht aktiv gemieden – genauer gesagt, da sie keine extreme Eigenartigkeit entfalten, mögen sie als anders, sogar als »vertrottelt« angesehen werden.

Die folgenden beiden Fallgeschichten dienen der Illustration.

Ein Kind schien die Kriterien des Asperger-Syndroms zu erfüllen und zeigte auch schizoide Züge. Er wurde als Erstkläßler zur Behandlung überwiesen, zu einem Zeitpunkt, als er bereits über längere Zeit hinweg in der Schule geweint hatte. Obwohl es keinen Anlaß zur Besorgnis hinsichtlich seiner schulischen oder intellektuellen Fähigkeiten gab, schien er ständig überfordert; ähnlich wie bei den anderen Kindern, die wir als Beispiel angeführt haben, lag sein Verbal-IQ mit 110 Punkten viel höher als sein Handlungs-IQ mit 88 Punkten. Dieser Junge interagierte nicht mit den Kindern seiner Altersgruppe und schien auch unsicher zu sein, wie er an ihren Spielen teilnehmen sollte. Er war bemüht, seine Lehrer zufriedenzustellen, fragte viel, bevor er etwas tat, und hatte große Angst, Fehler zu machen. Er reagierte sehr empfindlich auf körperliche Verletzungen, und der kleinste Stoß erfüllte ihn mit Todesangst und der Befürchtung, der verletzte Körperteil könne abfallen. Er zeigte nicht die für das Asperger-Syndrom typische Unbeholfenheit und war in der Tat ein passabler Turner, nahm jedoch nicht gern an Mannschaftssportarten teil und mochte auch nicht den nötigen Kampfgeist aufbringen.

Zu Beginn seiner Psychotherapie vermied er es, den Therapeuten anzuschauen, wollte sich nicht auf Spiele einlassen und konnte auch kein Gespräch führen und sich dabei wohlfühlen. Statt dessen zog er es vor, Bücher mitzubringen, die mit seinem obsessiven Interesse an Zügen in Zusammenhang standen und begleitend zu einer Zeichentrickserie herausgegeben wurden; es lag ihm daran, diese Bücher dem Therapeuten vorzulesen oder diese Fernsehsendungen, die er in- und auswendig kannte, nachzuerzählen. Die Behandlung konzentrierte sich auf konkrete Aspekte zwischenmenschlichen Verhaltens, wie zum Beispiel, die Hand zur Begrüßung zu geben und Blickkontakt beim Betreten und Verlassen des Raumes aufzunehmen, und es wurde immer wieder nachdrücklich darauf hingewiesen, welchen Eindruck es auf andere machte, wenn er ihre Gefühle völlig ignorierend ausschließlich seine Eisenbahngeschichten wiederholte.

Es wurde die Entscheidung getroffen, daß er die Geschichten, die er mit dem Therapeuten teilen wollte, nicht mehr nach dem Zufallsprinzip auswählen sollte, sondern danach, ob sie einen Bezug zu seinen Gefühlen hatten. Vor diesem Hintergrund wurde in den Sitzungen der Inhalt seines repetitiven Verhaltens als eine Metapher genommen. Diese Strategie wurde fast zwei Jahre lang verfolgt; während dieser Zeit zeigte sich eine signifikante Besserung, insbesondere eine deutliche Verringerung depressiver und ängstlicher Gedanken und Verhaltensweisen. Er war schließlich in der Lage, auf den Vorschlag des Therapeuten hin, die auswendig gelernten Geschichten beiseite zu lassen und mehr über die realen Ereignisse in seinem Leben zu sprechen; er hatte sich sogar angewöhnt, hereinzukommen und Fragen zu stellen, die sich auf seine Probleme und Sorgen bezogen – wenn auch immer noch auf seine charakteristisch gestelzte Art. Manchmal war seine Stimme monoton; des öfteren aber nahm sie einen künstlichen Rhythmus an, als ob er in die Rolle einer der Figuren aus einer seiner Fernsehsendungen schlüpfte, und seine übertriebene Modulation erschien um so mehr fehl am Platz, als sein Gesichtsausdruck unbewegt blieb und nicht im geringsten seiner Stimme entsprach.

Er konnte eine echte Bindung zum Therapeuten mit positiven Gefühlen entwickeln, und er artikulierte angemessene Empfindungen im Hinblick auf die bevorstehende Beendigung der Therapie – wieder jedoch mit dieser künstlich modulierten Stimme und dem starren Blick. Er sprach von einer dauerhaften Bindung und wollte sich die Option offenhalten, die Therapie im Falle erneuter Probleme wiederaufnehmen zu können. Er kommunizierte mit einem kleinen Kreis von Freunden, den er sich aufgebaut hatte und dessen Gruppenaktivitäten sich um spezielle Computerspiele drehten. Seine Eltern, die Empfehlungen für eine Gruppentherapie während der Zeit seiner Einzeltherapie abgelehnt hatten, ließen ihn nach Beendigung seiner Einzelsitzungen an einer Gruppentherapie teilnehmen, weil sie darüber besorgt waren, daß er, trotz einer signifikanten Verbesserung seiner Anpassungsfähigkeit, weiterhin so unnatürlich sprach, und hofften auf eine Normalisierung.

Bei einem weiteren Jungen waren ähnliche Muster zu beobachten. Obwohl er keine speziellen Dialoge rezitierte, wollte er zunächst nur über Computer sprechen. Er war ein brillanter Jugendlicher, bei dem die Differenz zwischen Verbal-IQ (überdurchschnittlich) und Handlungs-IQ mehr (unterer Durchschnitt) als 40 Punkte betrug. Sein Interesse an Computern zielte nicht auf Computerspiele; er beschäftigte sich damit, Programme zu schreiben und seine eigene Website zu entwickeln.

Er vermied ebenfalls anfänglich den Blickkontakt, was sich aber im Laufe der Zeit sehr besserte, nachdem der Therapeut gewisse soziale Umgangsformen (wie zur Begrüßung die Hände zu schütteln und sich gegenseitig zum Beginn und zum Ende jeder Sitzung anzuschauen) eingeführt hatte.

Als in den Sitzungen sein monomanes Interesse an Computern und dessen Effekt auf die Kommunikation herausgearbeitet wurde, ging er dazu über, von Autos zu sprechen. Im Laufe der Zeit fand ein Entwicklungsprozeß statt, und er begann sich tatsächlich nach den Interessen des Therapeuten zu erkundigen.

Dieser Jugendliche hatte große Schwierigkeiten, seine Schularbeiten zu bewältigen, und zeigte Anzeichen einer Aufmerksamkeitsdefizitstörung, aber seine Eltern lehnten es über viele Jahre hinweg ab, eine pharmakologische Behandlung in Betracht zu ziehen. In dem Maße, wie er sich zunehmend den Ausdruck seiner Gefühle erlaubte, wurde er mit seiner narzißtischen Enttäuschung darüber konfrontiert, daß er, obwohl er so brillant war, Hilfe bei der Erledigung seiner Hausaufgaben brauchte: Noch konnte und wollte er dies nicht akzeptieren. Er schnitt bei Tests, für die er nicht gelernt hatte, gut ab, weil er so klug war. Er verlor seinen Außenseiterstatus und konnte einige Freunde finden, mit denen er beim Sammeln alter Werbeplakate wetteiferte. Sein Ehrgeiz war so einseitig ausgerichtet, daß er sich keine Verabredungen zum Spielen gestattete, aber an Sportveranstaltungen nach der Schule nahm er teil.

Schlußfolgerung

Wenn man in Betracht zieht, daß das *DSM-IV* für die schizotypische Persönlichkeitsstörung, die schizoide und die paranoide Persönlichkeitsstörung einen ähnlichen Verlauf in der Kindheit beschreibt und daß es Überlappungen mit den Mustern bei Kindern, die eine Störung des nonverbalen Lernens oder eine vermeidend-selbstunsichere Persönlichkeitsstörung zeigen, dann kann die Dringlichkeit einer frühzeitigen Diagnostik und Intervention nicht überbetont werden. Kinder mit Defiziten in der Beziehungsaufnahme, bei denen auch um den Zeitpunkt der Einschulung herum Hypersensitivität und merkwürdiges Verhalten zu beobachten sind, können und sollten in der Entwicklung sozialer Fähigkeiten unterstützt werden, um die ernsten Probleme, die sie Gefahr laufen zu entwickeln, zu verhüten oder zumindest abzuschwächen. Angemessene Interventionen umfassen Einzel- und Gruppentherapie, und falls notwendig, eine Medikation, die auf eine positive Beeinflussung von Stimmung, Angst und Aufmerksamkeitsdefiziten abzielt. Wir sind darüber besorgt, daß viele dieser Kinder von ihren Eltern, Lehrern und manchmal auch von Kinderärzten nur als scheu oder zurückhaltend wahrgenommen werden, mit der impliziten und verfehlten Erwartung, daß sich dies schon »auswachsen« werde; Interventionen, die erst im Erwachsenenalter ansetzen, sind für Kinder, die so angefangen haben, im allgemeinen uneffektiv.

Langzeitstudien legen nahe, daß es im Verlauf einer angemessenen Therapie notwendig ist, die Erwartung der Eltern abzuschwächen, daß ihre Kinder mit Cluster A-Störungen sich vollkommen normal entwickeln werden. Die Erfahrung zeigt, daß die meisten Eltern sehr erfreut sind, wenn sie sehen, daß ihre Kinder einige Freundschaften knüpfen, selbst wenn diese sich auf sehr begrenzte Interessen beschränken, weil die Kinder daraus eine beachtliche Befriedigung ziehen und es ihnen gleichzeitig hilft, interpersonelle Fähigkeiten zu erwerben und die Freuden zwischenmenschlicher Begegnung zu entdecken.

Unserer Erfahrung nach findet man bei sehr vielen Kindern, die die diagnostischen Kriterien einer Cluster A-Störung erfüllen, eine signifikante Differenz zwischen den Werten des Verbal- und des Handlungs-IQ, und zwar sowohl bei Kindern, bei denen wir eine paranoide Persönlichkeitsstörung, eine schizotypische oder eine schizoide Persönlichkeitsstörung diagnostizierten, als auch bei Kindern, bei denen wir eine soziale Phobie und eine nicht näher bezeichnete Lernstörung fanden. Obwohl Weintraub und Mesulam (1983) Patienten identifizieren konnten, deren rechtshemisphärisches neurologisches Defizit mit der kennzeichnenden Einsamkeit, der Schwierigkeit, mit anderen zu interagieren, der »Verrücktheit« und der Schwierigkeit, Emotionen zum Ausdruck zu bringen, zusammenhing, würden wir das operante Defizit nicht auf die rechte Hemisphäre beschränken. Unserer Meinung nach sind es insbesondere die Prozesse, die auch die Funktionen des Frontallappens betreffen, mit denen die Kinder Schwierigkeiten haben. Der weitergehende Punkt ist, daß es für die Muster, die all diesen Störungen gemeinsam sind, eine neurologische Erklärung geben könnte.

Die Kinder, um die es hier geht, haben ebenfalls Schwierigkeiten, Figuren zu zeichnen; einige haben auch mit den kognitiven Operationen zu kämpfen, die Rourke (1989) bei Kindern als nicht näher bezeichnete Lernstörungen identifiziert. Genauso wie es ihnen Schwierigkeiten bereiten kann, mit den farbigen Würfeln eines Intelligenztests umzugehen, kann es ihnen schwerfallen, mit visuellen Bildern (z. B. Rollenspiel) umzugehen, um die Dinge aus einer anderen Perspektive zu sehen; Defizite dieser Ordnung könnten auch die Bildung mentaler Repräsentationen des eigenen Selbst und der anderen, einschließlich ihres Konzepts von Seele, Verstand, Geist und Zwischenmenschlichkeit beeinträchtigen. Diese und andere Aspekte ihrer Beeinträchtigung wie Unbeholfenheit und sensorische Abwehrhaltung erfordern eine Evaluation durch einen Beschäftigungstherapeuten. Jedes dieser Kinder wird eine multimodale Langzeittherapie brauchen.

6. Kapitel
Spezielle Probleme und Forschungsperspektiven

Einführung

In diesem letzten Kapitel werden wir uns einigen der Faktoren zuwenden, die Einfluß auf den Ausdruck der Persönlichkeit, auf dysfunktionale Persönlichkeitsmerkmale und den Ausprägungsgrad einer Persönlichkeitsstörung haben. Zu diesen mitbestimmenden Faktoren gehören kulturelle Einflüsse, Geschlecht und Scheidung der Eltern.

Dann werden wir den Einfluß der *DSM*-Systematik auf das Gebiet der Persönlichkeitsstörungen bei Kindern und Jugendlichen darstellen und die negative Wirkung aufzeigen, welche sie auf dieses Forschungsfeld gehabt hat. Durch den Ausschluß dieser Diagnose aus dem klinischen Repertoire hat sich das Bewußtsein des Praktikers bezüglich der Existenz von Persönlichkeitsstörungen bei Kindern und Jugendlichen verringert; so betrachtet hat die *DSM*-Systematik sehr wirkungsvoll jedes Forschungsinteresse in diese Richtung entmutigt.

Es werden Forschungsbereiche umrissen, die die Wichtigkeit der Einführung einer Methodologie zur Formulierung einer echten Entwicklungspsychopathologie von Persönlichkeitsstörungen nachdrücklich betonen. Abschließend führen wir die Faktoren auf, die eine optimale Persönlichkeitsentwicklung begünstigen und das Auftreten von Persönlichkeitsstörungen verhindern.

Persönlichkeitsstörungen und kulturelle Einflüsse

Obwohl kulturelle Einflüsse zweifellos an dem offenen Ausdruck der Persönlichkeit ihren Anteil haben (Alarcon et al., 1998), gibt es Bedarf für eine wesentliche, selbständige, unabhängige Erforschung für jeden Aspekt der Beziehung zwischen den beiden. Gibt es eine kulturspezifische Persönlichkeit? Wir erwarten mit Spannung interkulturelle Vergleiche von Mustern der Kindererziehung, ebenso Studien, die den differenzierenden Einfluß solcher Muster auf die Entwicklung der Persönlichkeit dokumentieren.

Betrachtet man die Auftretenshäufigkeit von Persönlichkeitsstörungen in unterschiedlichen Kulturen, so findet man eine beträchtliche Varianz; dies liegt bis zu einem gewissen Grad daran, daß die Methoden der Datenerhebung und -beschreibung divergieren, was noch eine weitere Herausforderung für die Forschung bedeutet. Der Vergleich der Auftretenshäufigkeit von 26 Prozent in Deutschland laut der Mannheimer Kohorten-Studie (Reister und Schepank, 1989) mit dem Wert von 3,32 Prozent für die Allgemeinbevölkerung von Costa Rica (Mariategui, 1970) ist nur ein Beispiel. Ein weiteres Beispiel ist die Rate antisozialer Persönlichkeitsstörungen, die in Los Angeles um einen Mittelwert von 3,3–3,6 Prozent fluktuiert, in Taiwan jedoch um einen Mittelwert von 0,2–3 Prozent (Compton et al., 1991).

Natürlich können kulturelle Einflüsse eine zentrale Rolle im Behandlungsprozeß spielen, nicht nur weil sie den Hintergrund des Patienten und seiner Familie über unzählige klinische Dimensionen hinweg prägen (siehe z. B. die Beziehung zwischen katholischer und evangelischer Religionszugehörigkeit und kognitiven Stilen, bereits früher in dem Kapitel über die hysterische Persönlichkeit angeführt; Gardner und Moriarty, 1968), sondern auch, weil die Normen, die durch ethnische Zugehörigkeit, Geschichte und Religion bestimmt sind, die Wahl der Behandlungsmethode und die Akzeptanz des Behandlungsplans beeinflussen werden.

Persönlichkeitsstörungen und Geschlecht

Da die aktive Exploration der Persönlichkeitsstörungen bei Kindern noch in den Anfängen steckt, sind nur begrenzt Ergebnisse verfügbar, die den Einfluß des Geschlechts dokumentieren können, obwohl es so scheint, daß dieser Faktor sich darauf auswirkt, mit welcher Sicherheit sich die Persönlichkeitsstörungen manifestieren. P. Kernberg und Mitarbeiter (1997) haben beobachtet, daß stationär aufgenommene adoleszente Jungen und Mädchen mit narzißtischer Persönlichkeit ein geschlechtsspezifisch unterschiedliches narzißtisches Verhalten zeigten: Die Mädchen waren eher zurückhaltend und abwertend, während die Jungen mehr zur Prahlerei neigten. Geschlechtsunterschiede hinsichtlich spezifischer Rorschachmuster müssen noch bestimmt werden.

Das Geschlecht kann die Entwicklung von Persönlichkeitsstörungen auf der Ebene der Vulnerabilität und auf der Ebene des offenen Ausdrucks beeinflussen.

Bestimmte Persönlichkeitsstörungen im Erwachsenenalter sind mehr mit dem einen als mit dem anderen Geschlecht assoziiert: Antisoziale Persönlichkeitsstörungen treten häufiger bei Männern auf; bei Frauen werden häufiger die Diagnosen depressive, Borderline- und histrionische Störung gegeben *(DSM-IV)*. Der Einfluß von Geschlechtsstereotypen auf Diagnosen verdient selbstverständlich Beachtung; in der Tat kann es passieren, daß manche Kinder mit Symptomen einer schlecht angepaßten Persönlichkeit nicht diagnostiziert werden, weil ihr Verhalten vielleicht als typisch für einen Jungen oder ein Mädchen angesehen wird. Auf diesem Gebiet muß zweifellos weitergeforscht werden..

Persönlichkeitsstörungen und Scheidung

Die Beziehung zwischen Scheidung und Persönlichkeitsstörungen ist in vielfacher Hinsicht bedeutsam. Erstens komplizieren Persönlichkeitsstörungen unterschiedlicher Art bei den Eltern den Scheidungsprozeß, nicht zuletzt deshalb, weil die Wahrscheinlichkeit, daß Eltern, die unter der Scheidung leiden, die Kinder in ihre Auseinandersetzungen hineinziehen, größer ist, insbesondere in Fällen von Störungen dramatischer und explosiver Natur. Im Gegensatz zu Eltern mit einer neurotischen Persönlichkeitsstruktur tendieren solche mit einer Persönlichkeitsstörung eher dazu, objektiv zu wirken und imstande zu sein, ihren Kindern Autonomie zuzugestehen; in Wirklichkeit jedoch machen es sowohl ihre subjektiven Erfahrungen von Trennungsangst, ihr eigenes Gefühl des Verlassenwerdens als auch ihre Schwierigkeiten, in den Kindern etwas anderes als eine Verlängerung des eigenen Selbst zu sehen, sehr mühsam, ihre Probleme von denen der Kinder zu entwirren – nicht nur für die involvierten professionellen Helfer, sondern auch und in größerem Maße für die Kinder.

Die Intensität und die Dauer der elterlichen Auseinandersetzung, insbesondere bei den 10 Prozent, die als hoch-konflikthafte Scheidungen (Johnston, 1994) beschrieben werden, nehmen auf unterschiedliche Art Einfluß auf die Entwicklung pathologischer Persönlichkeitsmerkmale beim Kind. Die Auswirkungen einer Scheidung auf die Persönlichkeitsentwicklung des Kindes beginnen bereits vor der eigentlichen Scheidung: Das Kind existiert innerhalb der Matrix einer beeinträchtigten und wechselhaften elterlichen Beziehung, die die Fähigkeit beider Elternteile einschränkt, zwischen den eigenen Bedürfnissen und denen des Kindes ein Gleichgewicht zu finden. Selbst in den frühen Entwicklungsphasen, in denen das Kind noch kein verbales Gedächtnis hat, hinterläßt das Miterleben von Kämpfen und/oder deren Zielscheibe zu sein beim Kind eine Prädisposition für Angst und Mißtrauen.

J. S. Wallerstein und S. Blakeslee (1989) gab einen Überblick über die Ergebnisse ihrer 10-Jahres-Follow-up-Studie, die die Langzeiteffekte des Scheidungsprozesses auf Kinder und deren Entwicklung deutlich erkennen lassen. Sie kam zu der Schlußfolgerung, daß das Resultat von Scheidungen überforderte Kinder sind, die die Verantwortung für die emotionale Stabilität ihrer Eltern oder für ihre eigene emotionalen (und manchmal auch physischen) Bedürfnisse oder für beides übernehmen. Sie entfalten ein weites Spektrum an symptomatischen Verhaltensweisen, einschließlich somatischer Beschwerden, Schlafstörungen, Verlassenheitsängsten, Desinteresse, schulischem Versagen, Mißtrauen, übermäßiger Wachsamkeit und emotionaler Einschränkungen.

Das Ausmaß der Belastung für die Persönlichkeit wurde von Roseby und ihren Mitarbeitern beschrieben und 1995 veröffentlicht. Mit 32 Kindern (im Alter von 7 bis 15) – deren hoch konfliktträchtigen Scheidungsfamilien 12 Sitzungen Diagnostik und Intervention verordnet worden waren, mit dem Ziel, die Eltern dabei zu unterstützen, ihre Kinder vor weiterem Kummer zu bewahren – wurde, neben anderen Aufgaben, ein Rorschach-Test gemacht. Keines der Kinder hatte zuvor psychotherapeutische Hilfe benötigt; jetzt jedoch legten die Rorschach-Ergebnisse, ebenso wie die gesamte Testbatterie, den Eindruck nahe, daß sie wandelnde Zeitbomben waren: Die dysfunktionalen, unflexiblen und stabilen Merkmale, die sie erkennen ließen, signalisierten in Entwicklung begriffene Persönlichkeitsstörungen.

Nach Auffassung von Johnston (1994) ist es der unstrukturierte Charakter des Rorschach-Tests, der die Abwehrhaltung unterläuft, die diese Kinder gegenüber Erwachsenen gelernt haben aufzubauen; der Test kann so wie ein »CT« der Persönlichkeitsstruktur funktionieren. Auf dieses Weise kann die Art des Kindes, sich selbst und seine interpersonale Welt zu verstehen, reliabel mit der normativer Stichproben verglichen werden (Roseby et al., 1995).

Die Auswirkungen von Scheidungen auf die Persönlichkeitsentwicklung sind systematisch mit Hilfe der Analyse von Rorschach-Ergebnissen anhand des Exner Comprehensive Scoring System (1991) bewertet worden. Die Rorschach-Profile zeichnen ein beunruhigendes und abschreckendes Bild von Kindern, die im zwischenmenschlichen Kontakt unbeholfen erscheinen und unfähig sind, die Wechselfälle zwischenmenschlicher Beziehungen zu bewältigen. Sie trauen niemandem außer sich selbst, und sie vermuten bei anderen böswillige Intentionen und Motive. Diese Kinder scheinen den Glauben aufgegeben zu haben, daß Beziehungen unterstützend sein können, und sie ziehen es vor, an der sozialen Peripherie zu bleiben und sowohl nahe als auch aggressive Beziehungen zu vermeiden.

Ein Studienteilnehmer, Vater und Ehemann, der seine Frau gewohnheitsmäßig geschlagen und sie in Gegenwart der Kinder abgewertet hatte, zeichnete das Bild einer idealisierten Familie, die sich an einem tropischen Strand entspannte, während sein 12jähriger Sohn, dem die gleiche Aufgabe gestellt wurde, winzige Strichmännchen in die Ecke seines Blattes zeichnete. Die im Rorschach-Test beobachteten Charakteristrika zeugen von einer reaktiven Entwicklung und der Konsolidierung von Mustern, die dazu dienen können, die Kinder vor weiterem Schmerz und Kummer zu schützen: Gefühle werden vermieden, die Erwartung, daß Erwachsene fürsorgliche Personen sind, ist aufgegeben oder abgeschwächt, und eine übermäßige Wachsamkeit gegenüber weiterem aggressiven und unangepaßten Verhalten hat sich etabliert. Dennoch erweisen sich diese Charakteristika als wertvoll für die Anpassung des Kindes an die Welt jenseits der toxischen häuslichen Umgebung.

Da lebendige Beziehungen zu anderen fehlen, denen sie vertrauen können, sind sie auf sich selbst zurückgeworfen. Ihr Selbstbild ist geschädigt und inadäquat. Sie versuchen sich mit der Welt auseinanderzusetzen, indem sie sich auf ihr eigenes Urteil verlassen, mißachten jedoch dabei unflexibel die Signale ihrer eigenen Gefühle. Emotionen sind ihnen suspekt und sollen vermieden werden. In der Konsequenz schränken diese Kinder jeden Ausdruck von Gefühlen ein und berauben sich selbst des weiteren emotionalen Austauschs mit anderen, der von so entscheidender Bedeutung für eine gesunde Entwicklung ist. Am leichtesten fällt es ihnen, Gefühle von Ärger und Entfremdung zu erleben; sie verteidigen ihre eigene Art der Selbstwahrnehmung, indem sie eine oppositionelle Haltung einnehmen. Ihre Schlußfolgerungen bezüglich sich selbst, anderen und den Situationen, die sie erleben, sind verzerrt, weil ihre Fähigkeit beschädigt ist, die Welt genau wahrzunehmen und über sie nachzudenken.

Dieses unheilvolle Profil weicht signifikant von jeder Norm für erwartete Persönlichkeitsentwicklung ab. Die Befunde weisen ebenfalls darauf hin, daß diese Persönlichkeitskonstellation ziemlich stabil ist – mit anderen Worten, es ist unwahrscheinlich, daß die Kinder die Notwendigkeit verspüren, etwas an der Art und Weise, wie sie die Welt erleben und mit ihr umgehen, zu ändern, ganz gleich, wie wenig adaptiv und unflexibel diese sein mag. Kurzzeitinterventionen haben wenig nachhaltigen Einfluß auf ihre grundlegenden Persönlichkeitsmerkmale – einschließlich zwischenmenschlicher Beziehungen, beeinträchtigter Realitätsprüfung, Einschränkung und Vermeiden von Gefühlen, eines kümmerlichen Selbstbildes –, die für schizotypische, vermeidend-selbstunsichere und Borderline-Persönlichkeitsstörungen charakteristisch sind. Die Erklärungen in der Fachliteratur beziehen sich auf alle Phasen des Scheidungsprozesses: auf die Zeit vor, während und nach der akuten Krise der Scheidung.

Eltern mit hohem Konfliktpotential leiden möglicherweise selbst unter nicht diagnostizierten Persönlichkeitsstörungen, die ihre eheliche Beziehung über die Jahre hinweg ausgehöhlt oder regressive Tendenzen angesichts von Streß im familiären System hervorgerufen haben. Der Scheidungsprozeß und seine Nachwirkungen setzt die Kinder einer chronischen Spannung aus, elterlicher Selbstbezogenheit (Eltern, die mit sich selbst beschäftigt oder depressiv sind) oder Depression und reduzierter Verfügbarkeit sowie aggressivem Austausch. Verzerrungen der Eltern/Kind-Beziehung in der Gestalt elterlicher Forderungen nach Loyalität und Gesellschaft oder der Erfahrung als Faustpfand oder Spion mißbraucht zu werden gibt der psychischen Entwicklung des Kindes eine pathologische Färbung.

Soll dieser Kreislauf unterbrochen werden, ist es entscheidend sowohl den Langzeiteffekt der Scheidung auf die Persönlichkeitsentwicklung der Kinder als auch die indirekten Folgen der gefährdeten Eigenschaften, die sie ins Erwachsenenleben und in die Ehe mitbringen, einzuschätzen und zu überwachen.

Grenzen des DSM-IV

DSM und Persönlichkeitsstörungen bei Kindern und Jugendlichen

Die *DSM-IV*-Darstellung von Persönlichkeitsstörungen versucht, atheoretisch zu sein, und wurde deshalb von einigen kritisiert (z. B. Millon, 1995). Wir teilen diese kritische Haltung, weil wir davon ausgehen, daß der Großteil, wenn nicht die gesamte Forschung und die klinische Arbeit in Zusammenhang mit Persönlichkeitsentwicklung und -störungen eine implizite theoretische Perspektive einschließt. Selbst eine rein statistische Herangehensweise setzt mit ihrer notwendigen Selektivität hinsichtlich Datenquellen, Meßmethoden, Auswertungsverfahren einige Annahmen mit theoretischen Wurzeln voraus.

Da eine allgemein akzeptierte theoretische Perspektive fehlt, könnte es sein, daß das *DSM* die Art systematischer Forschung behindert hat, die sowohl Entwicklungsphasen als auch die Übergänge zwischen ihnen integrieren könnte, um unser Verständnis davon, wie Psychopathologie entsteht, zu erweitern. Das *DSM-IV* ignoriert tatsächlich die Merkmale und Verhaltensprobleme der Kindheit, die in einem Zusammenhang mit den Persönlichkeitsstörungen bei Erwachsenen stehen (z. B. Schüchternheit mit der vermeidend-selbstunsicheren, Aggressivität mit der antisozialen, Impulsivität mit der Borderline-Persönlichkeitsstörung). Kurz gesagt, das *DSM-IV* ist nicht entwicklungsorientiert. So werden zum Beispiel die Störungen des sozialen Verhaltens, die Entwicklungsvorläufer der antisozialen Persönlichkeitsstörungen sind, auf einer separaten Achse klassifiziert, so als ob es zwischen den beiden Störungen keine Beziehung gäbe; Störungen des Bindungsverhaltens in der Kindheit, die mit der vermeidend-selbstunsicheren Persönlichkeitsstörung in Zusammenhang stehen, werden ähnlich unverbunden dargestellt.

Die Position des *DSM-IV* impliziert, daß Persönlichkeitsmerkmale in der Kindheit instabil sind und deshalb das Kriterium »vorherrschend und überdauernd« wahrscheinlich nicht erfüllt wird – dennoch beobachten wir viele Fälle, in denen die dysfunktionalen Merkmale länger als ein Jahr vorherrschen und überdauern (so etwa P. Kernberg über narzißtische Persönlichkeitsstörungen, 1994 und Moffitt über antisoziale Persönlichkeitsstörungen, 1993). Außerdem wirft die *DSM*-Taxonomie Fragen auf: Wenn Störungen der Achse II stabile Merkmale reflektieren, dann wäre es sinnvoller, das Aufmerksamkeitsdefizit/Hyperaktivität-Syndrom, das kein akutes Syndrom ist, das ohne weiteres in Erscheinung tritt und wieder verschwindet, jedoch einen Einfluß auf zwischenmenschliche Interaktionsmuster hat, Achse II statt Achse I zuzuordnen. Ebenso erscheint die Störung mit oppositionellem Trotzverhalten (auch auf Achse I), die nur in interaktiven Kontexten auftreten kann und in hohem Maße sowohl die Interaktionsfähigkeit als auch die Wahrnehmung des eigenen Selbst und der anderen beeinflußt, nach unserer Auffassung fehlklassifiziert.

Das *DSM-IV* schlägt vor, bei Störungen dieselben Kriterien für Erwachsene und für Kinder anzuwenden. Damit wird der Hinweis, daß sie unterscheidbar sind, in Abrede gestellt (S. 53), es wird tatsächlich davon ausgegangen, daß sie auf Kinder und Erwachsene zutreffen können, und zwar in jenen relativ unüblichen Fällen, in denen die speziellen dysfunktionalen Persönlichkeitsmerkmale des einzelnen vorherrschend, überdauernd und nicht an eine bestimmte Entwicklungsphase oder an die Episode einer Achse I-Störung gebunden zu sein scheinen. Um eine Persönlichkeitsstörung unter 18 Jahren diagnostizieren zu können, müssen die Muster bereits seit mindestens einem Jahr zu beobachten gewesen sein (S. 711).

Moffitts (1993) Arbeit über antisoziales Verhalten könnte ein aufschlußreiches Modell zur Untersuchung über die Zeit hinweg auftretender Instabilität bei Störungen in der Kindheit zur Verfügung stellen, indem zwei Gruppen von Heranwachsenden identifiziert werden, die das Verhalten auf unterschiedliche Art zeigen. In der einen Gruppe zieht sich das antisoziale Verhaltensmuster durch den gesamten Lebenslauf, es ist sowohl vor der Adoleszenz als auch danach zu beobachten; Mitglieder dieser Gruppe haben eine höhere Wahrscheinlichkeit, eine antisoziale Persönlichkeitsstörung im Erwachsenenalter zu entwickeln. In der anderen Gruppe, die einen Anstieg von antisozialem Verhalten in der Adoleszenz zeigt, handelt es sich um eine phasenspezifische Erscheinung. Hätte zwischen diesen beiden Gruppen aufgrund ihrer scheinbar gleichartigen, gemeinsamen Merkmale antisozialen Verhaltens in der Adoleszenz keine Differenzierung stattgefunden, wäre ein entscheidender Unterschied unbemerkt geblieben.

Fruchtbarer als Debatten darüber, ob Persönlichkeit und Persönlichkeitsstörungen stabile Phänomene sind, könnte die Fragestellung sein, ob es Untergruppen von Kindern zu jedem Typus von Persönlichkeitsstörungen gibt: solche, die die Merkmale der Persönlichkeitsstörung auf eine stabile Art und Weise über die verschiedenen Entwicklungsniveaus hinweg an den Tag legen, und solche, die ebenfalls in ihrer Funktions- und Interaktionsfähigkeit beeinträchtigt sind, deren Störung jedoch eher zeitlich limitiert und phasenspezifisch ist. Es ist wichtig, die Faktoren, die jeder dieser beiden Formen zugrunde liegen und sie beeinflussen, zu identifizieren, weil sie naheliegende Implikationen für die Behandlung haben werden.

Diagnostische Kriterien für Persönlichkeitsstörungen

Die oben angeführten Informationen zeigen, daß es eine Stabilität oder Kohärenz hinsichtlich vieler Aspekte der kindlichen Anpassung über die Zeit hinweg geben kann, die mit der Entwicklung einer Persönlichkeitsstörung korreliert. Entwicklungsmäßige Kohärenz nachzuweisen bietet eine Möglichkeit, darüber nachzudenken, wie man sich der Etablierung diagnostischer Kriterien für Persönlichkeitsstörungen bei Kindern und Jugendlichen annähert und wie man deren Erscheinungsformen auf den verschiedenen Entwicklungsstufen untersucht.

Das *DSM-IV* definiert Persönlichkeitsstörungen im Kindesalter nicht indem es spezifische Kriterien für Kinder formuliert, die sich von denen für Erwachsene unterscheiden. Diese Vorgehensweise hat sich bei Depressionen als brauchbar erwiesen (Kovacs, 1985a, 1985b, 1996); die Entwicklungsgeschichte der Diagnostik von kindlichen Depressionen enthält ein interessantes Modell. Die Meinung, daß Depression bei Kindern nicht auftritt (zum Teil auf theoretischen Überlegungen basierend), wurde zunächst durch die Überzeugung ersetzt, daß es bei Kindern zwar eine Depression geben könnte, aber nur in maskierter Form (Cytryn und McKnew, 1974) und schließlich durch die Auffassung, daß die Erwachsenen-Kriterien auch auf die Kinder anwendbar sind (Carlson und Cantwell, 1980, Kovacs, 1996), auch wenn es Unterschiede zwischen beiden gibt. (Zum Beispiel neigen depressive Kinder im Gegensatz zu depressiven Erwachsenen stärker zu einer erhöhten Irritabilität als zu einer depressiven Stimmung.)

Costa und McCrae (1998), die den Revised NEO Personality Inventory (NEO-PI-R) einsetzten, stellen fest, daß es bei Personen, die das 30. Lebensjahr vollendet haben, zu kleinen Veränderungen kommen kann, »aus der Perspektive eines Kinderpsychologen jedoch, der einen festgelegten Endpunkt sieht, scheint die grundlegende Persönlichkeitsentwicklung im Alter von 30 Jahren abgeschlossen« (S.148). Sie schreiben weiterhin:

> Das Studium der Entwicklung setzt üblicherweise eine Kenntnis der voll entwickelten Persönlichkeit voraus. In normativen Untersuchungen gibt die Struktur der Erwachsenen die Variablen vor, denen die Entwicklungspsychologen ihre Aufmerksamkeit schenken müssen. So muß eine Theorie des Spracherwerbs zum Beispiel in der Lage sein, die Beherrschung der grammatikalischen Regeln, die ein erwachsener Sprecher verwendet, zu erklären. In Untersuchungen zu individuellen Unterschieden *ist der Erwachsenenstatus das ultimative Kriterium, das die Entwicklungsvariablen vorhersagen müssen.* (S. 139, Hervorhebung durch die Autoren)

Sie erklären demnach die Funktionsweise des Erwachsenen zum Maßstab.

Die Bezugnahme auf die Sprache ist von Interesse, weil sie uns als einschlägiges Beispiel dienen kann. Dennis (1988) hat in ihrer Arbeit über Sprachentwicklung und Gehirntraumata die Meinung vertreten, daß der Ansatz, die Sprachentwicklung bei hirnverletzten Kindern mit der bei hirnverletzten Erwachsenen zu vergleichen, das Verständnis für die Beziehung zwischen Sprachentwicklung und der Funktionsweise des Gehirns über Jahrzehnte hinweg behindert habe. Sie behauptet, daß es ungleich vielversprechender sei, hirnverletzte Kinder mit den sich normal entwickelnden Gleichaltrigen zu vergleichen (S. 91). Als natürliche Folgerung ergibt sich daraus, daß der Vergleich von Persönlichkeitsstörungen bei Kindern mit denen bei Erwachsenen auch nur von begrenztem Wert sein könnte. Es ist unabdingbar, Normen für ein angemessenes Funktionieren der Persönlichkeit auf den verschiedenen Entwicklungsstufen zu definieren, um eine adäquate Einschätzung jugendlicher Persönlichkeitsstörungen zu ermöglichen.

Forschungsrichtungen

Der Nutzen der neueren Forschungsliteratur zum Thema Persönlichkeitsstörungen ist durch einige Faktoren eingeschränkt, die die Integration der Befunde und die Klärung von Wesen und Verlauf der kindlichen Persönlichkeitsstörungen behindern. Zum einen gelingt es klinischen Forschern oftmals nicht, zu differenzieren, ob ein Verhaltensmerkmal Teil einer bereits gefestigten Persönlichkeitsstruktur ist oder ob es eigenständig existiert. Die Forschung über Vermeidungsverhalten bei Kindern beurteilt zum Beispiel das Wesen der Vermeidung weder als Teil eines umfassenden, eingespielten Musters noch als einer einfachen Phobie nachgeordnet, bei der andere Aspekte des Funktionierens intakt bleiben.

Die Achenbach Behavioral Symptom Checklist (1991) dient als veranschaulichendes Beispiel; selbst wenn über 50 Prozent der Items mit Persönlichkeitsstörungen übereinstimmen können, werden Forscher – die psychodynamische Formulierungen vermeiden und es vorziehen, pathologisches Verhalten als diskrete, unverbundene Symptome zu betrachten – obsessive, selbstzerstörerische und Abhängigkeitssymptome entsprechend konzeptualisieren und deren Unempfindsamkeit, mangelnde Flexibilität, Beständigkeit und Zusammenhang weder beurteilen noch ansprechen. Dieser Mangel an Differenzierung führt zu Resultaten, die unvollständig, ungenau oder irreführend sein können (z. B. der große Unterschied zwischen Kindern, die stehlen, um die Anerkennung der Gleichaltrigen zu gewinnen und deshalb Schuldgefühle haben, und den Kindern, die aus einem chronischen Gefühl der Leere, des Anspruchsdenkens und des Neides heraus stehlen und keine Reue zeigen). Die zugrundeliegende Funktion des Verhaltens ist der Schlüssel für die Bestimmung seiner diagnostischen Implikationen.

Die Einbeziehung von Heranwachsenden in eine Stichprobe von Erwachsenen, ohne eine Analyse der Altersunterschiede, stellt ein weiteres methodologisches Problem der Erforschung von Persönlichkeitsstörungen dar. Persönlichkeitsstörungen bei Teenagern einzuräumen ist begrüßenswert (obwohl sie oftmals nur in die Stichprobe hineingenommen werden, um die Zahl der Probanden zu vergrößern), aber die Vermischung aller Altersgruppen verhindert die Möglichkeit, Merkmale zu isolieren, die für eine dieser Altersgruppen spezifisch sind. Um unsere Behauptung zu überprüfen, daß Persönlichkeitsstörungen ihrerseits einen altersbedingten Entwicklungsprozeß durchlaufen, ist es von entscheidender Bedeutung, die Möglichkeiten für eine eigenständige empirische Analyse zu schaffen.

Abschließend sei angemerkt, daß viele Untersuchungsberichte es versäumen, den Zeitpunkt zu dokumentieren, wann der Proband die Diagnose zum ersten Mal erhalten hat. Anzugeben, ob die Verhaltensweisen bereits vor der Adoleszenz erfaßt wurden, ist besonders nützlich für die Bestimmung des Verlaufs von Persönlichkeitsstörungen und die Bestätigung der Thesen, Beobachtungen und Befunde anderer Forscher. Wir hoffen, daß die hier vorgestellten Konzepte der Persönlichkeitsstörungen bei Kindern erhellend sind und zu einem weiteren kritischen Dialog, neuer Forschung sowie klinischem Wissen führen werden.

Abwehrmechanismen und Anpassung

Längsschnittstudien liefern bereits einige grundlegende Ergebnisse und weisen die Richtung für weitere Forschungsaktivitäten. Eines dieser ersten Forschungsprojekte ist zu einem Klassiker geworden. Vaillant (1977) konzentrierte sich auf die Frage, in welcher Art von Beziehung das Konzept der Anpassung (d. h. des anpassungsfähigen Umgangs mit sich selbst und seiner Umgebung) und das Konzept der Abwehr zueinander stehen. Seine Untersuchung legt nahe, daß die Muster der Steuerung der Affektmodulation und die Art der Abwehrmechanismen und deren individueller Einsatz von zentraler Bedeutung für die Anpassung im gesamten Lebenszyklus sein werden.

Vaillant klassifizierte die Abwehrmechanismen als psychotisch, unreif, neurotisch und reif. Personen mit reifen Abwehrmechanismen – Humor, Antizipation, Verdrängung, Sublimation, Affiliation, Identifikation – waren in ihren beruflichen Laufbahnen, ihren Ehen und ihrer Rolle als Eltern am erfolgreichsten. Sie entfalteten die beste allgemeine soziale Anpassung, Nähe zu ihren Kindern und Kapazität für menschliche Beziehungen. Ihre Sprößlinge zeigten eine signifikant höhere Identifikation mit den elterlichen Errungenschaften, größeren sozialen Erfolg, eine geringere Rate von Schulabbrechern und geringere Häufigkeit von schwerer Kriminalität und psychiatrischen Einweisungen. Ihre Eltern zeigten sogar in den Vierzigern und Fünfzigern eine gute körperliche Verfassung – im Gegensatz zu der dritten Untersuchungsgruppe mit den unreifsten Abwehrmechanismen, die im Laufe der Jahrzehnte beträchtlich häufiger chronische Krankheiten entwickelte und eine höhere Mortalität aufwies.

Veränderungen der Abwehrmechanismen im Lebenszyklus

Vaillant widmete sich ebenfalls der Frage, wie sich Persönlichkeitsstile, durch das Prisma der Abwehrmechanismen betrachtet, im Laufe des Lebens verlagern. Immer wenn reife Abwehrmechanismen im Alter zwischen 30 und

35 Jahren zunahmen, war eine entsprechende Abnahme der neurotischen und unreifen Abwehrmechanismen festzustellen. Ebenso nahmen Phantasie und Ausagieren mit zunehmendem Alter ab; Sublimation wurde proportional häufiger. Im Vergleich dazu zeigte sich bei Männern, die die ewigen Jungen blieben und ihre neurotischen Abwehrmechanismen vermehrten, eine gleichzeitige Reduktion ihrer reifen Abwehrmechanismen in derselben Phase; sie übersprangen die normative Persönlichkeitskrise des adoleszenten Aufruhrs, die die spätere Entwicklung zu begünstigen scheint.

Vaillants Untersuchung zeigte, daß einzelne traumatische Erfahrungen die Zukunft eines Kindes nicht in demselben Ausmaß formen wie eine andauernde Beziehung zu wichtigen Bezugspersonen. In einer damit zusammenhängenden Untersuchung (Vaillant et al., 1986), in der sowohl straffällig als auch nicht straffällig gewordene Großstadt-Jugendliche 30 Jahre später untersucht wurden, konnte Vaillant zeigen, daß primitive oder realitätsverzerrende Abwehrmechanismen, wie sie für narzißtische und Borderline-Persönlichkeiten typisch sind (Spaltung, Leugnung, Omnipotenz, Entwertung, primitive Idealisierung), teilweise genetisch determiniert waren, aber zum wesentlicheren Teil in zwischenmenschlichen Beziehungen erworben wurden. Als die Haupteinflüsse auf die Reife von Abwehrmechanismen erwiesen sich das Ausmaß an sozialer Unterstützung und die Verfügbarkeit des Vaters. Im Vergleich dazu schienen Geschlecht, soziale Schichtzugehörigkeit und Bildung keine Rolle zu spielen.

Steiner und Feldman (1997) haben sich mit den adaptiven Stilen befaßt, wie sie über Coping- und Abwehrmechanismen zu erfassen sind. Die Relevanz der Erhebung dieser Dimension ergibt sich aus der Tatsache, daß diese Mechanismen zwischen normalen und psychosomatischen Störungen in der Adoleszenz differenzieren; sie sind außerdem hilfreich für die nähere Beschreibung von Patienten-Untergruppen, Indikationen für Behandlungen und Behandlungsergebnisse. Perry (1990) erstellte eine Methodologie, die sich für die Diagnose von Abwehrmechanismen bei Erwachsenen eignet; Kernberg, Chazan und Normandin (1998) fanden eine Möglichkeit, Cluster von Abwehrmechanismen aus dem Spielverhalten von Kindern zuverlässig zu erschließen.

Weitere Forschung mag erforderlich sein, um festzustellen, ob Abwehrmechanismen sowohl Vorläufer einer offenen Psychopathologie (z. B. von affektiven und Angststörungen) als auch wahrscheinliche Komponenten der Psychopathologie von Persönlichkeitsstörungen sind.

Die damit verbundene Frage nach der Widerstandskraft – der Kapazität an adaptiven und einfallsreichen Antworten auf innere und äußere Stressoren –

ist ein weiteres klinisches Konzept von Bedeutung, das objektiviert und mit einem solchen Instrument wie dem Bond Defensive Style Questionnaire angewendet werden kann, einem Werkzeug zur Selbsteinschätzung, das für den Einsatz bei Jugendlichen vielversprechend scheint (Steiner und Feldman, 1997).

Lenzenweger und Mitarbeiter (1997) entwickelten eine Methodologie für Längsschnittuntersuchungen von Persönlichkeitsstörungen, die Kosteneinsparungen durch eine Vorauswahl ermöglicht, bei der Personen, die in einem ersten Screening als möglicherweise persönlichkeitsgestört herausgefiltert werden, im Anschluß daran von Klinikern interviewt werden. Unter Anwendung der Personality Disorder Examination (PDE), von Loranger und Mitarbeitern (1994) entworfen, deren sehr strenge Kriterien Verhaltensweisen von mindestens fünfjähriger Dauer und eine Erstmanifestation vor dem 25. Lebensjahr fordern, fand Lenzenweger eine Prävalenz von 6,74 Prozent für eine tatsächliche Störung und von 11,1 Prozent für eine wahrscheinliche Störung.

Becker, Grilo und Mitarbeiter (1999) verwiesen auf die Kontinuität einer ähnlichen Inzidenz von Persönlichkeitsstörungen in adoleszenten und erwachsenen Populationen. Abhängige und passiv-aggressive Persönlichkeitsstörungen waren relativ häufiger bei Jugendlichen, höchstwahrscheinlich im Einklang mit den Merkmalen der jeweiligen Entwicklungsstufe; die anderen Persönlichkeitsstörungen waren gleich verteilt. Die Autoren zogen die Schlußfolgerung, daß das, was in der Adoleszenz beobachtet worden war, eine valide Form von Persönlichkeitsstörung darstellt.

Faktoren einer optimalen Persönlichkeitsentwicklung

Eine optimale Entwicklung mag nicht nur ein gewisses Maß an Normalität implizieren, sondern in unserer schnellebigen Zeit ein gewisses Maß an Widerstandskraft. Wir haben viele Dinge identifiziert, die im Laufe der Persönlichkeitsentwicklung schiefgehen können: Unter der Voraussetzung einer körperlichen Versorgung und einer normalen physiologischen Reifung sind die Hauptprädiktoren für eine optimale Entwicklung ein Gefühl der Sicherheit und Kontinuität bezüglich der Fürsorge unterstützender Erwachsener. Entscheidender als die Frage, ob es sich um eine oder mehrere Bezugspersonen handelt, sind Faktoren wie Zuverlässigkeit, Investition in die Autonomie des Kindes, Anerkennung seiner individuellen Merkmale und seines individuellen Potentials sowie die Kommunikation über kulturelle und ethische Werte.

Die Rolle der primären Bezugspersonen – Kernfamilie, erweiterte Familie oder Gemeinschaft – ist die entscheidende, obwohl das Zeitalter der Computer höchstwahrscheinlich den heutigen Standard verändern wird. Vorläufig muß unser Engagement zumindest dahin gehen, menschliche Bindungen zu erleichtern und zu fördern, weil Bindung zu Kooperation und einer Aktualisierung des maximalen Potentials führt und somit destruktiven Tendenzen entgegenwirken kann.

Schlußfolgerung

Die Erforschung von Persönlichkeitsstörungen bei Erwachsenen ist stetig fortgeschritten, Neues wurde entdeckt, das Licht auf neue Kontroversen warf und manche sogar aus dem Weg räumte. Die Erforschung von Persönlichkeitsstörungen bei Kindern kennt auch Kontroversen, die bedauerlicherweise zu einem Rückschlag in der Forschung geführt haben. Doch noch immer gibt es Kliniker, die erkennen, wie wichtig es ist, sich mit Persönlichkeitsstörungen bei Kindern zu befassen, und darauf drängen, daß weiter in diese Richtung gearbeitet wird. Nach unserer Auffassung sind Persönlichkeitstörungen bei Kindern, genau wie bei Erwachsenen, reliabel zu identifizieren. Sie legen ein Muster der Persistenz an den Tag, das zu allumfassenden und schwerwiegenden Auswirkungen führt; sie stehen auch in Zusammenhang mit anderen Achse I- und Achse II-Störungen. Wenn man Persönlichkeitsstörungen in der Diagnostik bei Kindern berücksichtigt, können psychosoziale und medikamentöse Behandlungsstrategien effektiver werden und ebensogut eine sekundäre Prävention darstellen, die den Kindern und ihren Familien jahrelanges Leiden und verpaßte Chancen erspart.

Literatur

Aarkrog, T. (1981). The borderline concept in childhood, adolescence and adulthood: Borderline adolescence in psychiatric treatment and five years later. *Acta Psychiat. Scand.* Suppl. 293, S. 1–300.

Abraham, K. (1920). Manifestations of female castration complex. In *Selected Papers on Psychoanalysis* (S. 338–369). In: E. Jones (Hrsg.) engl. Übs. v. D. Bryan u. A. Strachey, trans. London: Hogarth Press.

Abrams, D. M. (1993). Pathological narcissism in an eight year old boy. An example of Bellak's TAT and CAT diagnostic system. *Psychoanalytic Psychology, 10* (4), S. 573–591.

Abse, W. (1974). Hysteria within the context of the family. *Journal of Operational Psychiatry*, 6, S. 31–42.

Achenbach, T., Howell, C., McConaughy, C., und Stanger, C. (1995). Six-year predictors of problems in a national sample of children and youth: I. Cross-informant Syndromes. *Journal of the American Academy of Child and Adolescent Psychiatry, 34*, S. 336–347.

Achenbach, T. M. (1991). Child behavior checklist for ages 4–18. *University of Vermont monographs of the society for research in child development 56* (3), S. 225.

Ahadi, S., und Rothbart, M. (1994). Temperament, development, and the Big Five. In: C. Halverson, Jr., G. Kohnstamm (Hrsg.) *The Developing Structure of Temperament and Personality from Infancy to Adulthood.* Hillsdale, N. J.: Lawrence Erlbaum.

Ainsworth, M. (1973). The development of infant-mother attachment. In B. Caldwell and H. Ricciutti (Hrsg.) *Review of Child Development Research, 3.* Chicago: University of Chicago Press, S. 1–94.

Ainsworth, M. D. S., Blehar, M., Waters, E., und Wall, S. (1978). Patterns of Attachment: *A Psychological Study of the Strange Situation.* Hillsdale, N. J.: Lawrence Erlbaum.

Akhtar, S. (1992). Histrionic personality disorder. In *Broken Structures. Severe Personality Disorders and their Treatment*, New York: Jason Aronson, S. 250–260.

Akhtar, S., und Samuel, S. (1996). The concept of identity developmental origins, phenomenology, clinical relevance and measurement. *Harvard Review of Psychiatry, 3* (5), S. 254–267.

Alarcon, R. D., Foulkes, E., und Vakkur, M. (1998). *Clinical and conceptual interactions.* New York: John Wiley and Sons.

American Psychiatric Association (1980). Diagnostic and Statistical Manual of Mental Disorders, 3. Aufl., Washington, D.C.: American Psychiatric Association. Dt.:

Diagnostisches und Statistisches Manual Psychischer Störungen DSM-III. Göttingen: Hogrefe (1986).

American Psychiatric Association (1994). The Diagnostic and Statistical Manual of Mental Disorders, 4. Aufl., Washington, D.C.: American Psychiatric Association. Dt.: Diagnostisches und Statistisches Manual Psychischer Störungen DSM-IV. Göttingen: Hogrefe (1998).

Andrews, G., Stewart, G., Allen, R., und Henderson, A. S. (1990). The genetics of six neurotic disorders: A twin study. *Journal of Affective Disorders, 19*, S. 23–29.

Andrulonis, P. A., et al. (1980). Organic brain dysfunction and the borderline syndrome. *Psychiatric Clinics of North America, 4* (1), S. 47–66.

Angleitner, A., und Ostendorf, F. (1994). Temperament and the big five factors of personality. In C. Halverson Jr., G. Kohnstamm und R. Martin (Hrsg.) *The Developing Structure of Temperament and Personality from Infancy to Adulthood.* Hillsdale, N. J.: Lawrence Erlbaum, S. 69–90.

Archer, R. P., Ball, J. D., und Hunter, J. A. (1985). MMPI characteristics of borderline psychopathology in adolescent patients. *Journal of Personality Assessment, 49* (1), S. 47–55.

Bardenstein, K. (1994). Narcissistic character disorder in children: Rorschach features. Presented at *The Society for Personality Assessment Annual Meeting.* Chicago.

Bardenstein, K. (1999). Rorschach Features of Narcissistic Children. Unveröff. Manuskript.

Barkley, R. (1997). Behavioral inhibition, sustained attention, and executive functions: Constructing a unifying theory of ADHD. *Psychological Bulletin, 121* (1), S. 65–94.

Battaglia, M., Bernardeschi, L., Franchini, L., Bellodi, L., und Smeraldi, E. (1995). A family study of schizotypal disorder. *Schizophrenia Bulletin, 21*, S. 33–45.

Becker, D., Grilo, C., Morey, L., Walker, M., Edell, W., und McGlashan, T. (1999). Applicability of personality disorder criteria to hospitalized adolescents: Evaluation of internal consistency and criterion overlap. *Journal of the American Academy of Child and Adolescent Psychiatry 38*, S. 200–205.

Beidel, D., und Turner, S. (1997). *Shy Children, Phobic Adults.* Washington, D.C.: American Psychological Association.

Bemporad, J., et al. (1982). Borderline syndromes in childhood: Criteria for diagnosis. *American Journal of Psychiatry 139* (5), S. 596–602.

Benjamin, S. L. (1993). Histrionic personality disorder. In: Lorna Smith Benjamin. *Interpersonal Diagnosis and Treatment of Personality Disorders.* New York: Guilford Press, S. 163–190.

Benoit, D., und Parker, K. C. H. (1994). Stability and transmissions of attachment across three generations. *Child Development, 65*, S. 1444–1456.

Bentivegna, S. W., Ward, L. B., und Bentivegna, N. P. (1985). Study of diagnostic profile of the borderline syndrome in childhood and trends in treatment outcome. *Child Psychiatry and Human Development 15* (3), S. 198–205.

Beres, D. (1969). Character formation. In S. Lorand und H. Schneer (Hrsg.) *Adoles-*

cent: Psychoanalytic Approach to Problems and Therapy. New York: Delta Books, S. 1–9.

Berg, M. (1983). Borderline psychopathology as displayed on psychological tests. *Journal of Personality Assessment 47*, S. 120–133.

Bergman, A., Harvey, P., Roitman, S., Mohs, R., Marder, D., Silverman, J., und Siever, L. (1998). Verbal learning and memory in schizotypal personality disorder. *Schizophrenia Bulletin, 24*, S. 635–641.

Berkowitz, D. A., et al. (1974). Family contributions to narcissistic disturbances in adolescents. *Independent Review of Psychoanalysis, 1*, S. 353–362.

Bernstein, D., Cohen, P., Skodal, A., Bezirganian, S., und Brooks, J. (1996). Childhood antecedents of adolescent personality disorders. *American Journal of Psychiatry, 153* (7), S. 907–913.

Bernstein, D., Cohen, P., Velez, N., Schwab-Stone, M., Siever, L., und Shinsato, L. (1993). Prevalence and stability of the DSM-III personality disorders in a community-based survey of adolescents. *American Journal of Psychiatry, 150*, S. 1237–1243.

Bezirganian, S., Cohen, P., und Brooks, J. S. (1993). Impact of mother-child interaction on the development of borderline personality disorder. *American Journal of Psychiatry, 150* (12).

Biederman, J., und Lapeyk, F. V. (1992). Comorbidity of diagnosis in attention deficit hyperactive disorder. In M. Weiss (Hrsg.) *Child and Adolescent psychiatric clinics of North America: Attention deficit hyperactivity disorder*, S. 335–360.

Black, B., und Uhde, T. (1995). Psychiatric characteristics of children with selective mutism: A pilot study. *Journal of the American Academy of Child and Adolescent Psychiatry, 34* (7), S. 907–913.

Blacker, K. H., und Tupin, J. P. (1977). Hysteria and hysterical structures: Developmental and social theories. In: M. J. Horowitz (Hrsg.) *Hysterical Personality*. New York: Jason Aronson, S. 97–140.

Blacker, K. H., und Tupin J. P. (1991). Hysteria and hysterical structures: Developmental and social theories. In: M. J. Horowitz (Hrsg.) *Hysterical Personality Style and the Histrionic Personality Disorders*. New York: Jason Aronson, S. 17–66.

Blasi, A., und Glodis, K. (1995). The development of identity: A critical analysis from the perspective of the self as subject. *Developmental Review, 15* (4), S. 404–433.

Blatt, S., und Ritzler, B. (1974). Thought disorder and boundary disturbance in psychosis. *Journal of Consulting and Clinical Psychology 42*, S. 370–381.

Bleiberg, E. (1984). Narcissistic disorders in children. *Bulletin of the Menninger Clinic, 48*, S. 501–517.

Bleiberg, E. (1994). Borderline disorders in children and adolescents: The concept, the diagnosis, and the controversies. *Bulletin of the Menninger Clinic, 58*, S. 169–196.

Block, J. (1993). Studying personality the long way. In: D. Funder, R. D. Parke, C. Tomlinson-Keasey und K. Widaman (Hrsg.) *Studying Lives Through Time: Personality and Development*. Washington, D.C.: American Psychological Association, S. 9–44.

Bloom, B. (1964). *Stability and Change in Human Characteristics.* New York: John Wiley.

Blos, P. (1967). The second inividuation process of adolescence. *The Psychoanalytic Study of the Child, 22,* S. 162–186.

Blotcky, A. D. (1984). Early use of the Rorschach in anticipating the transference of borderline adolescents. *Dynamic Psychotherapy, 2* (2), S. 157.

Blum, H. P. (1974). The borderline childhood of the Wolf Man. *Journal of the American Psychoanalytic Association 22,* S. 721–742.

Bond, M., and St. Gardner, C. (1983). Empirical study of self rated defense styles. *Archives of General Psychiatry, 40,* S. 333–338.

Bowlby, J. (1969). *Attachment and Loss.* Vol. 1: Attachment. New York: Basic Books. Dt.: *Bindung. Eine Analyse der Mutter-Kind-Beziehung.* München: Kindler 1975.

Brazelton, B. (1973). Clinics in developmental medicine, 50: Neonatal behavioral assessment scale. In: *Spatics International Medical Publications.* Philadelphia: J. B. Lippincott.

Brent, D., Johnson, B., Perper, J., Connolly, J., Bridge, J., Bartle, S., und Rather, C. (1994). Personality disorder, personality traits, impulsive violence, and completed suicide in adolescents. *Journal of the American Academy of Child and Adolescent Psychiatry, 33* (8), S. 1080–1086.

Brent, D. A., Zelenak, J. P., Buckstein, O., und Brown, R. V. (1990). Reliability and validity of the structured interview for personality disorders in adolescents. *Journal of the American Academy of Child and Adolescent Psychiatry, 29* (3), S. 349–354.

Breton, J. J., Bergeron, L., Valla, P. P., Lepine, S., Hande, L., und Gaudet, N. (1995). Do children aged 9 through 11 years understand the DISC Version 2.25 Questions? *Journal of the American Academy of Child and Adolescent Psychiatry, 34,* S. 946–954.

Brim, O., und Kagan, J. (1980). *Constancy and Change in Human Development.* Cambridge, MA: Harvard University Press.

Broussard, E. (1983). *Justins's Reflection.* (Videotape). Infant-Family Resource Program. Pittsburgh: University of Pittsburgh Graduate School of Public Health, Department of Health Services Administration.

Browne, A., und Finkelhor, D. (1986). Impact of child sexual abuse. *Psychological Bulletin, 99,* S. 66–77.

Campo, V. (1988). Some thoughts on in relation to the early structuring of character in children. In Lerner, H., und Lerner, P. (Hrsg.): *Primitive mental states and the Rorschach.* Madison: International Universities Press, S. 619–646.

Caplan, R. (1994). Childhood schizophrenia assessment and treatment: A developmental approach. In: F. Volkmar (Hrsg.) *Child and Adolescent Psychiatric Clinics.* Philadelphia: W. B. Saunders, S. 15–30.

Caplan, R., Perdue, S. Tanguay, P., und Fish, B. (1990). Formal thought disorder in childhood onset schizophrenia and schizotypal personality disorder. *Journal of Child Psychology and Psychiatry, 31,* S. 1103–1114.

Caplan, R., und Sherman, T. (1990). Thought disorder in the childhood psychoses. In: B. Lahey and A. Kazdin (Hrsg.) *Advances in Clinical Child Psychology, 13*. New York: Plenum, S. 175–206.

Carlson, G. A., und Cantwell, D. P. (1980). Unmasking masked depression in children and adolescents. *American Journal of Psychiatry 137*, S. 445–449.

Caspi, A., und Silva, P. (1995). Temperamental qualities at age three predict personality traits in young adulthood: Longitudinal evidence from a birth cohort. *Child Development, 66*, S. 486–498.

Caspi, A., und Bern, D. (1990). Personality continuity and change across the life course. In: L. Pervin (Hrsg.) *Handbook of Personality: Theory and Research*. New York: Guilford, S. 549–575.

Caspi, A., und Moffitt, T. (1995). The continuity of maladaptive behavior: From description to understanding in the study of antisocial behavior. In: D. Cicchetti und D. Cohans (Hrsg.) *Manual of Developmental Psychopathology*. New York: John Wiley, S. 472–511.

Cavedini, P., Erzegovesi, S., Ronchi, P., und Bellodi, L. (1997). Predictive value of obsessive-compulsive personality disorder in antiobsessional pharmacological treatment. *European Neuropsychopharmacology, 7*, S. 45–49.

Cherbuliez, T., Fibel, B., Kernberg, P. F., and Selzer, M. A. (1985). Scales for rating PAJ. Unveröff. Manuskript.

Christenson, R. M., and Wilson, W. P. (1985). Assessing pathology in the separation-individuation process by an inventory: A preliminary report. *Journal of Nervous and Mental Disease 173* (9), S. 561–565.

Clark, D., und Bolton, D. (1985). Obsessive-Compulsive adolescents and their parents: A psychometric study. *Journal of Child Psychology and Psychiatry, 26* (2), S. 267–276.

Clekley, H. (1941). The Mask of Sanity. St. Louis: C. V. Mosby.

Cohen, P., Cohen, J., und Brook, J. (1993). An epidemiological study of disorders in late childhood and adolescence-II: Persistence of disorders. *Journal of Child Psychology and Psychiatry, 34* (6), S. 869–877.

Cohen, P., Cohen, J., Kasen, S., Velez, C., Harmark, C., Johnson, J., Rojas, M., Brooks, J., und Strenning, E. (1993). Epidemiological study of disorders in late childhood and adolescence-I: Age- and gender-specific prevalence. *Journal of Child Psychology and Psychiatry, 34* (6), S. 851–867.

Compton, W. M., Helzer, J. E., Hwu, H. G., Yeh, E. K., McEvoy, L., Tipp, J. E., und Spitznagel, E. L. (1991). New methods in cross cultural psychiatry: Psychiatric illness in Taiwan and the United States. *American Journal of Psychiatry, 148*, S. 1697–1704.

Coren, H. Z., und Saldinger, J. S. (1967). Visual hallucinosis in children. A report of two cases. *The Psychoanalytic Study of the Child, 22*, S. 331–356.

Costa, P., und McCae, R. (1998). Personality in adulthood: A six-year longitudinal study of self-reports and spouse ratings on the NEO personality inventory. *Journal of Personality and Social Psychology, 54*, S. 853–863.

Costa, P., und McCrae, R. (1994). Stability and change in personality from adolescence through adulthood. In: D. Funder, R. D. Parke, C. Tomlinson-Keasey, und K. Widaman (Hrsg.) *Studying Lives Through Time: Personality and Development.* Washington, D.C.: American Psychological Association, S. 139–150.

Costa, P., und Widiger, T. (1994). *Personality Disorders and the Five-Factor Model of Personality.* Washington, D.C.: American Psychological Association.

Costello, E., und Angold, A. (1995). Developmental epidemiology. In: D. Cicchetti und D. Cohen, *Developmental Psychopathology, Volume 1.* New York: John Wiley.

CPQ Form A. (1975). Champaign, I11.: Personality and Ability Testing.

Crumley, F. E. (1981). Adolescent suicide attempts and borderline personality disorder. *Southern Medical Journal 174* (5), S. 546–549.

Cytryn, L., und KcKnew, D. (1972). Proposed classification of childhood depression. *American Journal of Psychiatry 129*, S. 149–155.

Cytryn, L., und McKnew, D. H., Jr. (1974). Factors influencing the changing clinical expression of the depressive process in children. *American Journal of Psychiatry 131*, S. 879–881.

Dahl, A. A. (1985). Borderline disorders: The validity of the diagnostic concept. *Psychiatric Developments, 2*, S. 109–152.

Davidson, R., Ekman, P., Saron, C. D. (1990). Approach-withdrawal and cerebral asymmetry: Emotional expression and brain physiology. *Journal of Pers. Soc. Psychology, 58*, S. 330–341.

Dennis, M. (1988). Language and the young damaged brain. In: T. Boll und B. Bryant (Hrsg.) *Clinical neuropsychology and brain function: Research, Measurement and Practice.* Washington, D.C.: American Psychological Association, S. 85–124.

Derryberry, D., und Rothbart, M. (1997). Reactive and effortful processes in the organization of temperament. *Development and Psychopathology, 9*, S. 633–652.

Diaferia, G., Bianchi, I., Bianchi, M. L., Cavedini, P., Erzegovesi, S., und Bellodi, L. (1997). Relationship between obsessive-compulsive personality disorder and obsessive-compulsive disorder. *Comprehensive Psychiatry, 38* (1), S. 38–42.

Diagnostic Criteria from *DSM-IV* (1994).Washington, D.C.: American Psychiatric Association, 280. Dt.: Diagnostische Kriterien des DSM-IV. Göttingen: Hogrefe (1998).

Digman, J. (1994). Child personality and temperament: Does the Five-Factor Model embrace both domains? In: C. Halverson Jr., G. Kohnstamm, and R. Martin (Hrsg.) *The Developing Structure of Temperament and Personality from Infancy to Adulthood.* Hillsdale, N.J.: Lawrence Erlbaum, S. 323–338.

Dodge, K., Pettit, G., McClaskey, C., und Browne, M. (1986). Social competence in children. *Monographs of the Society for Research in Child Development, 51* (2), S. 1–85.

Dow, S., Sonies, B., Scheib, D., Moss, S., und Leonard, H. (1995). Practical guidelines for the assessment and treatment of selective mutism. *Journal of the American Academy of Child and Adolescent Psychiatry, 34* (7), S. 836–846.

Easser, B. R., und Lesser, S. R. (1965). Hysterical personality: A re-evaluation. *Psychoanalytic Quarterly, 34*, S. 390–405.

Eaton, W. (1994). Temperament, development, and the Five-Factor Model: Lessons from activity level. In: C. Halverson Jr., G. Kohnstamm, und R. Martin (Hrsg.) *The Developing Structure of Temperament and Personality from Infancy to Adulthood.* Hillsdale, N.J.: Lawrence Erlbaum, S. 173–188.

Ebata, A., und Moos, R. (1994). Personal, situational and contextual correlates of coping in adolescence. *Journal of research on adolescents, 4,* S. 99–125.

Egan, J., und Kernberg, P. F. (1984). Pathological narcissism in childhood. *Journal of the American Psychoanalytic Association, 32* (1), S. 39–62.

Ekstein, R., und Friedman, S. (1967). Object constancy and psychotic reconstruction. *Psychoanalytic Study of the Child, 22,* S. 357–374.

Ekstein, R., und Wallerstein, J. (1954). Observations on the psychology of borderline and psychotic children. *The Psychoanalytic Study of the Child, 9,* S. 344–369.

Ellison, Z., van Os, J., und Murray, R. (1998). Special feature: Childhood personality characteristics of schizophrenia: Manifestations of, or risk factors for, the disorder? *Journal of Personality Disorder, 12,* S. 247–261.

Engel, M. (1963). Psychological testing of borderline psychotic children. *Archives of General Psychiatry, 8* (196), S. 426–434.

Erdberg, P. (1990). Rorschach assessment. In: G. Goldstein und M. Hersen (Hrsg.) *Handbook of Psychological Assessment,* 2. Aufl., New York: Pergamon, S. 387–399.

Erikson, E. H. (1959). The theory of infantile sexuality. In: *Childhood and Society.* New York: W. W. Norton. Dt.: *Kindheit und Gesellschaft.* Stuttgart: Klett-Cotta, 13. Aufl. (1999).

Erikson, E. (1959). *Identity and the Life Cycle.* Psychological Issues Monograph I. New York: International Universities Press. Dt.: *Identität und Lebenszyklus.* Frankfurt/Main: Suhrkamp (1973).

Erikson, E. (1968). *Youth and Crisis.* New York: W. W. Norton. Dt.: *Jugend und Krise.* Stuttgart: Klett-Cotta, 4. Aufl. (1998).

Exner, J. E. Jr. (1986). *The Rorschach: A Comprehensive System. Volume 1: Basic Foundations.* 2. Aufl., New York: John Wiley.

Exner, J. E. Jr. (1993). *The Rorschach: A Comprehensive System.* Volume 1: *Basic Foundations.* Third Edition. New York: John Wiley and Sons.

Exner, J. E. Jr., und Weiner, I. B. (1995). *The Rorschach: A Comprehensive System. Volume 3: Assessment of Children and Adolescents.* 2. Aufl., New York; John Wiley.

Farrington, D. P., Gallagher, B., Morley, L., St. Ledger, R. J., West, D. J., Magnusson, D., und Bergman, L. (1990). *Data quality in longitudinal research.* New York: Cambridge University Press.

Fenichel, O. (1945). *The Psychoanalytic Theory of the Neurosis.* New York: W. W. Norton. Dt.: *Psychoanalytische Neurosenlehre.* Wien: Schreyer (1973).

Flament, M. F., Koby, E., Rapoport, J. L., Berg, C. J., Zahn, T., Cox, C., Denckla, M., und Lenane, M. (1990). Childhood obsessive-compulsive disorder: A prospective follow-up study. *Journal of Child Psychology and Psychiatry, 31* (3), S. 363–380.

Fonagy, P., und Target, M. (1997). Attachment and reflective function: Their role in self-organization. *Development and Psychopathology, 9,* S. 679–700.

Forth, A. E., Hart, S. D., und Hare, R. D. (1990). Assessment of psychopathy in male group offenders: Psychological assessment. *American Journal of Consulting and Clinical Psychology, 2* (3), S. 342–344.

Francis, G., und D'Elia, F. (1994). Avoidant disorder. In: T. Ollendick, N. King, und William Yules (Hrsg.) *International Handbook of Phobic and Anxiety Disorders in Children and Adolescents: Issues in Clinical Child Psychology*. New York: Plenum Press, S. 131–143.

Francis, G., Last, C., und Strauss, C. (1992). Avoidant disorder and social phobia in children and adolescents. *Journal of the American Academy of Child and Adolescent Psychiatry, 31* (6), S. 1086–1089.

Freud, A. (1936). *The Ego and the Mechanisms of Defense*. London: Hogarth Press. Dt.: *Das Ich und die Abwehrmechanismen*. In: Die Schriften der Anna Freud, Bd. 1. München: Kindler (1980).

Freud, S. (1964 [1937]). Analysis terminable and interminable. In: J. Strachey (Hrsg. und engl Übs.) *The Standard Edition of the Complete Psychological Works of Sigmund Freud*, London: Hogarth Press, Bd. 23, S. 253–290. Dt.: Die endliche und die unendliche Analyse. In: *Gesammelte Werke*, Bd. XVI. Frankfurt/Main: Fischer (1950).

Frick, P. J., O'Brien, B. S., Wooton, S. M., und McBurnett, K. C. (1994). Psychopathy and conduct problems in children. *Journal of Abnormal Psychology, 103*, S. 700–707.

Friedman, R., et al. (1982). DSM-III and affective pathology in hospitalized adolescents. *Journal of Nervous and Mental Disease, 170*, S. 511–521.

Frijling-Schreuder, E. C. M. (1969). Borderline states in children. *Psychoanalytic Study of the Child, 24*, S. 307–327.

Frosch, J. (1971). Techniques in regard to some specific ego deficits in the treatment of borderline patients. *Psychiatric Quarterly, 45*, S. 216–220.

Gabbard, G. O., und Coyne, L. (1987). Predictors of response of antisocial patients to hospital treatment. *Hospital and Community Psychiatry, 38*, S. 1181–1185.

Gardner, D. L., Lucas, P. B., und Cowdry, R. W. (1987). Soft sign neurological abnormalities in borderline personality disorder and normal control subjects. *Journal of Nervous and Mental disease, 175*, S. 177–180.

Gardner, R., und Moriarty, A. (1968). Dimensions of cognitive control at preadolescence. In: R. Gardner (Hrsg.) *Personality Development at Preadolescence*, Seattle: University of Washington Press, S. 118–148.

Gartner, J., Weintraub, S., und Carlson, G. (1997). Childhood onset psychosis: Evolution and comorbidity. *American Journal of Psychiatry, 154*, S. 256–261.

Gartner, J., Hurt, S., und Garner, A. (1989). Psychological test signs of borderline personality disorder: A review of the empirical literature. *Journal of Personality Assessment, 53*, S. 423–441.

Geleerd, E. R. (1958). Borderline states in childhood and adolescence. *Psychoanalytic Study of the Child, 13*, S. 279–295.

Gjerde, P. (1993). Depressive symptoms in young adults: A developmental perspective on gender differences. In: D. Funder, R. D. Parke, C. Tomlinson-Keasey, und K. Widaman (Hrsg.) *Studying Lives Through Time: Personality and Development.* Washington, D.C.: American Psychological Association, S. 255–288.

Goldberg, L., und Rosolack, T. (1994). The big five factor structure as an integrative framework: An empiricial comparison with Eysenck's P-E-N model. In: C. Halverson Jr., G. Kohnstamm, und R. Martin (Hrsg.) *The Developing Structure of Temperament and Personality from Infancy to Adulthood.* Hillsdale, N.J.: Lawrence Erlbaum, S. 7–36.

Goldstein, M. (1997). Children with schizophrenia-spectrum disorders: Thought disorder and communication problems in a family interactional context. *Journal of Child Psychology and Psychiatry, 38,* S. 421–429.

Golombek, H., Marton, P., Stein, B., und Korenblum, M. (1986). Personality dysfunction and behavioral disturbances in early adolescence. *Journal of the American Academy of Child Psychiatry, 25,* S. 697–703.

Greenson, R. R. (1954). The struggle against identification. *Journal of the American Psychoanalytic Association, 2,* S. 200–217.

Grilo, C. M., McGlashan, T., Quinlain, D. M., Walker, M. L., Greenfeld, D., und Edell, W. (1998). Frequency of personality disorders in two age cohorts of psychiatric inpatients. *American Journal of Psychiatry, 155* (1).

Grinker, R. R., Sr., Werble, B. und Drye, R. C. (1968). *The borderline syndrome.* New York: Basic Books.

Gualtieri, C. T., Komath, U., und Bourgondien, M. E. (1983). *Journal of Autism and Developmental Disorders, 13* (1).

Gunderson, J. (1977). Characteristics of borderline. In: P. Hartocollis (Hrsg.) *Borderline personality disorders: The concept, the syndrome, the patient.* New York: International Universities Press.

Gunderson, J., Ronningstam, E. und Bodkin, A. (1990). The diagnostic interview for narcissistic patients. *Archives of General Psychiatry, 47,* S. 676–680.

Hagekull, B. (1994). Infant temperament and early childhood functioning: Possible relations to the Five-Factor Model. In: C. Halverson, Jr., G. Kohnstamm und R. Martin (Hrsg.) *The Developing Structure of Temperament and Personality from Infancy to Adulthood.* Hillsdale, N.J.: Lawrence Erlbaum, S. 227–240.

Hamilton, D., und King, N. (1991). Reliability of a behavioral avoidance test for the assessment of dog phobic children. *Psychological Reports, 69* (1), S. 18.

Hare, R. D., (1991). *The Hare Psyhopathy Checklist – Revised (PCC-R).* Toronto: Multi-Health Systems.

Harpur, F. J., und Hare, R. D. (1991). The assessment of psychopathy as a function of age. Unveröff. Manuskript.

Harpur, T. S., Hare, R. D., und Hakstran, A. R. (1989). Two factor conceptualization of psychopathy: Construct validity and assessment implication. *Psychological Assessment, 1,* S. 6–17.

Harter, S., Yawkey, T. D. Und Johnson, J. E. (1988). Integrative processes and socialization: Early to middle childhood. Hillsdale, N.J.: Lawrence Erlbaum Associates.

Hartocollis, P. (1968). The syndrome of minimal brain dysfunction in young adult patients. *Bulletin of the Menninger Clinic 32* (2), S. 102–104.

Henn, F. A., Bardwell, R., und Jenkins, R. L. (1980). Juvenile delinquents. Revised. Adult Criminal Activity. *Archives of General Psychiatry, 37*, S. 1160–1163.

Hoffman, M. (1977). Empathy, its development and pre-social implications. *Nebraska Symposium on Motivation, 25*, S. 169–217.

Horowitz, M. J. (1977). The core characteristics of hysterical personality. In: M. J. Horowitz (Hrsg.) *Hysterical Personality.* New York: Jason Aronson, S. 3–6.

Horowitz, M. J., Markman, H. C., Stinson, C. H., Fridhandler, B., und Ghannam, J. H. (1990). A classification theory of defense. In: J. L. Singer (Hrsg.) *Repression and Dissociation: Implications for Personality Theory, Psychopathology and Health.* Chicago: University of Chicago Press, S. 61–84.

Hurt, S., Clarkin, J., Munroe-Blum, H., und Marziali, E. (1992). Borderline behavioral clusters and different treatment approaches. In: J. Clarkin, E. Marziali, und H. Munroe-Blum (Hrsg.) *Borderline Personality Disorder: Clinical and Empirical Perspectives.* New York: Guilford Press, S. 199–219.

Ingraham, L. (1995). Family-Genetic research and schizotypal personality. In: A. Raine, T. Lencz, und S. Mednick (Hrsg.) *Schizotypal Personality.* Cambridge: Cambridge University Press, S. 19–42.

Inhelder, B., und Piaget, J. (1958). *The Growth of Logical Thinking.* New York: Basic Books.

Intrator, J., Hare, R. D., Stritske, P., Brichtswein, K., Dorfman, D., Harper, T. J., Bernstein, D., Handelsman, L., Schaefer, C., Keilp, S., Rosen, J., und Machac, S. (1997). A brain imaging (Spect) study of semantic and affective processing in psychopaths. *Biological Psychiatry, 42*, S. 96–103.

Jacobson, E. (1964). *The self and the object world.* New York: International Universities Press. Dt.: *Das Selbst und die Welt der Objekte.* Frankfurt: Suhrkamp (1973).

Jensen, P., und Hoagwood, K. (1997). The book of names; DSM-IV in context. *Development and Psychopathology 9*, S. 231–249.

John, O., Caspi, A., Robins, R., Moffitt, T., und Stouthamer-Loeber, M. (1994). The ›little five‹. Exploring the nomological network of the five-factor model of personality in adolescent boys. *Child Development, 65*, S. 160–178.

Kagan, J. (1969). The three faces of continuity in human development. In: D. A. Goslin (Hrsg.) *Handbook of Socialization Theory and Research.* Chicago: Rand McNally, S. 983–1004.

Kagan, J. (1991). The theoretical utility of constructs for self. *Developmental Review, 11*, S. 244–250.

Kagan, J. (1997). Conceptualizing psychopathology: The importance of developmental profiles. *Development and Psychopathology, 9*, S. 321–334.

Kagan, J., und H. Moss (1962). *Birth to Maturity.* New York: John Wiley.

Kagan, J., und Snidman, N. (1991). Temperamental factors in human development.

American Psychologist, 46 (8), S. 856–862.

Kagan, J. und Zentner, M. (1996). Early childhood predictors of adult psychopathology. *Harvard Review of Psychiatry, 3*, S. 341–350.

Kahlbaugh, P., und Haviland, J. (1986). Nonverbal communication between parents and adolescents: A study of approach and avoidance behaviors. Special Issue: Development of nonverbal behavior: II. Social development and nonverbal behavior. *Journal of Nonverbal Behavior, 18* (1), S. 91–113.

Kashani, J., Orvaschel, H., Rosenberg, T., und Reid, J. (1989). Psychopathology: A community sample of children and adolescents: A developmental sample. *Journal of the American Academy of Child and Adolescent Psychiatry, 28*, S. 701–706.

Keck, J., und Fiebert, M. (1986). Avoidance of anxiety and eating disorders. *Psychological Reports, 58* (2), S. 432–434.

Kendler, K., McGuire, M., Gruenberg, A., und Walsh, D. (1995). Schizotypal symptoms and signs in the Roscommon Family Study. *Archives of General Psychiatry, 52*, S. 296–303.

Kernberg, O. (1975). *Borderline Conditions and Pathological Narcissism*. New York: Jason Aronson. Dt.: *Borderline-Störungen und pathologischer Narzißmus*. Frankfurt am Main: Suhrkamp (1978).

Kernberg, O. (1976). The diagnosis of borderline conditions in adolescence. In: S. Feinstein and P. Giovacchini (Hrsg.) *Adolescent Psychiatry*, Volume 6, S. 298–319. Chicago: University of Chicago Press.

Kernberg, O. (1977). The structural diagnosis of borderline personality organization. In: M.P. Hartocollis (Hrsg.) *Borderline Personality Disorders: The concept, the syndrome, the patient*. New York: International Universities Press.

Kernberg, O. (1981). Structure Interviewing. *Psychiatric Clinics of North America*, 4, S. 100–105.

Kernberg, O. (1988/1994). Hysterical and histrionic personality disorders. In: R. Michels et al (Hrsg.) *Psychiatry*, S. 1–11, Philadelphia: J. B. Lippincott.

Kernberg, O. (1989). The narcissistic personality disorder and the differential diagnosis of antisocial behavior. *Psychiatric Clinics of North America 12* (3), S. 553–570.

Kernberg, O. (1992). Hysterical and histrionic personality disorders. In: *Aggression in Personality Disorders and Perversions*. New Haven: Yale University Press, S. 52–66.

Kernberg, O. (1995). Normal and pathological narcissism. In: *Borderline Conditions and Pathological Narcissism*. New York: J. Aronson, S. 315–343.

Kernberg, O. (1996). A psychoanalytic theory of personality disorders. In: J. F. Clarkin und M. Lenzenweger (Hrsg.) *Major Theories of Personality Disorder*. New York: Guilford Press, S. 106–137.

Kernberg, P. F. (1979). Psychoanalytic profile of the borderline adolescent. *Adolescent Psychiatry, 8*, S. 234–256.

Kernberg, P. F. (1983). Borderline conditions: Childhood and adolescent aspects, in the borderline child. Robson, K. S. (Hrsg.) New York McGraw-Hill, S. 101–119.

Kernberg, P. F. (1988). Children with borderline personality organization. In: C. J. Kestenbaum und D. T. Williams (Hrsg.) *Handbook of Clinical Assessment of Child-*

ren and Adolescents. New York: New York University Press, S. 604–625.

Kernberg, P. F. (1989). Narcissistic personality disorder in childhood. *Psychiatric Clinics of North America, 12* (3), S. 671–693.

Kernberg, P. (1990). Debate forum-Resolved: Borderline personality disorder exists in children under twelve. *Journal of the American Academy of Child and Adolescent Psychiatry, 29,* S. 478–483.

Kernberg, P. F. (1991a). *Children with Conduct Disorders.* New York: Basic Books.

Kernberg, P. F. (1991b). Personality disorders. In: J. M. Wiener (Hrsg.) *Textbook of Child and Adolescent Psychiatry.* Washington, D.C.: American Psychiatric Press, S. 515–533.

Kernberg, P. F. (1994). Mechanisms of defense: Development and research perspectives. *Bulletin of the Menninger Clinic, 58* (1), S. 55–87.

Kernberg, P. F., Hajal, F., und Normandin, L. (1994). Narcissistic personality disorder in adolescent patients – A retrospective record review study of descriptive characteristics. In: E. Ronningstam (Hrsg.) *Disorders of Narcissism: Theoretical, Empirical and Clinical Implications.* Washington, D. C.: American Psychiatric Press, S. 437–456.

Kernberg, P. F., Hajal, F., und Normandin, L. (1998). Narcissistic personality disorders in adolescent patients: Descriptive characteristics and treatment issues. In: Ronningstam, E. F. (Hrsg.) *Disorders of Narcissism: Theoretical, Empirical, and Clinical Implications.* Washington, D.C.: American Psychiatric Press.

Kernberg, P. F. (1987). Mother-child interaction and mirror behavior. *Infant Mental Health Journal, 8,* 4.

Kernberg, P. F., und Chazan, S. L. (1997). Children's Play Therapy Instrument (CPTI). Manual for Raters. Unveröff. Manuskript.

Kernberg, P. F., Chazan, S. L., und Normandin, L. (1998). The Children's Play Therapy Instrument (CPTI). *Journal of Psychotherapy Practice and Research, 7* (3), S. 196–207.

Kernberg, P. F., Clarkin, A., Greenblatt, E., und Cohen, J. (1992). The Cornell interview of peers and friends: Development of validation. *Journal of American Academy of Child and Adolescent Psychiatry, 31* (3), S. 483–489.

Kernberg, P. F., und Koenigsberg, H. (1999). *The Extensive Identity Diffusion: On a Particular Form of Identity Diffusion in borderline patients extending the limits of treatability.* A manuscript submitted for publication. New York: Basic Books.

Kestenbaum, C. (1983). Borderline children at risk for major psychiatric disorders in adult life. In: K. Robson (Hrsg.) *The Borderline Child.* New York: McGraw-Hill, S. 49–82.

Knight, R. (1953a). Borderline states. *Bulletin of the Menninger Clinic, 17,* S. 1–12.

Knight, R. (1953b). Borderline states. In: R. P. Knight und C. R. Friedman (Hrsg.) *Psychoanalytic psychiatry and psychology.* New York: International Universities Press.

Kohut, H. (1971). *The Analysis of the Self.* New York: International Universities Press.

Kohut, H. (1972). Thoughts of narcissism and narcissistic Rage. *Psychoanalytic Study of the Child, 27,* S. 360–400.

Kohut, H. (1980). Diagnosis and treatment of borderline and narcissistic children and adolescents. *Bulletin of the Menninger Clinic, 44* (2), S. 147–170.

Korner, A. (1967). Significance of primary ego and drive endowment for later development. In: J. H. Hellmuth (Hrsg.) *Exceptional Infant, Volume 1: The Normal Infant.* New York: Brunner/Mazel, S. 191–195.

Kovacs, M. (1985). The Children's Depression Inventory (CDI). *Psychopharmacology Bulletin*, 21, No. 4.

Krueger, R. F. (1999). Personality traits are linked to crime among men and women: Evidence from a birth cohort. *Journal of Abnormal Psychology, 103* (2), S. 328–338.

Kruesi, M. (1986). Presentation American Academy of Child Psychiatry.

La Barre, M., und La Barre, W. (1965). The worm in the honeysuckle. *Social Casework, 46*, S. 399–413.

Laporte, L., und Guttman, H. (1996). Traumatic childhood experiences as risk: Factors for B. l. and other personality disorders. *Journal of Personality Disorders, 10* (3), S. 247–259.

Last, C. G. (1989). Anxiety disorders of childhood or adolescence. In: C. Last und M. Hersen (Hrsg.) *Handbook for Child Psychiatric Diagnosis.* New York: John Wiley, S. 156–169.

Leichtman, M., und Nathan, S. (1983). A clinical approach to the psychological testing of borderline children. In: K. S. Robson (Hrsg.) *The Borderline Child-Approaches to Etiology, Diagnosis, and Treatment.* New York: McGraw-Hill, S. 121–170.

Leichtman, M., and Shapiro, S. (1980a). An introduction to the psychological assessment of borderline conditions in children: Borderline children and the test process. In: J. S. Kwawer et al. (Hrsg.) *Borderline Phenomena and the Rorschach Test.* New York; International Universities Press, S. 353–366.

Leichtman, M., und Shapiro, S. (1980b). An introduction to the psychological assessment of borderline conditions in children: Manifestations of borderline phenomena on psychological testing. In: J. S. Kwawer et al. (Hrsg.) *Borderline Phenomena and the Rorschach Test.* New York: International Universities Press, S. 367–394.

Leichtman, M. (1988). When does the Rorschach become the Rorschach? Stages in the mastery of the test. In: Lerner, H., und Lerner, P. (Hrsg.) *Primitive mental states and the Rorschach.* Madison, CT: International Universities Press, S. 559–600.

Lencz, T., Raine, A., Benishay, D., Mills, S., und Bird, L. (1995). Neuropsychological abnormalities associated with schizotypal personality. In: A. Raine, T. Lencz, und S. Mednick (Hrsg.) *Schizotypal Personality.* Cambridge: Cambridge University Press, S. 289–328.

Lenzenweger, M., Loranger, A. W., Korfine, L. und Neff, C. (1997). Detecting personality disorders in a nonclinical population application of a 2-stage procedure for case identification. *Archives of General Psychiatry, 54*, S. 345–351.

Lerner, P. (1991). *Psychoanalytic theory and the Rorschach.* Hillsdale, N.J.: The Analytic Press.

Lewinsohn, P., Rohde, P., Seeley, J., und Klein, D. (1997). Axis II psychopathology as a function of Axis I disorders in childhood and adolescence. *Journal of the American Academy of Child and Adolescent Psychiatry, 36*, S. 1752–1759.

Lewis, M. (1993). The emergence of human emotions. In: M. Lewis und J. Haviland (Hrsg.) *Handbook of Emotions*. New York: Guilford, S. 223–226.

Lewis, M., und Brooks-Gunn, J. (1979). *Social Cognition and the Acquisition of Self.* New York: Plenum Press.

Liebowitz, J. H. (1981). Descriptive aspects and clinical features of borderline children and adolescents: An empirical study. Presented at the American Orthopsychiatric Association, New York City.

Livesley, W. J. (1995). Past achievements and future direction. In: W. J. Livesley (Hrsg.) *The DSM-IV Personality Disorders*. New York: Guilford, S. 497–506.

Livson, N., und Peskin, H. (1967). Prediction of adult psychological health in a longitudinal study. *Journal of Abnormal Psychology, 72*, S. 509–518.

Llopis Sala, V. R., und Gomez Beneyto, M. (1994). Analysis of factors that influence avoidance behavior in human subject: An experimental study. *Psiquis, 15* (8), S. 46–52.

Loeber, R. (1985). The utility of differentiating between mixed and pure forms of antisocial child behavior. *Journal of Abnormal Child Psychology 13* (2), S. 315–335.

Loranger, A. (1988). *The Personality Disorder Examination (PDE) Manual.* Yonkers, N.Y.: CV Communications.

Loranger, A. W., Oldham, J. M., und Tulis, E. H. (1982). Familial transmission of DSM-III borderline personality disorder. *Archives of General Psychiatry, 39*, S. 795–799.

Loranger, A. W., Sartorius, N., und Andreol, A. (1994). The international personality disorder examination. *Archives of General Psychiatry 51*, S. 215–223.

Magai, C., and Hunziker, J. (1993). Tolstoy and the riddle of developmental transformation: A lifespan analysis of the role of emotions in personality development. In: M. Lewis and J. Haviland (Hrsg.) *Handbook of Emotions.* New York: Guilford, S. 247–259.

Mahler, M. S. (1971). A study of the separation-individuation process: Its possible application to borderline phenomena in the psychoanalytic situation. *The Psychoanalytic Study of the Child, 26*, S. 403–424.

Mahler, M. S., und Kaplan, L. (1977). Development aspects in the assessment of narcissistic and so-called borderline personalities. In: P. Hartcollis (Hrsg.) *Borderline Personality Disorder: The Concept, the Syndrome, the Patient.* New York: International Universities Press, S. 71–85.

Mahler, M. S., Pine, F., und Bergman, A. (1975). *The psychological birth of the human infant.* New York: Basic Books. Dt.: *Die psychische Geburt des Menschen.* Frankfurt am Main: Fischer (1978).

Mahler, M. S., Ross, J. R. Jr., und DeFries, Z. (1949). Clinical studies in benign and malignant cases of childhood psychosis (schizophrenia-like). *American Journal of Orthopsychiatry, 19*, S. 295–305.

Main, M. (1993). Discourse, prediction and recent studies in attachment: Implications for psychoanalysis. *Journal of the American Psychoanalytic Association, 41* (5), S. 209–244.

Main, M., und R. Goldwyn. (1994). *Adult Attachment Scoring and Classification Systems.* London: University College.

March, J. S., und Mulle, K. (1998). *OCD in Children and Adolescents: A Cognitive-Behavior Treatment Manual.* New York: Guilford.

Marcia, J. E. (1966). Development and validation of ego identity status. *Journal of Personality and Social Psychology, 3,* S. 351–358.

Mariategui, J. (1970). Estudios de epidemiologia psiquiatrica en el Peru. In: J. Mariategui und G. Adis Castro (Hrsg.) *Epidemiologia Psiquiatrica en America Latina.* Buenos Aires: Acta Fondo para la Salud Mental.

Martin, R., Wisenbaker, J., und Huttunen, M. (1994). Review of factor analytic studies of temperament measures based on the Thomas-Chess structural model: Implications for the Big Five. In: C. Halverson Jr., G. Kohnstamm, und R. Martin (Hrsg.) *The Developing Structure of Temperament and Personality from Infancy to Adulthood.* Hillsdale, N.J.: Lawrence Erlbaum, S. 157–172.

Matheny, A. (1989). Children's behavoral inhibition over age and across situation: Genetic similarity for a trait during a change. Special Issue: Long-term stability and change in personality. *Journal of Personality, 57* (2), S. 215–235.

McCall, R. (1979). The development of intellectual functioning in infancy and the prediction of later IQ. In: J. Osofsky (Hrsg.) *Handbook of Infant Development.* New York: John Wiley, S. 707–741.

McGlashan, T. (1983). The borderline syndrome II. Is it a variant of schizophrenia or affective disorder? *Archives of General Psychiatry, 40,* S. 319–323.

McGlashan, T. (1986). Schizotypal personality disorder: Chestnut Lodge follow-up study. VI: Long term follow-up perspectives. *Archives of General Psychiatry, 43,* S. 329–334.

Mednick, S., Parnas, J., und Schulsinger, F. (1987). The Copenhagen High-Risk Project, 1962–1986. *Schizophrenia Bulletin,* 13, S. 485–495.

Mednick, S. A., Gabrielli, W. F., und Hutchings, B. (1984). Genetic influences in criminal behavior: Some evidence from an adoption cohort. *Science,* 224, S. 891–893.

Meehl, P. E. (1990). Towards an integrated theory of schizotaxia, schizotypy, and schizophrenia. *Journal of Personality Disorders, 4,* S. 1–99.

Mehlum, L., Friis, S., Irion, T., Johns, S., Karterud, S., Vaglum, P., und Vaglum, S. (1991). Personality disorders 2–5 years after treatment: A prospective follow-up study. *Acta Psychiatrica Scandinavica, 84,* S. 72–77.

Meloy, J. R., und Gacono, C. B. (1998). The internal world of the psychopath. In: T. Millon, E. Simonsen, und D. Birket Smith (Hrsg.) *Psychopathy, Antisocial, Criminal and Violent Behavior.* New York: Guilford Press, S. 95–109.

Meltzer, Donald (1975). Adhesive identification. *Contemporary Psychoanalysis 11* (3), S. 289–310.

Merikangas, K., und Weissman, M. (1986). Epidemiology of *DSM-III* Axis II personality disorders. In: A. Frances und R. Hales (Hrsg.) *APA Annual Review (Vol. 5).*

Washington, D.C.: American Psychiatric Press, S. 258–278.

Metcalf, A. (1977). Childhood process to structure. In: M. J. Horowitz (Hrsg.) *Hysterical Personality*. New York: Jason Aronson.

Metcalf, A. (1991). Childhood process to structure. In: M. J. Horowitz (Hrsg.) *Hysterical Personality Style and the Histrionic Personality Disorder*, rev. Ausg. New York: Jason Aronson, S. 69–145.

Millon, T. (1969). *Modern Psychopathology: A biosocial approach to maladaptive learning and functioning*. Philadelphia: Saunders.

Millon, T., und Davis, R. (1995). The development of personality disorders. In: D. Cicchetti and D. Cohen (Hrsg.) *Developmental Psychopathology*. New York: J. Wiley and Sons, S. 633–676.

Moffitt, T., Caspi, A., Dickson, N., Siva, P., und Stanton, W. (1996). Childhood-Onset versus adolescent-onset antisocial conduct problems in males: Natural history from ages 3 to 18 years. *Development and Psychopathology, 8*, S. 399–425.

Moffitt, T. (1993). Adolescence-Limited and life course-persistent antisocial behavior: A developmental view. *Psychological Review, 100* (46), S. 674–701.

Morey, L. C. (1988). Personality disorders under DSM-III and DSM-III-R: An examination of convergence, coverage and internal consistency. *American Journal of Psychiatry, 145*, S. 573–577.

Moss, E., Parent, S., und Gosselin, C. (1995). Attachment and theory of mind: Cognitive and metacognitive correlates of attachment during the preschool period. Paper presented at the annual meeting of the Society for Research in Child Development.

Myers, W. (1995). Psychopathology, biopsychosocial factors, crime characteristics, and classification of twenty-five homicidal youths. *Journal of the American Academy of Child and Adolescent Psychiatry 34* (11), S. 1483–1489.

Nagera, H. (1969). The imaginary companion: Its significance for ego development and conflict solution. *The Psychoanalytic Study of the Child, 24*, S. 165–175.

National Advisory Mental Health Council (1995). *Basic Behavioral Science Research for Mental Health*. Washington, D.C.: U.S. Department of Health and Human Services, National Institutes of Health Publication No. 95–3682.

Naziroglu, F., McKay, D., Todoro, J., und Yaryura-Tobias, J. (1996). Effect of cognitive behavior therapy on persons with body dysmorphic disorder and comorbid Axis II diagnosis. *Behavior Therapy, 27* (1), S. 67–77.

Olin, S., Raine, A., Cannon, T., Parnas, J., Schulsinger, F., und Mednick, S. (1997). Childhood behavior precursors of schizotypal personality disorder. *Schizophrenia Bulletin, 23*, S. 93–103.

Pajer, K. A. (1998). What happens to »bad« girls: A review of the adult outcome of antisocial adolescent girls. *American Journal of Psychiatry, 155* (7), S. 862–870.

Paris, J. (1994). *Borderline personality disorder: a multidimensional approach*. Washington, D.C.: American Psychatric Press.

Paris, J. (1996). *Social Factors in the Personality Disorders*. Cambridge: Cambridge University Press.

Parker, Z., und Stewart, E. (1994). School consultation and the management of obsessive-compulsive personality in the classroom. *Adolescence, 29* (115), S. 563–574.

Patrick, M., Hobson, R. P., Castle, D., Howard, R., und Maughan, B. (1994). Personality disorder and the mental representation of early social experience. *Development and Psychopathology, 6*, S. 375–388.

Pennington, B., und Ozonoff, S. (1996). Executive functions and developmental psychopathology. *Journal of Child Psychology and Psychiatry, 37* (1), S. 51–87.

Pery, C., Kardos, M., und Pagano, C. (1993). The study of defenses in psychotherapy using the Defens Mechanism Rating Scale (DMRS). In: U. Hentschel and W. Ehlers (Hrsg.) *The Concept of Defense Mechanisms in Contemporary Psychology: Theoretical Research and Clinical Perspectives*. New York: Springer, S. 122–132.

Perry, J. C. (1990). Psychological defense mechanisms and the study of affective and anxiety disorder. In: S. D. Maser and C. R. Cloninger (Hrsg.) *Comorbidity of Mood and Anxiety Disorders*. Washington, D.C.: American Psychiatric Press, S. 545–562.

Perry, J. C. (1993). Longitudinal studies of personality disorders. *Journal of Personality Disorders, Supplement*, S. 68–85.

Perry, J. C., Hoglend, P., Shear, K., Vaillant, G., Horowitz, M., Kardos, M. E., Bille-Henrik, M. D., und Kazan, D. (1998). Field trial of a diagnostic axis for defense mechanisms for DSM-IV. *Journal of Personality Disorders, 12* (1), S. 156–168.

Petti, T. A., und Law, X. (1981). Borderline psychotic behavior in hospitalized children: Approaches to assessment and treatment. *Journal of the American Academy of Child Psychiatry, 21*, S. 197–202.

Pfeffer, C. R. (1982). Clinical observation of suicidal behavior in a neurotic, a borderline, and a psychotic child: Common processes of symptom formation. *Child Psychiatry and Human Development, 13* (2), S. 120–134.

Piaget, J. (1950). *The Psychology of Intelligence*. New York: Harcourt, Brace.

Pine, F. (1983). A working nosology of borderline syndromes in children. In: K. S. Robson (Hrsg.) *The borderline child – approaches to etiology, diagnosis, and treatment*. New York: McGraw-Hill, S. 83–100.

Pine, F. (1974). On the concept borderline in children: A clinical essay. *Psychoanalytic Study Child, 29*, S. 391–398.

Plutchik, R. (1993). Emotions and their vicissitudes: Emotions and psychopathology. In: M. Lewis and J. Haviland (Hrsg.) *Handbook of Emotions*. New York: Guilford, S. 53–66.

Pope, H. G., et al. (1983). The validity of DSM-III borderline personality disorder. *Archives of General Psychiatry, 40*, S. 23–29.

Post, R. M., Rubinow, D. R., und Ballenger, J. C. (1984). *Conditioning, sensitization, and kindling: Implications for the course of affective illness, in neurobiology of mood disorders*. Baltimore, M.D.: Williams & Wilkins, S. 432–466.

Price, B. H., Daffner, K. R., Stowe, R. M., und Mesulam, M. M. (1990). The compartmental learning disabilites of early frontal lobe damage. *Brain, 113*, S. 1383–1393.

Raine, A., Lencz, T., und Mednick, S. (Hrsg.) (1995). *Schizotypal personality*. Cambridge: University of Cambridge Press.

Rangell, L. (1959). Unknown title. *Journal of the American Psychoanalytic Association, 17*, S. 632–662.

Rappaport, D., Gill, M., und Schafer, R. (1968). *Diagnostic psychological testing*. New York: International Universities Press.

Reister, G., und Schepank, H. (1989). Anxiety and depression in an urban population: Results of the Mannheim Cohort study. *Psychiatric Psychobiology, 4*, S. 299–306.

Rie, H. (1966). Depression in childhood. *Journal of the American Academy of Child Psychiatry, 5*, S. 653–686.

Rinsley, D. B. (1980a). The development etiology of borderline and narcissistic disorders. *Bulletin of the Menninger Clinic, 44*, S. 127–134.

Rinsley, D. B. (1980b). Diagnosis and treatment of borderline and narcissistic children and adolescents. *Bulletin of the Menninger Clinic, 44*, S. 147–170.

Rinsley, D. B. (1981). Borderline psychopathology: The concepts of Masterson and Rinsley and beyond. *Adolescent Psychiatry I, 9*, S. 259–274.

Rinsley, D. (1989). Notes on the developmental pathogenesis of narcissistic personality disorder. *The Psychiatric Clinics of North America, 12*, S. 695–707.

Robbins, L. (1966). Childhood behavior predicting later diagnosis. In: *Deviant Children Grown Up: A Sociological and Psychiatric Study of Sociopathic Personality*. Baltimore: Williams & Wilkins, S. 135–158.

Robins and Regier (1991). Cross-cultural feasibility, reliability and sources of variance of the Composite International Diagnostic Interview (CIDI). *British Journal of Psychiatry, 159*, S. 645–653.

Robson, K. S. (1983). *The Borderline Child – Approaches to Etiology, Diagnosis, and Treatment*. New York: McGraw-Hill.

Rodriguez Torres, A., und Del Porto, J. A. (1995). Comorbidity of obsessive-compulsive disorder and personality disorders: A Brazilian controlled study. *Psychopathology, 28* (6), S. 322–329.

Ronningstam, E. F. (1998). Narcissistic personality disorder and pathological narcissism. In: Ronningstam, E. F. (Hrsg.) *Disorders of Narcissism: Theoretical, Empirical, and Clinical Implications*. Washington, D.C.: American Psychiatric Press, S. 375–413.

Roseby, V., Erdberg, R., Bardenstein, K., und Johnston, K. (1995). Developmental psychopathology in children in high-conflict families: Attachment, personality disorders and the Rorschach. Paper presented at the Convention of the Society for Research in Child Development, Kansas City.

Rosenfeld, K., und Sprince, M. (1963). An attempt to formulate the meaning of the concept »borderline«. *The Psychoanalytic Study of the Child*, S. 603–635.

Rothbart, M., Ahadi, S., und Hershey, K. (1994). Temperament and social behavior in childhood. *Merrill-Palmer Quarterly, 40*, S. 21–39.

Rothbart, M., Posner, M., und Hershey, K. (1995). Temperament, attention, and developmental psychopathology. In: D. Cicchetti und D. Cohen (Hrsg.) *Developmental Psychopathology*. New York: John Wiley, S. 315–342.

Rourke, B. (1989). *Syndrome of Nonverbal Learning Disability*. New York: Guilford.

Rourke, B., Fisk, J., und Strang, J. (1986). *Neuropsychological Assessment of Children*. New York: Guilford.

Ruegg, R., und Frances, A. (1995). New research in personality disorders. *Journal of Personality Disorders, 9*, S. 1–48.

Rutter, M. (1987). Temperament, personality, and personality disorder. *British Journal of Psychiatry, 150*, S. 443–458.

Rygaard, N. P. (1998). Psychopathic children: Indicators of organic dysfunction in psychopathy. In: T. Millon, E. Simonsen, M. Burket-Smith, und R. D. Davis (Hrsg.) *Psychopathy: Antisocial, criminal, and violent behavior*. New York: Guilford, S. 247–259.

Sadock, J. H., Kaplan, T., und Freedman, M. (1976). *The Sexual Experience*. Baltimore: Williams & Wilkins.

Sandler, J. (1976). Countertransference and role responsiveness. *International Journal of Psycho-Analysis, 3*, S. 43–48.

Sandler, J., und Rosenblatt, B. (1962). The concept of the representational world. *Psychoanlytic Study of the Child, 17*, S. 128–145.

Schaefer, C. E., und Millman, H. L. (1994). *How to Help Children with Common Problems*. New York: Jason Aronson.

Schubert, D. L., Sacuzzo, D. P., und Braff, B. L. (1985). Information in borderline patients. *Journal of Nervous and Mental Disorders, 173* (1), S. 26–31.

Schwartz, L., und Eagle, C. (1986). *Psychological Portraits of Children*. Lexington, M.A.: D.C. Heath & Co.

Seligman, M. E. (1975). *Helpless*. San Francisco: W. J. Freemann.

Selman, R. (1980). *The Growth of Interpersonal Understanding, Development and Clinical Analyses*. New York: Academic Press.

Selzer, M. A., Kernberg, P. F., Fibel, B., Cherbuliez, T., und Mortati, S. (1987). The personality assessment interview: preliminary review. *Psychiatry, 50* (2), S. 142–153.

Senn, M. J. E., und Solnit, A. J. (1968). *Problems in child behavior and development*. Philadelphia: Lea and Febiger.

Settlage, C. F. (1977). The psychoanalytic understanding of narcissistic and borderline personalities: Advances in developmental theory. *Journal of the American Psychoanalytic Association, 25*, S. 805–833.

Shapiro, E. R., Zinner, J., Shapiro, R. L., und Berkowitz, D. A. (1975). The influence of family experience on borderline personality development. *Int. Rev. Psychoanal., 2*, S. 399–412.

Shapiro, T. (1990). Debate forum-Resolved: Borderline personality disorder exists in children under twelve. *Journal of the American Academy of Child and Adolescent Psychiatry, 29*, S. 478–483.

Sherwood, V. (1994). *Psychotherapy of the quiet borderline patient: the as-if personality revisited*. Northvale, N.J.: J. Aronson, S. 289–294.

Siever, L. S., und Davie, K. L. (1991). A psychobiological perspective on the personality disorders. *American Journal of Psychiatry, 148*, S. 1647–1658.

Slater, A. (1995). Individual differences in infancy and later IQ. *Journal of Child Psychology and Psychiatry, 36*, S. 69–112.

Sloate, P. (1998). The role of auditory defenses in the treatment of an narcissistic boy. In: P. E. Beren (Hrsg.) *Narcissistic Disorders in Children and Adolescents: Diagnoses and Treatment.* New York: Jason Aronson, S. 187–212.

Smith, A. H., Gacono, C. B., und Kaufman, L. (1997). A Rorschach comparison of psychopathic and non-psychopathic conduct disordered adolescents. *Journal of Clinical Psychology, 53* (4), S. 289–300.

Soldz, S., Budman, S., Demby, A., und Merry, J. (1995). The relation of defensive style to personality pathology and the big five personality factors. *Journal of Personality Disorders, 9* (4), S. 356–370.

Soloff, H. P., und Millward, J. W. (1983). Developmental histories of borderline patients. *Comprehensive Psychiatry, 24* (6), S. 574–588.

Sperling, M. (1973). Conversion hysteria and conversion symptoms. *American Psychoanalytic Association, 21*, S. 745–771.

Squires-Wheeler, E., Friedman, D., Amminger, G. P., Skodol, A., Looser-Ott, S., Roberts, S., Pape, S., und Erlenmeyer-Kimling, L. (1997). Negative and positive dimensions of schizotypal personality disorder. *Journal of Personality Disorders, 11*, S. 285–300.

Squires-Wheeler, E., Skodol, A., und Erlenmeyer-Kimling, L. (1992). The assessment of schizotypal features over two points in time. *Schizophrenia Research, 6*, S. 75–85.

Squires-Wheeler, E., Skodol, A., Friedman, D., und Erlenmeyer-Kimling, L. (1989). *DSM-III-R* schizotypal personality traits in offspring of schizophrenic disorder, affective disorder, and normal control parents. *Journal of Psychiatric Research, 23*, S. 229–239.

Sroufe, A. (1997). Psychopathology as an outcome of development. *Development and Psychopathology, 9*, S. 251–268.

Sroufe, A., Carlson, E., und Schulman, S. (1993). Individuals in relationships: Development from infancy through adolescence. In: D. Funder, R. Parke, C. Tomlinson-Keasey, und K. Widaman (Hrsg.) *Studying Lives Through Time.* Washington, D.C.: American Psychological Association, S. 315–342.

Steiner, H., und Feldman, S. (1997). Two Approaches to the Measurement of Adaptive Style: Comparison of Normal Psychosomatically Ill and Delinquent Adolescence. Unveröff. Manuskript.

Stern, D. F. (1985). *The Interpersonal World of the Infant: A view from psychoanalysis and developmental psychology.* New York: Basic Books. Dt.: *Die Lebenserfahrung des Säuglings.* Stuttgart: Klett-Cotta, 6. Aufl. (1998).

Stone, M. H. (1993a). *Abnormalities of Personality: Within and Beyond the Realm of Treatment.* New York: W. W. Norton.

Stone, M. H. (1993b). Long term outcome in personality disorders. *British Journal of Psychiatry, 162*, S. 299–313.

Stone, M. H. (1990). *The Fate of Borderline Patients: Successful outcome and Psychiatric Practice.* New York: Guilford.

Stone, M. H. (1998). Sadistic personality in murderers. In: T. Millon, E. Simonsen, und D. Birket-Smith (Hrsg.) *Psychopathy*. New York: Guilford, S. 347–355.

Strauss, C. (1990). Overanxious disorder in childhood. In: M. Hersen and C. G. Last (Hrsg.) *Handbook of Child and Adult Psychopatholgy: A Longitudinal Perspective*. New York: Pergamon Press, S. 237–246.

Teicher, M. H., Ito, Y., Glod, C. A., Schiffer, F., und Gelbard, H. (1994). Early childhood abuse and limbic system ratings in adult psychiatric outpatients. *Journal of Neuropsychiatry and Clinical Neurosciences, 5* (3), S. 301–306.

Thomas, A., und Chess, S. (1977). *Temperament and Development*. New York: Brunner/Mazel.

Thompson, M., Asarnow, J., Hamilton, E. B., Bewell, L., Turner, S., Beidel, D., Dancu, C. V., und Keys, K. J. (1986). Psychopathology of social phobia and comparison to avoidant personality disorder. *Journal of Abnormal Psychology, 95*, S. 389–394.

Turner, S., Beidel, D., Bordon, J. W., Stanley, M. R., und Jacob, R. G. (1991). Social phobia: Axis I and Axis II correlates. *Journal of Abnormal Psychology, 100*, S. 102–106.

Tyrer, P. (1995). Are personality disorders well classified in DSM-IV? In: W. J. Livesley (Hrsg.) *The DSM.IV Personality Disorders*. New York: Guilford.

Tyrer, P., Casey, P., und Ferguson, B. (1991). Personality disorders in perspective. *British Journal of Psychiatry, 159*, S. 463–471.

Vaillant, G. E. (1979). *Adaptation to life*. Boston: Litte, Brown.

Vaillant, G. E., Bond, M., und Vaillant, C. O. (1986). An empirically validated hierarchy of defense mechanisms. *Archives of General Psychiatry, 43*, S. 786–794.

Van der Kolk, B. A., und Greenberg, M. S. (1987). *The psychobiology of the trauma response: Hyperarousal, constriction, and addiction to traumatic reexposure, in Psychological Trauma*. Washington, D.C.: American Psychiatric Press, S. 63–87.

Vela, R., Gottlieb, E., und Gottlieb, H. (1983). Borderline syndromes in childhood: A critical review. In: K. S. Robson (Hrsg.) *The Borderline Child – Approaches to Etiology, Diagnosis and Treatment*. New York: McGraw-Hill, S. 31–48.

Verhulst, F. C. (1984). Diagnosing borderline children. *Acta Paedopsychiat., 50*, S. 161–173.

Volkan, V. D. (1979). The glass bubble of the narcissistic patient in advances. In: Capponi, L. J. (Hrsg.) *Psychotherapy of the Borderline patient*. New York: Jason Aronson.

Wachs, T. (1994). Fit, context and the transition between temperament and personality. In: C. Halverson Jr., G. Kohnstamm und R. Martin (Hrsg.) *The Developing Structure of Temperament and Personality from Infancy to Adulthood*. Hillsdale, N.J.: Lawrence Erlbaum, S. 209–220.

Walker, E., und Gale, S. (1995). Neurodevelopmental processes in schizophrenia and schizotypal personality disorder. In: A. Raine, T. Lencz und S. Mednick (Hrsg.) *Schizotypal Personality*. Cambridge: Cambridge University Press, S. 56–75.

Wallerstein, J. S., und Blakeslee, S. (1989). *Second Chances*. Ticknor and Fields Publishers. New York.

Wallerstein, R. S. (1983). Defenses, defense mechanisms and the structure of the mind. *Journal of the American Psychoanalytic Association, 31* (Supplement), S. 201–225.

Wallerstein, R. S. (1998). Erikson's concept of ego identity reconsidered. *Journal of the American Psychoanalytic Association, 46* (1), S. 229–247.

Weil, A. P. (1953). Certain severe disturbances of ego development in childhood. *The Psychoanalytic Study of the Child, 8*, S. 271–287.

Weiner, I. (1986a). Assessing children and adolescents with the Rorschach. In: H. Knoff (Hrsg.) *The Assessment of Child and Adolescent Personality*. New York: Guilford, S. 141–172.

Weiner, I. B. (1986b). Conceptual and empirical perspectives on the Rorschach assessment of psychopathology. *Journal of Personality Assessment, 50,* S. 472–479.

Weintraub, S., und Mesulam, M. (1983). Development learning disabilities of the right hemisphere: Emotional, interpersonal, and cognitive components. *Archives of Neurology, 40*, S. 463–468.

Weiss, M., Zelkowitz, P., Vogel, S., Guzder, S., Heyman, M., Feldman, R., und Paris, J. (1995). Children of mothers with borderline personality disorder. *Psychiatry, 36* (2), S. 157–163.

Weissman, M. (1993). The epidemiology of personality disorders: A 1990 update. *Journal of Personality Disorders, Supplement*, S. 44–62.

Wells, K. C., und Forehand, R. (1985). Conduct and oppositional disorders. In: P. H. Bornstein und A. E. Kazdin (Hrsg.) *Handbook of Clinical Behavior Therapy with Children*. Homewood, I.L.: Dorsey, S. 218–265.

White, J. (1990). The neuropsychology of delinquency: A critical review of theory and research. In: N. Morris and M. Tonty (Hrsg.) *Crime and Justice, Volume 12*. Chicago: University of Chicago Press, S. 99–169.

White, J., und Silva, P. A. (1988). IQ and delinquency: A direct test of the differential detection hypothesis. *Journal of the American Academy of Child and Adolescent Psychiatry, 27*, S. 233–240.

White, J., Moffitt, T. E., Earls, F., Robins, L. N., und Silva, D. A. (1990). How early can we tell? Preschool predictors of boys' conduct disorder and delinquency. *Criminology, 28*, S. 507–533.

Widiger, T., und Trull, T. (1992). Personality and psychopathology: An application of the Five-Factor Model. *Journal of Personality, 60*, S. 365–393.

Widiger, T., Frances, A., Warner, L., und Bluhm, C. (1986). Diagnostic criteria for the borderline and schizotypal personality disorders. *Journal of Abnormal Psychology, 95*, S. 43–51.

Widiger, T. A., und Allen F. I. (1988). Personality disorders. In: J. A. Talbott, R. E. Hales und S. C. Yudofsky (Hrsg.) *Textbook of Psychiatry*. Washington, D.C.: American Psychiatric Press, S. 631–632.

Wolff, P. H. (1959). Observations on new born infants. *Psychosomatic Medicine, 21*, S. 110–118.

Wolff, S. (1991a). »Schizoid« personality in childhood and adult life – I: The vagaries of diagnostic labelling. *British Journal of Psychiatry, 159*, S. 615–620.

Wolff, S. (1991b). »Schizoid« personality in childhood and adult life – III: The childhood picture. *British Journal of Psychiatry, 159*, S. 629–635.

Wolff, S., Townshend, R., McGuire, R., und Weeks, D. (1991). »Schizoid« personality in childhood and adult life – II: Adult adjustment and the continuity with schizotypal personality disorder. *British Journal of Psychiatry, 159*, S. 620–629.

World Health Organization (1995). *International Personality Disorder Examination (IPDE) DSM.IV Module*. Washington, C.D.: American Psychiatric Press.

Zanarini, M. C., Gunderson, J. G., und Marino, M. F. (1989). Childhood experiences of borderline patients. *Comprehensive Psychiatry, 30*, S. 18–25.

Zetzel, E. (1968). The so-called good hysteric. *International Journal of Psycho-Analysis, 49*, S. 256–260.

Autorenregister

Sachregister